常见疾病防治与康复系列丛书（一）

总主编　刘从明

胃炎胃溃疡防治与康复

编著　王少松　孙　静

主审　朱建平　尚志华

中医古籍出版社

图书在版编目（CIP）数据

常见疾病防治与康复系列丛书1/刘从明等编著．-北京：中医古籍出版社，2008.3

ISBN 978-7-80174-574-3

Ⅰ．常…　Ⅱ．刘…　Ⅲ．①常见病-中医诊断学②常见病-中医治疗学　Ⅳ．R24

中国版本图书馆CIP数据核字（2007）第177458号

常见疾病防治与康复系列丛书（一）

胃炎胃溃疡防治与康复

编　　著：王少松　孙　静

责任编辑：杜杰慧

封面设计：韩博玥

出版发行：中医古籍出版社

社　　址：北京东直门内南小街16号（100700）

印　　刷：三河市德辉印务有限公司印刷

开　　本：880mm×1230mm　1/32

印　　张：10.25

字　　数：230千字

版　　次：2008年3月第1版　2008年3月第1次印刷

ISBN 978-7-80174-574-3

定　　价：19.00元（全套152.00元）

常见疾病防治与康复系列丛书（一）

编　委　会

主　　编　刘从明

执行主编　杨建宇

副 主 编　（以姓氏笔画为序）

王少松　朱建平　刘艳骄　李彦知
张书文　洪素兰　徐江焒　蔡　红

编　　委　（按姓氏笔画为序）

王乃雄　王小岚　王　辉　史金花
孙　静　杨　瑾　李少华　尚志华
郝威威　段淑红　贾少谦　魏素红
魏素丽

医学是大家都应该了解的技术性学问

（代序）

医学之根本目的是维护健康，而健康问题与每个人休戚相关，因此，医学并非医务人员独享的学问，而是大家都应该了解的技术性学问。

随着社会的进步，科学技术的发展，经济水平的提高，人们的物质生活所需得到基本满足，于是就越来越关注健康问题了。现在，已经把健康问题作为重要的议题了，从世界卫生组织，到各国政府，到平民百姓；从大学教授，到识字甚少的文盲；从普通公民，到社会名流；……无一不关心自己的健康和长寿问题，无一不关心自己的健康和营养问题、环境问题、大气质量与汽车尾气问题，无一不关心与自己健康长寿密切相关的常见病多发病的防治康复问题，进而，大家就都会关注这些相关的医学知识的学习。

对常见病多发病的防治是医学永恒的最重要的核心研究课题，中医学早在两千年前就提出了“治未病”理论和身心保健健康长寿的“养生学”。而常见病多发病的养生、保健、预防、治疗、康复、营养、食疗、运动、健身，都与大众等密切相连，对常见病多发病的防治，关系到整个社会医疗资源的合理充分运用，以及对社会财富的积累乃至社会发展而起着重要作用。世界各国的医疗保险费用的开支巨大，几乎是各国政府都十分头痛的大事情，尤其是发展中国家更是不堪重负，严重影响整个民族经济乃至民族整体身体素质和文化水平的提高。因此，对常见病多发病的预防、治疗、康复的相关知识的学习掌握，不再是单纯医务人员的事情了，而是我们整个社会中每个关注自己健康的人都应该了解乃至掌握的学问。

具体地讲，我们每个人都要经历生老病死之自然生存规律的制约，而如何减缓这一进程，抗衰老，健康长寿，这不再是单纯医务人员的事情，这也是我们每个人所期望和追求的美好目标，因此，养生保健，防治疾病，就自然而然地成了我们每个人都要而且是必须面对的事情，就像日常吃饭一样。从另一个角度来看，即使我们自己正值风华正茂，身体健康之机，但我们每个人都有爷爷、奶奶、父母、姐妹、兄弟等亲属和朋友，在周围这些人群中不可能每个人都十分健康，可以肯定地说，其中有不少人正在和疾病做顽强的抗争，帮助这些亲朋好友与病魔做斗争就必需要了解乃至掌握相关的医学知识和操作技能，如煎药、帮助做功能锻炼等。也就是说，无论从个人个体角度或从社会群体角度，医学知识均是我们每个人都应该了解或掌握的技术性学问。

用科学发展观建设中国社会主义和谐社会，是我们的任务与目标，然而，临床常见病多发病的发生就与和谐社会发展相悖。首先是，身体内部不和谐而病，或者身体与自然环境或社会环境不和谐而病。其次，“因病返贫”“看病贵”“就医难”之不和谐之现象，亦然比较突出。再次，一旦个人发生疾病，就会影响家庭、单位乃至社会，随之发生一系列与之不和谐事情。一个人一旦患病，少气无力，心情欠佳，就会影响家人，如果是住院，亲戚朋友更要忙碌操心，在单位就会影响同事以及正常的工作秩序，而在社会上就会影响到别人。如：如果患肺病，吐痰就可能传染别人；如果是肝病，就可能不能与别人共用餐具；如果是中风后遗症致残，社会上就又多了一个残疾人。也就是说，个人学习、掌握常见病多发病的相关医学知识是影响整个社会发展的大事情。通过大家广泛地对医学知识的学习，掌握了常见病多发病防治技能，那么我们整个民族的健康意识和防病技能也就明显提高了，也就意味着，我们每个人的健康长寿就多了一层保障。

为此，我们组织了一些学有专长，对常见病多发病经验丰富的专家学者，编撰了这套《常见疾病防治与康复系列丛书》。编撰者中，有的是医学硕士、博士，有的是主任医师或高年资医师，有的是研究人员或大学教授，他们各自结合自己的专长，选择自己比较熟悉的疾病，从日常生活起居，到诊断治疗；从用药护理，到运动康复；从基本理论，到营养食疗，全方位地服务于临床常见病多发病的防治、调护与康复，针对其中普遍的问题给予通俗科学的阐述，解惑释疑，切实为广大群众了解医学知识，掌握常见病多发病防治康复技术服务，这也是在缓解“看病贵”“看病难”之社会矛盾，也是为和谐社会作贡献。

本套书是立足服务于常见病多发病防治的用书，是日常生活中吃穿住行、饮食起居与健康防治的指导类参考书，是家居健康生活的必读书。在编写过程中，在科学性的前提下，更多地介绍了与日常生活紧密相关的实用的知识和技能（术），这就使得本书的防病治病的知识和技能在日常生活中能用得上，很有实用性；同时，通俗易懂的语言，使得广大不同层次文化程度的人们也能把防病治病知识和技术看得懂，学得会，用得上，这也是把吴仪副总理提出的“治未病”指示精神落实在平民百姓日常生活中的具体行动！

我们相信，通过本套系列丛书的出版、发行，能促使广大读者进一步提高防治常见病多发病的健康意识和操作技能，能有利于提高民族体质健康发展的水平和维护健康的技能水平。为广大读者防治疾病，维护健康提供指导和帮助，这是本书作者最良好的愿望。

刘从明

2007.9.20

编写说明

本书为医学宜忌丛书，旨在在通过对胃炎、胃溃疡病的防治知识和生活宜忌介绍，使读者能够对这类疾病的日常宜忌有所了解。目前，随着我国饮食习惯的改变，胃炎胃溃疡患者正在年青化，而对其缺乏治疗，更使得不少患者由本病发展为胃癌。希望本书能够通过疾病宜忌的介绍帮助广大患者远离疾病，享受生活。

目 录

目录

目　录

第一篇 基础知识篇

1. 什么是胃炎

胃炎是泛指胃黏膜的各种炎症，作为临床医生一种描述性术语，胃炎包括多种胃黏膜炎症，总体上可以分为急性胃炎和慢性胃炎，进一步可细分为糜烂性胃炎、萎缩性胃炎、药物性胃炎、应激性胃炎、腐蚀性胃炎、胆汁返流性胃炎、胃溃疡相关性胃炎、特发性胃炎等等。

2. 胃病分类

所谓胃病，实际上是许多病的统称。它们有相似的症状，如上腹胃脘部不适、疼痛、饭后饱胀、嗳气、返酸，甚至恶心、呕吐等等。临床上常见的胃病有急性胃炎、慢性胃炎、胃溃疡、十二指肠溃疡、胃十二指肠复合溃疡、胃息肉、胃结石、胃的良恶性肿瘤，还有胃黏膜脱垂症、急性胃扩张、幽门梗阻等。

此外，有些邻近脏器的疾病也可引起“胃病”的表现，如胆囊炎、胆石症、慢性肝炎、肝硬化等。

一般来说，临床上所说的胃病是对病在胃，表现在胃部的疾病的泛称，当然同时也包括十二指肠疾病，如十二指肠溃疡等。

3. 急性胃炎

急性胃炎系由不同病因引起的胃黏膜急性炎症。病变严重者可累及黏膜下层与肌层，甚至深达浆膜层。临床上按病因及病理变化的不同，分为急性单纯性胃炎、急性糜烂性胃炎、急性腐蚀性胃炎、急性化脓性胃炎，其中临床上以急性单纯性胃炎最为常见，而由于抗生素广泛应用，急性化脓性胃炎已罕见。

导致急性胃炎的因素很多，有化学或物理的刺激，也有细菌或其毒素引起。化学刺激主要来自烈酒、浓茶、咖啡、香料及药物，其中急性腐蚀性胃炎多是由吞服强酸、强碱及其它腐蚀剂所致。物理刺激如过热、过冷、过于粗糙的食物及X线照射，均会损伤胃黏膜，引起炎症性改变。而进食细菌或其毒素污染的食物，是导致急性胃炎最常见的一个病因。

急性胃炎的临床表现常轻重不等，但发病均急骤。轻者仅有腹痛、恶心、呕吐、消化不良；严重者可有呕血、黑粪，甚至失水，以及中毒及休克等。

急性胃炎的治疗可根据病因和临床表现做针对性处理。其中急性单纯性胃炎病程较短，具有自限性；其它各型急性胃炎经治疗后，不留下任何后遗病变，但急性腐蚀性胃炎病程严重，后期可出现食管、胃幽门等部位的狭窄。

4. 急性胃炎分为四种类型

急性胃炎是胃黏膜的一种急性炎症反应，临床上根据病因及病理变化的不同，可将急性胃炎分为急性单纯性胃炎、急性糜烂性胃炎、急性腐蚀性胃炎、急性化脓性胃炎四种类型。

不同类型的急性胃炎各自临床特点及治疗原则如何？

（1）急性单纯性胃炎

急性单纯性胃炎可由化学物质、物理因素、微生物感染或细菌毒素等引起。其胃黏膜病变主要为充血、水肿，黏液分泌增多，表面覆盖白色或黄色渗出物，可伴有点状出血和轻度糜烂，本病发病多急骤，主要表现为上腹部不适、疼痛、食欲不振、恶心呕吐等。因感染而致病者常伴有急性肠炎而有腹泻、脐周疼痛，重者可有发热、失水、酸中毒、甚至休克。本病病程较短，具有自限性。其治病原则主要为祛除病因、对症治疗、合理应用抗生素及注意纠正水、电解质紊乱等。

（2）急性糜烂性胃炎

急性糜烂性胃炎是以胃黏膜多发性糜烂为特征的急性胃

炎，常伴有出血。口服药物（如水杨酸盐制剂、保素松、消炎痛、利血平、糖皮质激素等）、酗酒及危重疾病的应激状态为其常见病因。本病典型的临床表现为上消化道出血，有呕血和黑粪，但出血量一般不大，且常呈间歇性，可自止。急性糜烂性胃炎的治疗原则主要为积极治疗原发病，祛除致病因素，并做相应的制酸和止血处理。如果为上消化道大出血应及时给予输血、输液、积极补充血容量。

（3）急性腐蚀性胃炎

急性腐蚀性胃炎是由于吞服强碱、强酸或其它腐蚀剂而引起的胃黏膜损伤。胃部病变轻者表现为黏膜充血、水肿、糜烂，重者可有急性溃疡、胃壁坏死甚或穿孔。本病在吞服腐蚀剂后即有口腔、咽喉部的烧灼和窒息感、舌水肿、流涎与咽下困难，并有胸骨后和上腹部剧痛，亦可有持续呃逆、呕吐、咳嗽，发热可达 38～39℃，呼吸困难，严重者呕吐物呈血性，出现虚脱、休克甚至并发食管、胃穿孔而引起纵隔炎、腹膜炎。本病是一种严重的内科急症，必须及早积极抢救，监测生命指征，应用解毒剂，营养支持及抗生素防治感染。

（4）急性化脓性胃炎

急性化脓性胃炎是胃壁细菌感染引起的化脓性病变。最常见的致病菌为链球菌，其次为葡萄球菌和肺炎双球菌及大肠杆菌。呼吸道感染或其它感染、胃溃疡、胃息肉摘除以及胃手术为其诱因。本病起病急骤，临床主要表现为寒战、高热、上腹部剧痛、恶心、呕吐，偶有脓性呕吐物。本病一旦确诊，应立即给予手术，并用大剂量抗生素控制感染，纠正休克、维持水、电解质平衡。

5. 怎样辨别急性胃炎

系由不同病因引起的胃黏膜急性炎症，凡致病因子经口进入胃内引起的胃炎，称外因性急性胃炎，凡有害因子通过血循环到达胃黏膜而引起的胃炎，称内因性胃炎。急性胃炎大多起病急骤，临床症状明显，易引起患者注意，及时就医。慢性胃炎系指不同病因引起胃黏膜的慢性炎症或萎缩性病变，其实质是胃黏膜上皮遭受反复损害后，由于黏膜具有特异的再生能力，以致黏膜发生改建，且最终导致不可逆的固有胃腺体的萎缩，甚至消失。从病理观察为慢性浅表性胃炎和慢性萎缩性胃炎。

6. 什么是糜烂性胃炎

由于外伤、大手术、颅脑部疾病、严重感染、药物及酒精等因素引起胃肠道黏膜急性损伤、多发性糜烂及出血称急性糜烂性胃炎或急性出血性胃炎；亦可有溃疡形成，称应激性溃疡。

7. 哪些药物急性单纯性胃炎不能服用

（1）水杨酸类：阿斯匹林、水杨酸钠。

（2）苯胺类：扑热息痛、非那西汀。

（3）吡唑酮类：保泰松、氨基比林。

（4）其它抗炎有机酸：消炎痛、布洛芬。

（5）四环素、吗啡。

以上药物可直接刺激胃黏膜，引起上腹不适、恶心、呕吐，当有活动性胃炎存在时，易引起胃溃疡及不易察觉的胃出血。而且还可抑制体内前列腺素的生物合成，使胃黏膜保护作用减弱，加重胃黏膜损伤。

（6）肾上腺糖皮质激素：强的松、地塞米松、可的松。

（7）抗血小板类：拜阿斯匹林、皮乏维等，因会引起上消化道出血，故慎用。

8. 什么是急性单纯性胃炎？

（1）感染因素

进食被细菌或其毒素污染的食物。常见的致病细菌有沙门氏菌属副溶血弧菌（嗜盐菌）幽门螺旋杆菌，以及某些流感病毒和肠道病毒等。毒素中以金黄色葡萄球菌毒素为最常见。沙门氏菌属常在肉及蛋中生长。副溶血弧菌主要在蟹、鱼、螺、海蜇等海产品咸菜中，天热久置的饭菜、奶、肉食适宜于葡萄球菌繁殖及肠毒素的产生。

（2）理化因素

物理因素如进食过热、过冷、过粗糙的食物，X 线照射等。化学因素如烈酒咖啡、浓茶、香料及某些药品均可损伤胃黏膜，引起炎症性改变。

其它暴饮暴食、过度疲劳、受凉等使机体抵抗力下降或胃黏膜屏障遭受破坏，易于受以上因素侵袭而发病。

9. 胃窦炎与慢性胃炎的区别

胃窦炎和慢性胃炎两者的临床表现和治疗方法相似，可以说是一种病理改变相似疾病的两个不同的名称。

胃窦炎是胃肠钡餐造影中对胃窦部黏膜皱襞紊乱和增粗所给予的一个诊断，炎症范围以胃窦为主。

慢性胃炎即浅表性胃炎、萎缩性胃炎等的总称，是胃镜及组织病理学的诊断，其炎症的范围包括胃窦和（或）胃体。

10. 什么是慢性胃炎?

慢性胃炎十分常见，约占接受胃镜检查病人的 80% ~ 90%，随年龄增长，发病率逐渐增高。慢性胃炎常缺乏特异性症状，症状的轻重和胃黏膜病变程度并非一致。大多数病人常无症状，或有程度不同的消化不良症状。胃镜检查的广泛开展，对胃炎的诊断和临床意义，具有很大的帮助。

11. 慢性萎缩性胃炎早发现早治疗

萎缩性胃炎的预后常不良性，目前认为慢性萎缩性胃炎若早期发现，及时积极治疗，病变部位萎缩的腺体是可以恢复的，其可转化为浅表性胃炎或被治愈，改变了以往人们对慢性萎缩性胃炎不可逆转的认识。慢性萎缩性胃炎被称为胃癌的背景性疾病，但根据国内多年随访资料分析，其绝大多数预后良好，少数可癌变，其癌变率为1% ~3%。单纯萎缩性胃炎尤其是轻、中度萎缩性胃炎癌变率低，而重度萎缩性胃炎伴中、重度肠上皮化生及重度不典型增生者，或伴癌胚抗原阳性的病人，癌变率高，应引起高度重视，定期随访，每3至6月复查胃镜一次，有条件者可查细胞脱氧核糖核酸（DNA）含量及肿瘤相关抗原；手术后萎缩性残胃炎者因其长期受胆汁返流的刺激，癌变率亦较高，应积极采取措施，减轻碱性返流液的刺激，预防癌变的发生。

12. 慢性萎缩性胃炎的几大分类

早在1973年，Strickland等根据萎缩性胃炎血清免疫学检查与胃内病变的分布，将其分为A型与B型两个独立的类型。A型萎缩性胃炎病变主要见于胃体部，多弥漫性分布，胃窦黏膜一般正常，血清壁细胞抗体阳性，血清胃泌素增高，胃酸和内因子分泌减少或缺少，易发生恶性贫血，又称为自身免疫性胃炎。B型萎缩性胃炎病变多见于胃窦部，呈多灶性分布，血清壁细胞抗体阴性，血清胃泌素多正常，胃酸分泌正常或轻度减低，无恶性贫血，较易并发胃癌，这是一种单纯性萎缩性胃炎。此后，Glass将同时累及胃窦、胃体的萎缩性胃炎称为AB型。

在我国，若按Strickland分类法，B型萎缩性胃炎为多见，A型萎缩性胃炎很少见，且有一部分萎缩性胃炎患者，既有胃窦炎症，又有壁细胞抗体，不能列入上述两个类型，故国内不少学者提出了适合于我国具体情况的分类方法，将慢性萎缩性胃炎分为A_1型、A_2型、B_1型和B_2型。其分型主要根据自身抗体的情况，血清壁细胞抗体阳性属A型，血清壁细胞抗体阴性属B型。A型中又分为两个亚型，胃窦无病变者为A_1型，胃窦胃体均有病变者为A_2型。B型则根据胃体和胃窦病变的轻重程度分为B_1型（胃窦病变较胃体重）和B_2型（胃体病变较胃窦重或胃体胃窦病变相似者）两个亚型。

总之，目前对慢性萎缩性胃炎尚无完全统一的分类方法，人们习惯上仍沿习 Strickland 分类法，将慢性萎缩性胃炎分为 A 型和 B 型。

13. 什么是慢性浅表性胃炎？

慢性浅表性胃炎是一种慢性胃黏膜浅表性炎症，它是慢性胃炎中最多见的一种类型，在胃镜检查中约占全部慢性胃炎的 50% ~85% 左右。本病的发病高峰年龄为 31 ~50 岁，男性发病多于女性。

慢性浅表性胃炎的基本病变是上皮细胞变性，小凹上皮增生与固有膜内炎性细胞浸润，有时可见到表面上皮及小凹上皮的肠上皮化生，不伴固有腺体的减少。病变部位常以胃窦明显，多为弥漫性，胃镜检查为胃黏膜充血、水肿及点状出血与糜烂或伴有黄白色黏液性渗出物。目前国内按炎性细胞浸润黏膜层的深浅将本病分为轻、中、重三度。凡浸润黏膜浅层 1/3 者为轻度；涉及中 1/3 者为中度；超过黏膜层 2/3 者为重度。

大多数浅表性胃炎患者缺乏临床症状，部分患者常有上腹部胀闷、嗳气、吐酸、食欲减退，或无规律上腹隐痛，食后加重等诸多表现。慢性浅表性胃炎经治疗多能痊愈；若失于治疗，则可进一步发展，固有腺体因炎症破坏而减少，可以转化为萎缩性胃炎。

14. 需紧急救治两种胃炎

在临床上，需紧急处置的胃炎主要有两种，一为急性糜烂性胃炎，二为急性腐蚀性胃炎。

急性糜烂性胃炎，又名出血性胃炎、急性胃黏膜病变、急性腐蚀性胃炎，是指吞服强酸、强碱或其它腐蚀剂所引起的急性胃黏膜损害。常见的强酸有硝酸、盐酸、硫酸；强碱如苛性钾或钠、来苏。患者常伴有口腔、食管的化学灼伤。治疗上急性腐蚀性胃炎应积极抢救，强酸中毒者应尽快给予口服弱碱性溶液，如镁乳50毫升、氢氧化铝凝胶60毫升，也可用牛奶、蛋清200毫升，加服食用植物油200毫升。因碳酸氢钠易在胃肠道内产气，应忌用，以免引起胃穿孔。吞服强碱者，可先口服食醋，然后再服少量牛奶、蛋清，但无论强酸、强碱中毒，均不可服用水稀释或服另类强碱或强酸中和。

15. 什么是胆汁返流性胃炎？

胆汁返流性胃炎在临床上比较常见。胆汁返流性胃炎是由于从胆囊排入指肠的胆汁和其它肠液混合，通过幽门，逆流至胃，刺激胃黏膜，从而产生的炎症性病变。胆汁返流性胃炎的病因主要为胃大部切除胃空肠吻合术后，以及幽门功能失常和慢性胆道疾病等。

16. 幽门螺旋菌的感染与胃炎的关系

幽门螺旋菌简称HP，此种菌类是由瑞典学者首先从人胃黏膜标本培养中发现的，也是近年来国内研究的热题。

幽门螺旋菌是一种在人的胃黏膜上发现的革兰氏阳性螺旋杆菌，生长在微需氧环境，氧化酶和过氧化酶阳性，有光滑的细胞壁及1~5根鞭毛，后者套入鞘内且末端呈球状。

幽门螺旋菌可改变胃黏液，科学家们认为幽门螺旋菌在胃炎中有致病作用的证据为：

（1）幽门螺旋菌与胃炎合并存在。

（2）志愿者摄食幽门螺旋菌后发生胃炎。

（3）随着胃幽门螺旋菌的清除，胃炎好转。

（4）用胃幽门螺旋菌接种无病菌的已知动物小猪后，其胃黏膜有急、慢性炎症反应。

有人对475例具有消化不良症状者行幽门螺旋菌检查，发现慢性胃炎54.7%阳性，也有人认为90%~95%的慢性胃炎存在幽门螺旋菌感染。

17. 胃窦炎与慢性胃炎的区别

胃窦炎和慢性胃炎两者的临床表现和治疗方法相似，可以说是一种病理改变相似疾病的两个不同的名称。

胃窦炎是胃肠钡餐造影中对胃窦部黏膜皱襞紊乱和增粗所给予的一个诊断，炎症范围以胃窦为主。

慢性胃炎即浅表性胃炎、萎缩性胃炎等的总称，是胃镜及组织病理学的诊断，其炎症的范围包括胃窦和（或）胃体。

18. HP 感染与萎缩性胃炎及胃癌之间的关系

幽门螺杆菌（Hp）感染对弥漫型胃癌的影响尚未确定。日本 Kitahar 等进行了一项病例对照研究，评估 Hp 感染与萎缩性胃炎及弥漫型胃癌的关系。

研究共纳入已确诊的 37 例印戒细胞癌、37 例低分化腺癌、74 例肠型胃癌患者及 148 例对照者，测定病人血清抗 HpIgG 抗体及胃蛋白酶原（PG）水平。根据血清 PG 水平及抗 HpIgG 抗体，将病人分为四组。针对三种类型胃癌进行病例对照研究。

结果显示，在印戒细胞癌组，病人血清 PGI 型及 II 型水平高于对照组。在低分化腺癌及肠型胃癌组病人，I/II 型比值较对照组低，PG 阳性率比对照组高。印戒细胞癌和低分化腺癌及肠型胃癌病人，Hp 阳性的比值比分别为 0.97、1.03 及 0.87；PG 阳性的比值比分别为 1.0、1.98 及 2.18。严重萎缩性胃炎组病人（PG 水平阳性和抗 HpIgG 抗体阴性）印戒细胞癌、低分化腺癌及肠型胃癌的比值比分别为 1.95、5.42 及 5.89。

结论认为，这些结果提示严重胃黏膜萎缩确实增加罹患低分化腺癌及肠型胃癌的危险。但印戒细胞癌的发生不受 Hp 感染及萎缩性胃炎的影响。

摘自“医学论坛报”

19. 胃切除后还会患胃癌吗?

胃切除手术，是指胃部分切除，一般只切去2/3。胃切除后并不等于不会再发生胃癌，切除后残胃得癌的可能性是存在的。临床资料表明，胃切除术后，患胃癌的比例为1%～11%，占胃癌总数的0.4%～5.5%，医生将它称为残胃胃癌，简称残胃癌，一般发生在手术后5～10年，以长在吻合口胃侧和胃底贲门部为最常见。

产生残胃癌的原因主要是由于胃切除后，胃丧失了正常的幽门功能，十二指肠内的胆汁和胰酶能溶解黏膜上皮细胞，加速细胞分裂，从而破坏胃黏膜的屏障作用，致使致癌物渗入到细胞内，引起糜烂、出血、溃疡、萎缩，后逐步演变成癌。

一般来说，患残胃癌后并无特异性症状，临床表现与胃、十二指肠溃疡的症状差不多。胃切除后5年如果出现下述症状则应警惕：①上腹部饱胀，疼痛，消化不良，食欲减退，经药物治疗无效。②不明原因的消瘦或贫血。③上消化道少量出血，大便隐血试验持续阳性，经药物治疗无好转。

怀疑有残胃癌者，应去医院作胃镜检查或细胞学检查。如发现不典型增生者，应考虑是早期残胃癌，宜尽早再做手术。

20. 糖尿病与慢性胃炎有关吗?

糖尿病是一种内分泌疾病，长期的代谢紊乱会导致神经和血管的病变。当支配胃肠道的神经、血管发生病变时，则会影响到胃肠道的正常功能，有人将其称为“糖尿病性胃肠炎”。不少糖尿病病人有明显的腹胀、食欲减退，以及上腹部不适、隐痛等症状，胃镜检查显示胃黏膜呈慢性炎症性改变。这种慢性胃炎是继发于糖尿病之后的，所以在治疗胃炎的同时要控制糖尿病，否则疗效欠佳。

21. “心口痛”就是胃痛吗?

民间常说的“心口”或“心窝”主要是指上腹中部剑突

以下区域。胃炎、溃疡病等有时确能引起“心口痛”，但不能说凡是“心口痛”就是胃痛。因为有些胃的邻近器官病变也会引起“心口痛”。例如常见的是心肌缺血引起的心绞痛，可表现为剑突下疼痛；食道下段病变引起的疼痛也可反映为“心口痛”，胆道疾病如总胆管下端结石、胆道蛔虫等都可有剑突下疼痛人。因此，“心口痛”也应及时就医，不要误诊误治。

22. 胃窦部的慢性炎症会癌变吗？

胃窦部是慢性胃炎的好发部位。在胃镜下或X线检查时，如果发现病变局限在胃窦部，可诊断为胃窦炎。所以说胃窦炎是慢性胃炎的一种类型。

慢性胃窦炎主要表现为厌食、持续性腹痛、失血性贫血、消瘦等。X线检查可显示胃窦部变形、狭窄等特点，因此往往有时会误诊为胃窦癌，但做胃镜检查则能够鉴别胃窦炎与胃窦癌。胃窦炎的治疗，一般可采用调理饮食、镇静、解痉、抗酸、止痛等措施，主要是对症治疗。对情绪紧张者，可用小量的镇静剂。

有些胃窦炎患者十分担心会转变为胃癌，其实胃窦炎恶变为胃癌的可能性并不比其它胃病高。虽然与慢性胃炎一样，胃癌的好发部位之一是在胃窦部，但是慢性胃炎的病理变化才是决定今后会不会癌变的更重要的指征。通过胃镜检查时钳取胃黏膜进行病理检查，如果有非典型增生或重度肠上皮化生，则恶变的危险性相对较大。

胃窦炎的患者平时应注意饮食调理，讲究健康的生活方式，才能最大限度地减少患胃癌的可能性。首先要戒酒烟，因为在胃镜检查中发现男性的胃窦炎发病率较高，而且严重程度与吸烟、饮酒的量成正比，所以戒烟限酒对胃窦炎的康复十分重要。其次是饮食应细嚼慢咽，少吃粗糙食物及腌制食品，忌暴饮暴食和吃辛辣霉变食品。平时还要遵医嘱服药，尤其是服用一些保护胃黏膜的药物。对于胃镜检查发现有肠上皮化生者，还要定时复查胃镜，不可大意。

23. 中医怎样认识胃炎胃溃疡

胃炎胃溃疡属中医胃痛范畴，胃痛，又称胃脘痛，是由外感邪气、内伤饮食七情、脏腑功能失调等导致气机瘀滞，以上腹胃脘部包括其周围经常疼痛为主证。该病在脾胃肠病症中最多见，发病率较高。临床症状以胃脘部疼痛为主，但同时兼有恶心、脘闷、嗳气、大便不调等。

24. 胃痛认识及治疗的中医的历史沿革

祖国医学对本病论述颇多，《内经》即有有关胃痛的记载，认为胃痛的发生与肝气郁结有关。如《素问·六元正纪大论》所说："木郁之发，……民病胃脘当心而痛。"古代文献中本病与心痛不分，常统称胃心痛，心胃痛等，如《外台秘要·心痛方》曰："足阳明为胃之经，气虚逆乘心而痛，其状腹胀归于心而痛甚，谓之胃心痛也"。这里所说的胃心痛即包括胃痛。《千金要方·心腹痛》等书中列有九种心痛，实际上多指胃痛而言。明代开始，将胃痛与心痛作为明确的鉴别，如明代医家王肯堂，在《证治准绳·心痛胃脘痛》中写道："或问丹溪言心痛即胃脘痛然乎？曰心与胃各一脏，其病形不同，因胃脘痛处在心下，故有当心而痛之名，岂胃脘痛即心痛者哉？"《医学正传·胃脘痛》也说："古方九种心痛，……详其所由，皆在胃脘，而实不在于心也。"从而对此两病进行了较为明确的区分。

25. 怎样认识溃疡病？

溃疡病是一种常见的慢性全身性疾病，分为胃溃疡和十二指肠溃疡，又叫做消化性溃疡。它之所以称之为消化性溃疡，是因为既往认为胃溃疡和十二指肠溃疡是由于胃酸和胃蛋白酶对黏膜自身消化所形成的，事实上胃酸和胃蛋白酶只是溃疡形成的主要原因之一，还有其它原因可以形成溃疡病。由于胃溃疡和十二指肠溃疡的病因和临床症状有许多相似之处，医生有时难以区分是胃溃疡还是十二指肠溃疡，因此往往诊断为消化性溃疡，或胃、十二指肠溃疡。如果能明确溃疡在胃或十二指肠，那就可直接诊断为胃溃疡或十二指肠溃疡。

溃疡病属于祖国医学的“胃脘痛”、“肝胃气痛”、“心痛”、“吞酸”等范畴。民间多称为“心口痛”、“胃气痛”、“胃痛”、“饥饱痨”等。

溃疡病以反复发作的节律性上腹痛为临床特点，常伴有嗳气、泛酸、灼热、嘈杂等感觉，甚至还有恶心、呕吐、呕血、便血。在胃肠局部有圆形、椭圆形慢性溃疡。

26. 教您认识胃溃疡

胃溃疡是消化系统常见疾病，其典型表现为饥饿不适、饱胀嗳气、泛酸或餐后定时的慢性中上腹疼痛，严重时可有黑便与呕血。比较明显的病因为幽门螺杆菌感染、服用非甾体消炎药（NSAID）以及胃酸分泌过多；另外还可以由遗传因素和情绪波动、过度劳累、饮食失调、吸烟、酗酒等因素引起。胃溃疡由于病情延绵，病情复杂，又与精神情绪有关，病情加重或治疗不及时，还会导致出血、穿孔、幽门梗阻和癌变等恶劣后果，严重危害人民健康，所以应予以高度的重视。

27. 胃的结构与胃溃疡发生部位

胃是消化管最膨大的部分，上接食管，下连十二指肠。胃的形状和大小随其内容物的多少而不同，充盈时膨大，空虚时可缩成管状。胃有前壁和后壁，前后壁相连处呈弯状，为胃的小弯和大弯，胃的入口为贲门，出口为幽门。胃可分成 4 个部分：贲门部、胃底部、胃体部和幽门部。

胃的黏膜层内含有许多腺体，以其部位不同分为 3 种：贲门腺、胃底腺和幽门腺。3 种腺体的分布见图 5。胃液中的胃酸和胃蛋白酶分别是由胃底（体）腺的壁细胞和主细胞所分泌的，胃底腺的分布约占全胃的4/5，而且以胃体部为主。从病理解剖上可以证实溃疡的发生与胃酸有关，这是因为溃疡好发部位不在产酸的胃底腺区域，而在与之接触的最近的小弯侧和幽门前区，也就是胃底腺和幽门腺交界的地方。由于幽门腺分布的区域有时可沿小弯侧向上延伸，故不少溃疡可发生在小弯上端和贲门区域。就胃的整体而论，则发生在后壁较前壁多见，如果胃溃疡病人施行了胃大部切除术，术后发生的吻合口溃疡位置同样也不是在产酸的残胃，而是在邻近吻合口的空肠。所以说，胃溃疡一般发生在胃体和胃窦交界处偏向胃窦的一侧，且以小弯侧多见。有报告说，约有90%的病人溃疡发生于幽门腺区。其它部位的溃疡则比较少见。

因此治胃病，最好的办法就是让胃能直接吸收药物，胃能直接吸收的物质只有水和酒精。药液进入胃部，直接形成一层浆态修复膜附着在胃黏膜表面，这种浆态修复膜与胃黏膜性质十分相似，能有效隔离胃酸、幽门螺杆菌、刺激性食物对胃黏膜的伤害，并能持续修复溃烂胃黏膜，平衡胃酸分泌，抑制幽门螺杆菌过量繁殖，促进胃黏膜再生，使胃各种不适症状不易产生。

28. 胃病包括的疾病有哪些?

所谓胃病，实际上是许多病的统称。它们有相似的症状，如上腹胃脘部不适、疼痛、饭后饱胀、嗳气、泛酸，甚至恶心、呕吐等等。临床上常见的胃病有急性胃炎、慢性胃炎、胃溃疡、十二指肠溃疡、胃十二指肠复合溃疡、胃息肉、胃结石、胃的良恶性肿瘤，还有胃黏膜脱垂症、急性胃扩张、幽门梗阻等。

此外，有些邻近脏器的疾病也可引起“胃病”的表现，如胆囊炎、胆石症、慢性肝炎、肝硬化、胰腺病变等。

一般来说，临床上所说的胃病是对病在胃，表现在胃部的疾病的泛称，当然同时也包括十二指肠疾病，如十二指肠溃疡等。

29. 胃癌和胃溃疡有哪些区别?

防治胃癌也像其它癌症一样，关键在于“早”，即早发现、早诊断、早治疗。据观察研究发现，从胃组织某部位的细胞开始发生癌变，到临床上出现一定的症状体征，是一个缓慢的过程，是一个循序渐进由量变到质变的过程。这个过程，医学上称之为“癌前期”。而这一时期，也是治疗效果最佳的阶段。因此，如能注意胃癌的早期表现，则有利于早期发现，早期治疗，可以防患于未然。

一般来说，早期胃癌的报警信号可归纳如下：

（1）疼痛规律改变：腹部疼痛失去原来胃病发作的规律性，明显不同于往常。

（2）疼痛加剧：胃痛发作时，以往进食或服药后可缓解，而近来虽进食或服药，仍无济于事，甚至加重。

（3）体重减轻：以往胃病发作，对食欲、体力、体重无多大影响，而现在却出现食欲不振、乏力和明显体重减轻等。

（4）便血或呕血：出现持续性便血或呕血。

（5）其它：经毕罗氏 E 式胃手术后 5 年以上，有消化不良、消瘦、贫血和胃出血症状等；出现不明原因的上腹胀闷、不适、乏力、消瘦等。

凡出现以上种种征兆，切不可掉以轻心，应及时到医院做胃镜等检查，以明确诊断，及时治疗。

还有的，若有下述胃镜及其病理改变和 X 线的检查结果的应引起重视：

（1）中度或重度的不典型增生。

（2）40 岁以上的典型上皮化生或伴重度不典型增生。

（3）直径大于 2 厘米的胃溃疡，尤其是位于小弯部病程较长的溃疡。

（4）腺瘤性、无酸性或直径超过 2 厘米，体积较大的胃息肉且伴有肠上皮化生，尤其是出现重度不典型增生的萎缩性胃炎。

出现上述改变的，需要细心观察，定期复查，一候有癌变可能，宜及时施行手术。

30. 顽固性胃溃疡

所谓顽固性胃溃疡，就是指经过严格的内科治疗后，溃疡仍不能愈合，临床症状持续存在，或者是反复发作，以致于影响患者的日常生活与工作。顽固性胃溃疡的表现特征有二：①穿透性胼胝性溃疡；②线状溃疡。

严格的内科治疗，除治疗时间外，正确的用药也是十分重要的，如应用甲氰咪胍治疗，要按时按量服用，不能频繁地更换药物，同时还应包括饮食治疗和适当的休息。关于严格的内科治疗的时间问题，多年来一直存在着争议，有人主张严格的内科治疗时间为连续正规用药 8 周；也有的人主张用药时间为 3 个月；更有人提出治疗时间为半年，这说明内科治疗胃溃疡有所进展。强有力的抗酸药及各种黏膜保护剂不断推出，使胃溃疡得到了及时有效的治疗，所以顽固性胃溃疡变得越来越少。根据临床总结，认为胃溃疡病人经过应用抗酸药物如甲氰咪胍、雷尼替丁等正规治疗 12 周后仍不见好转，应更换其它更强的抗溃疡药。

如果经过 3 个月的系统治疗仍无效，则可认为是顽固性胃溃疡，应考虑外科治疗或采取其它治疗年段。

31. 胃动力学介绍

胃动力学就是对胃的生理和病理情况下所产生的运动加以研究和检测。

正常情况下，人们吃进的食物进入胃后，胃体扩张以便容纳食物，同时开始有节奏地蠕动。蠕动波从胃体开始，向幽门方向推进。这种蠕动将食物混合并磨碎，并将食物自幽门部送入十二指肠，这一现象叫胃的排空。胃内容物的排空，主要是通过胃窦和幽门的作用。

当胃发生某些病变时，如胃炎、胃溃疡等，胃的正常运动规律被打乱，就会产生一些逆向运动，将进入胃内的食物反向推向食管，或向下的运动减慢，使食物在胃内停留的时间延长，结果会产生一些临床症状，如恶心、呕吐、腹胀不适等等。

胃动力学可以通过研究不同的疾病给胃带来不同的变化，从中找出规律，指导疾病的诊断和治疗。目前国内采用较多的是电极测压法，即利用电极收集食管、胃内压力的变化，以达到指导治疗胃病的目的。

32. 胃溃疡

胃溃疡是指发生于贲门与幽门之间的炎性坏死性病变。机体的应激状态、物理和化学因素的刺激、某些病原菌的感染都可引起胃溃疡病。消化性溃疡则泛指胃肠道黏膜在某种情况下被胃液所消化（自身消化）而造成的超过黏膜肌层的坏死糜烂面。胃溃疡可发生于任何年龄，以45～55岁最多见，在性别上，男性和女性基本相同，男性稍占优势。

纯酸性的胃液能够破坏和消化包括胃在内的一切活组织。在正常情况下，胃的黏膜不被消化，是因为胃黏膜具有一系列保护机制，包括粘稠的黏液、黏膜上皮以及黏膜细胞的高度更新能力，还有胃壁丰富的血液供应、碱性的胰液和十二指肠液的作用、胃的正常排空功能，都是有效的防卫。可以想象，酸性胃液的侵蚀作用和胃黏膜的防御力量，在正常时处于动态平衡，而胃溃疡病的发生则是失去这一平衡的结果。需要强调的是，胃溃疡与胃糜烂不同，前者穿透黏膜肌层，愈合后不可避免地留有纤维瘢痕，表面为一层上皮所覆盖，黏膜肌层不能再生，后者的定义是不穿透黏膜肌层，因而愈合后不留任何痕迹。

33. 十二指肠溃疡

十二指肠溃疡患者的发病年龄平均比胃溃疡轻10岁。发病年龄中位数为30岁。男性多。疼痛以节律性和周期性为其特点。表现为餐后痛、饥饿痛和夜间痛。秋冬为好发季节。症状发作数周后往往可自行缓解一段时间，然后再发。紧张、劳累、兴奋等刺激常可诱发或使症状加重。病人的基础胃酸较高，尤其在夜间呈高酸分泌。

34. 溃疡急性穿孔病情的发展

溃疡急性穿孔病情发展极快，可分为三个阶段：

（1）化学刺激阶段：溃疡急性穿孔时，胃、十二指肠内富有高度酸性或碱性内容物突然流入腹腔，因强烈的化学性刺激而发生化学性腹膜炎。立即出现剧烈而持续的上腹疼痛，伴有恶心呕吐。疼痛自上腹波及全腹。由于穿孔流出物多积存在右上腹、膈下区域，常引起肩部疼痛。若流积于右下腹腔，可发生右下腹疼痛，甚似急性阑尾炎穿孔。因疼痛难忍，患者常呈极度烦躁不安，出现面色苍白、出冷汗、四肢厥冷、脉搏细数、血压下降等休克症状。呼吸运动变浅，腹式呼吸受限。腹肌极度强直、板样硬，右下腹与上腹部均有明显的压痛及反跳痛。肝浊音区缩小或消失，肠鸣音减弱或消失。此阶段持续时间较短，多在穿孔后1~2小时。

（2）反应性阶段：穿孔1~5小时后，若穿孔不太大，流入腹腔的胃或肠内容物尚不太多，又经过充血腹膜大量渗出液稀释，腹膜也反应性包裹胃内容物，以限制炎症的扩展。一部分患者腹痛可稍见缓解，一般情况改善，休克症状好转，但上述腹部体征仍存，腹部压痛更为明显。此阶段出现症状减轻现象，易造成误诊或漏诊。

（3）细菌感染阶段：溃疡急性穿孔1~2天后，细菌在腹腔内繁殖，病情进一步发展，腹膜炎更加弥漫和加重，出现严重感染。患者出现高热、呼吸急促、白细胞增高、麻痹性肠梗阻、败血症、脓毒血症，以及感染中毒性休克，甚至导致死亡。

35. 溃疡病的类型

由于不同溃疡病的发病部位发病原因和发病机理不一样，所引起的溃疡病类型也不相同：

（1）复合性溃疡：胃与十二指肠同时有溃疡存在的称之为复合性溃疡。多因先有十二指肠溃疡，引起幽门排空障碍而出现胃窦部滞留，继而发生胃溃疡。复合性溃疡病程较长，症状较重，且易引起出血或幽门梗阻。

（2）多发性溃疡：一般溃疡病例只有一个溃疡，如有 2～3 个同时存在的即称为多发性溃疡。

（3）巨大溃疡：如果溃疡直径大于 2.0 厘米，即称为巨大溃疡。巨大溃疡可并发胃后壁穿孔、胰腺受累及，常误诊为胰腺癌。

（4）应激性溃疡：由于外伤、大手术、颅脑部疾患、严重感染或药物等因素引起的胃肠道黏膜急性损伤、出血、糜烂和坏死而形成的溃疡。本病多于应激后 10 天左右发病，可发生于任何年龄，无男女差异。发病前多有外伤、大手术、严重感染等病史。常出现上消化道大出血，表现呕血、黑便，发病多突然，常无前驱征兆且不易止血。此外，可有上腹痛、腹胀、恶心、呕吐、泛酸等消化系统症状，但较一般胃、十二指肠溃疡病为轻。可通过胃镜检查或气钡双重检查予以确诊。治疗上除对症处理外，应积极治疗原发病。

（5）吻合口溃疡：又叫边缘溃疡，在胃或十二指肠手术后易发生，多位于吻合口，呈圆形成椭圆形溃疡，或单发或多发，一般在手术后 2～3 年发生。

（6）胰源性溃疡：为胰腺 β 细胞瘤。主要是因为胃窦部、十二指肠的 G 细胞增生，分泌大量的胃泌素，而引起多发性、难治性消化性溃疡。主要症状为顽固性消化性溃疡的症状，病程长达数年至数十年，亦可有暴发型。溃疡为多发性，常发生于十二指肠，亦可见于胃、食管、空回肠等。可通过胃酸测定、血清胃泌素测定、影象学检查等予以确诊。诊断明确者首选的治疗是外科手术切除。

36. 关于胃溃疡癌变

胃溃疡的癌变问题，是长期以来一直未能很好解决的问题，多数人认为，胃溃疡可以转变为癌。据我国文献报道，6% ~18% 的胃溃疡可以发生癌变，70 年代以来的资料表明，胃溃疡的癌变百分比似有增高趋势，有统计最高达 29.4% 的胃癌来自胃溃疡。癌变一般发生于溃疡的周围黏膜，这些部位的黏膜在溃疡活动时发生糜烂，在反复破坏和再生的刺激可发生恶性变。近年来，由于诊断及检查方法的进展，发现局限于黏膜的早期胃癌可以发生糜烂和溃疡，其组织面可以被继发性消化性溃疡所改变，这些癌性溃疡可以像良性溃疡那样修复，而且溃疡和修复可反复出现，病程因此可延长达几个月甚至更长，所以过去认为是胃溃疡恶变的病例中，其实有一部分一开始就是恶性溃疡，并非以后才转变。上述结果表明，胃癌确有一部分是由良性溃疡转变而来，所以对胃溃疡应高度重视。凡年龄在 45 岁以上的顽固性溃疡、粪便潜血持续阳性、胃镜及 X 线钡餐检查不能除外恶性变或病理活检高度怀疑恶变者，尤其是胃液无酸的病例，应随诊观察，并争取手术治疗。

37. 胃溃疡病人要注意复发的预防

常听一些消化性溃疡（也称溃疡病）的患者抱怨：我的病刚好，怎么又发作了？其实，这并不足为奇。尽管自 20 世纪 70 年代以来，治疗消化性溃疡取得了较好的疗效，但这种疾病愈合后的复发率却很高，常给患者带来很多烦恼。下面三招可以切实而有效地防止消化性溃疡复发。

歼灭幽门螺旋杆菌

幽门螺旋杆菌感染的持续存在是消化性溃疡复发率高的重要原因。所以，病人首先应查清是否伴有幽门螺旋杆菌感染。如确有幽门螺旋杆菌感染，必须加以根除。由于根除幽门螺旋杆菌感染治疗方案有多种，适用于不同的病人，所以，不宜自行服药，必须在医生指导下进行正规治疗。这里要提醒读者注意，有些病人虽然已无幽门螺旋杆菌感染，但仍有可能复发，或根除后再次感染幽门螺旋杆菌而导致溃疡复发。

必须维持治疗

至今，“无酸，无溃疡”的观点仍是治疗消化性溃疡的指导思想。经胃镜检查确诊为不伴幽门螺杆菌感染的胃（或十二指肠）溃疡者，在进行正规抗溃疡病治疗 4～8 星期后，宜转入一段时间的维持治疗，适当提高胃内 PH 值。这是预防复发的最重要方法。通常，维持治疗的剂量是正规治疗剂量的一半。例如，对处于消化性溃疡活动期的患者，可先用 H_2 受体拮抗剂治疗。以泰胃美为例，每次 400 毫克，每天早晚各一次，连续用药 4～8 星期，症状改善后，改为维持治疗，剂量为 400 毫克，每晚睡前一次。维持治疗的时间短则 6～12 个月（短期维持治疗），长则 5～6 年，甚至更长（长期维持治疗）。目前，多数医生采取短期维持治疗。也有人认为，更为经济、方便的形式是间歇维持治疗，即在正规抗溃疡病治疗 4～8 星期，溃疡愈合后停药，出现复发时再自行服药治疗 4～8 星期。根据经验，消化性溃疡刚刚愈合后即采用间歇维持治疗的病人，复发率较高。由于消化性溃疡经常复发，不仅影响病人的生活质量和工作效率，且小部分病人可能因溃疡多次复发而导致溃疡恶变，得不偿失。因此，消化性溃疡病人在溃疡愈合后宜采用短期维持治疗，而在此后，则建议采用间歇维持治疗，即出现症状时自行服药 4～8 星期，症状消失后停药。

H_2 受体拮抗剂等药安全性很高，但仍有少数病人服药后可能会出现困倦、疲乏、迟钝、定向障碍、男性乳房增大、白细胞减少和血清转氨酶升高等不良反应。一旦出现不良反应，应及时去医院就诊，如确由 H_2 受体拮抗剂所致，停药后不久一般即可恢复正常。

五项注意

为尽可能降低消化性溃疡的复发率，还应注意以下五点：

①减少诱发因素，包括戒烟、不饮烈性酒，加强自我保健，注意生活饮食规律。同时，尽可能少服用对胃黏膜有损伤的药物，如必须服用，应加服 H_2 受体拮抗剂或碱性抗酸剂、胃黏膜保护剂、质子泵抑制剂等。

②凡溃疡病复发次数多、溃疡愈合慢、曾出现并发症（如上消化道出血、溃疡穿孔、幽门梗阻）的病人应坚持维持治疗。

③对年龄大、全身有较严重的伴随疾病或需经常服用非甾体抗炎药（如阿司匹林、消炎痛等）的患者，应给予维持治疗。

④对有溃疡病复发症状者，原则上应进行胃镜检查，以确定是否复发、是否仍为良性溃疡。要警惕极少数良性胃溃疡在反复破坏和再生的慢性刺激下发生恶变。

⑤在认真进行维持治疗的同时或停药后不久即出现溃疡病复发者，应及时去医院复诊，了解是否又有幽门螺杆菌感染或伴有其它疾病，以免耽误诊断和正确治疗。

摘自“谓大夫网”

38. 胃溃疡出血数脉搏有何意义

一般对于胃溃疡出血的病人，除了进行止血、补充血容量等特殊治疗外，要每隔 10～30 分钟测脉搏、呼吸、血压 1 次。数脉搏是判断失血程度的一种简单而又重要的指标，脉搏的快慢有助于出血量多少的判定。正常健康人的脉搏为 60～100 次

/分，它是血液由心脏向主动脉射出时血管壁产生的相应的舒缩。在消化道出血时，尤其是大量出血时，由于血容量的减少，使回心血量也减少，致使心搏出量减少，反射性地刺激交感神经系统兴奋，使心率加快，以补充心排血量的减少，这也是一种代偿机能。所以，通过对血压、脉搏的动态观察，对出血量的多少可以做出初步估计。

通常情况下，对于胃溃疡出血的病人，如果脉搏超过100次/分，说明损失循环血量20%左右，成人失血量约为800～1000毫升，表明为中度出血；如果脉搏超过120次/分，则失血量为全身总量的30%以上，成人失血量大于1500毫升，为重度失血。立位比平卧位时脉搏增加20次/分以上，也提示较大量出血。如果出血停止，血容量补足后，脉搏可恢复正常。所以，在临床上，胃溃疡出血的病人，测定其脉搏的次数是一项很重要的工作。

39. 胃溃疡病人一定要禁酒吗?

过去一直认为，酒精可以刺激胃，使胃酸的分泌增多，另外认为酒精可以直接破坏胃黏膜的屏障，而引起黏膜的损伤，并使溃疡的愈合减慢，甚至进一步加重溃疡的病变。但近年来，在一些国际会议上，有些专家人士指出，少量饮酒可以增加胃黏膜的血流量，有促进溃疡愈合及组织再生的效果。一般认为，中等量的饮酒，不至于引起消化性溃疡，不过，大量饮酒会使原有的溃疡加重或延缓溃疡的愈合，这一点是无疑的，所以对已经诊断明确的胃溃疡病人，应尽量不饮酒，或少量饮酒。尤其是度数较高的酒，而一些葡萄酒对胃刺激较小，可适当饮用。

40. 胃溃疡病人手术后还会再发生溃疡吗?

这一点是肯定的。胃溃疡病人手术多以胃部分切除为术式，手术后正常的胃结构被破坏，功能也受到影响，一有不利因素影响很容易形成新的溃疡。手术后的溃疡多位于吻合口附近的小肠一侧，发生于吻合口称吻合口溃疡，发生于吻合口的边缘称边缘溃疡，位于空肠壁称空肠溃疡。复发性溃疡以单纯性胃空肠吻合术后溃疡复发率最高，一般为15%～35%。复发溃疡除与手术方式有关外，与术者的技术水平也有关，无疑与病人的精神状态、饮食习惯及烟酒嗜好也有关。术后复发溃疡与原来溃疡病的发生基本原因是一致的，同样取决于胃酸的消化作用和黏膜抗侵蚀能力之间的平衡是否能维持。复发的溃疡主要症状仍是“胃痛”，多位于左上腹部或左下胸，痛的程度甚至比术前还重，夜间痛较明显，还可伴有恶心、呕吐和消化不良，溃疡部位有压痛，X线及胃镜检查大都有阳性发现。

所以胃溃疡手术后的病人，要注意胃的保健，长期服用些黏膜保护剂，避免一些刺激因素。

复发性溃疡的治疗与胃溃疡用药大致相同，外科治疗要严格掌握适应症。

41. 胃溃疡病人服药禁忌

某些药物有引起胃溃疡的作用，这些具有潜在性溃疡生成的药物，统称为致溃疡药物。所以，有活动性溃疡的病人，一般应禁服这些药物。致溃疡药物包括辛可芬、组织胺、包泰松、利血平、乙酰水杨酸、水杨酸盐、消炎痛、促肾上腺皮质激素和糖皮质激素等。这些药物致溃疡的机制是多方面的。

（1）造成黏膜的局限性损伤，如辛可芬、乙酰水杨酸和水杨酸盐、包泰松。

（2）刺激盐酸的过度分泌，如利血平、组织胺。

（3）降低黏膜的抵抗力，如辛可芬、促肾上腺皮质激素和糖皮质激素、包泰松、消炎痛、乙酰水杨酸和水杨酸盐、利血平、组织胺。

此外，促肾上腺皮质激素和糖皮质激素类还可以影响溃疡的修复过程，从而延缓溃疡的愈合。如果病人同时患有必须应用这类药物的疾病（如类风湿性关节炎），应尽量采用肠溶衣剂型和小剂量间断服药法；整个服药期间，应进行充分的抗酸治疗，抗酸治疗甚至应持续到停用糖皮质激素后的2～3周。

42. 请问胃溃疡病人合并出血时一定要禁食吗?

由胃溃疡引起的消化道出血，是一种常见病，是否需要禁食要根据病情而定，不能一概而论。胃溃疡所引起的出血，其止血效果如何与胃酸有直接关系。饮食可以中和胃酸，容易保持水与电解质的平衡，保证营养，而且食物还可以促进肠蠕动，使胃内积血与食物向下运行，可减少恶心、呕吐。所以，从某种意义上说，饮食也是一种辅助治疗。对于病情较轻、出血量小的病人来说，是不需要禁食的。饮食的种类应以流质或半流质食物为好，而且不要过热。如牛奶、豆浆、稀米汤、细面条、鸡蛋羹等食物对胃肠黏膜的刺激性小，且引起出血的可能性很小，可以食用。但对于大量出血、幽门梗阻、呕吐频繁及出现失血性休克的病人是应该禁食的，并在止血治疗的同时注意血容量、热量和电解质的补充。待休克被纠正、幽门梗阻的症状解除、无活动性大量出血后，可给流质饮食，逐渐过渡到半流食和软食。

43. 胃溃疡宜吃植物油

最新研究发现，人体自身产生的前列腺素具有刺激胃黏膜的形成和调节胃液酸度的功能，对胃黏膜起保护作用。胃炎、胃溃疡、胃排空迟缓等病的发生与发展，均与体内前列腺素合成的减少有关。

生理学家研究证实，十二指肠黏膜可利用亚油酸转化产生前列腺素。当此类不饱和脂肪酸从胃内进入十二指肠后，可使前列腺素分泌在数分钟内升高数千倍。为此，医学及营养学家认为，一般人，尤其是胃病患者摄入的脂肪应以植物油为主，这样有益于保持血液中前列腺素的正常水平和防止其不同成分的比例失调。这对减少胃病的发生与促进胃病患者的康复，都是十分有益的。

44. 胃镜下的消化性溃疡分期

目前，胃镜检查是诊断消化性溃疡的最先进的方法。在做完胃镜后，医生要给你写一张报告。如果发现有溃疡病，常在报告单写上是哪一期。这是怎么回事呢？了解一下对患者还是很有用的。内镜下一般把溃疡病分为三期：

（1）活动期（A 期）：此期溃疡面长有厚苔，又称“厚苔期”。A 期分为 2 个不同阶段。A_1 期溃疡面苔厚而污秽，周边黏膜充血肿胀，无皱襞集中；A_2 期溃疡面苔厚而清洁，周围黏膜肿胀逐渐消失，开始出现向溃疡集中的黏膜皱襞。此期患者必须积极治疗。

（2）愈合期（H 期）：此期因苔薄，又叫“薄苔期”。H_1 期特征为溃疡缩小，周边有上皮再生，形成红晕，黏膜皱襞向溃疡集中；H_2 期溃疡明显缩小，接近愈合。此期患者一般尚需维持治疗。

（3）瘢痕期（S 期）：此期已无苔，而形成瘢痕。S_1 为红色瘢痕期，溃疡面消失，中央充血，瘢痕呈红色，属不稳定可再发的时期，仍须巩固治疗。S_2 期为白色瘢痕期，有浅小凹陷黏膜皱襞向该处集中，颜色与正常黏膜相似，此凹陷可保留很久，以后亦可完全消失，代表溃疡痊愈并稳定。进入此期时一般可停止治疗。

45. 发现胃溃疡早期癌变

（1）疼痛性质的改变。溃疡病的特点是规律性疼痛。胃溃疡为饱餐痛，疼痛在饭后半小时至 2 小时出现，至下次进餐前疼痛已消失。十二指肠溃疡是饥饿痛亦称空腹痛，疼痛多在饭后 3 ~4 小时出现，持续至下一次进餐前，进食后疼痛可减轻或完全消失，有的病人可出现夜间痛。如果溃疡发生在距十二指肠相近的胃幽门部，则疼痛节律性与十二指肠溃疡相同。一旦胃溃疡疼痛性质发生了改变成为持续性疼痛或者有所减轻，此时应警惕癌变的可能，应及早去医院检查。

（2）明显消瘦。凡年龄在40岁以上的胃溃疡病人，短期内有食欲减退、厌肉食、恶心、呕吐、吐隔宿食或暗红色食物、营养状态不佳、明显消瘦、疲乏无力等症状，且药物治疗效果变差，这可能是恶变的信号。

（3）出现固定的包块。一部分胃溃疡病人在其心窝部可摸到包块、质硬、表面不光滑，而且包块迅速增大，按压疼痛。随包块的增大，呕吐也随之加重，此种情况大都是发生了恶变。

（4）无法解释的黑便。一般黑便可见于进食大量猪、羊、鸡等动物血之后，也见于服某种药物之后。如果溃疡病人出现了无法解释的黑便，或者化验大便持续有血，需特别注意，应进一步查清，这往往是恶变的先兆症状。

上述情况只要具备其一者，就应立即去医院就诊，进行有关方面的检查。

46. 胃溃疡能不能治愈？

对于这个问题的回答是肯定的。我们已经知道，溃疡是整个黏膜层直至黏膜肌层，甚至穿透浆膜层的炎性病理改变。肉眼观察的溃疡形态已如前述，显微镜下观察时，溃疡的基底可分为4层：①表层渗出物由白细胞、红细胞和纤维蛋白组成。②其下为一层无组织结构的嗜酸性类纤维蛋白坏死物质。③再下为富于血管的炎性肉芽组织。④最下层为厚度不等的纤维组织和瘢痕组织，它向四周延伸，超出黏膜缺损的边界。

溃疡愈合时，基底生出肉芽组织，进而形成纤维组织和瘢痕组织，单层柱状细胞自边缘长入，终于全部溃疡为上皮所覆盖。这种修复的黏膜比正常的薄，组织结构也不一样。绝大部分的胃溃疡患者经医生指导服药，溃疡是可以治愈的，而且有少数患者未服任何药物，溃疡也能自愈，胃镜检查常常看到有的病人溃疡已到了瘢痕期，而病人并未进行过任何特殊治疗。所以，也可以说胃溃疡是一个良性的病理过程，只要经过严格的系统治疗，溃疡是完全可以治愈的。患有这种病的人要有信心。但胃溃疡的复发率很高，有人统计过，约在 70% ~80% 左右，所以如何预防溃疡的复发是人们应该重视的问题。

47. 让你的胃保持温暖以远离胃病

人的胃肠有一部分紧贴腹壁，因此，外界环境的变化很容易通过腹壁而影响到胃肠。若腹部受寒，可反射性地引起胃肠及其血管收缩，导致胃肠功能紊乱，易发生痉挛性腹痛、恶心呕吐、腹泻等，可诱发急性胃炎、急性胃肠炎，还会加重慢性胃肠病患者的病情。

明白了上述道理，就应该做到在日常生活中趋暖而避寒，注意适当地保暖；在天气变冷时，及时增添衣服，尤其在秋、冬季和春季天气变化前后，消化性溃疡和慢性肠炎最容易复发或加重，在此时，这些患者更需注意保暖。

48. 教您了解你的胃

消化道疾病很多，但往往由于症状不明显，容易被人忽视。然而如有一些典型症状，则可据此而进行自我检查。

1. 进食时有胸骨后受阻、停顿、疼痛感，且时轻时重者，可能有食管炎、食管憩室或食管早期癌。

2. 饭后饱胀或终日饱胀、嗳气但不泛酸，胃口不好，体重逐渐减轻，面色轻度苍白或发灰，中老年人要想到慢性胃炎，特别是慢性萎缩性胃炎、胃下垂。

3. 饭后上中腹痛，或有恶心、呕吐、积食感。病史可以多年，常在秋季发作，疼痛可能有节律性，如受凉、生气、吃了刺激性食物可诱发，可能是胃溃疡。

4. 常在饭后 2 小时开始胃痛，或半夜痛醒，吃点东西可以缓解，常有泛酸现象。在秋冬易发，疼痛在上腹偏右，常有节律性，要想到十二指肠溃疡或炎症、憩室。

5. 饭后腹部胀痛，常有恶心、呕吐，偶可呕血，过去有胃病史近来加重，或过去无胃病史近期才发，且伴有贫血、消瘦、不思饮食、在脐上或心口处摸到硬块，则考虑为胃癌。

6. 突然发作的上腹剧烈疼痛，可能有饮食不洁或受凉史，坐卧不安，面色苍白出冷汗，四肢发冷，上中腹有硬块但不能摸、可在 1 ~2 小时后自行缓解，可能是胃痉挛。肚子板硬不能碰者可能是溃疡病急性穿孔。

7. 行走或跑步时一侧肚子痛，被迫停下，常在放屁或揉腹后缓解，局部或有包块，不痛时包块消失，这可能是结肠痉挛或肝脾曲综合征。

8. 吃东西不当心或受了凉后发生腹痛、腹泻，可伴有呕吐、畏寒发热，可能是急性肠胃炎、急性痢疾。

9. 饭后立即腹泻，吃一顿泻一次、稍有受凉或吃东西不当心就发作，时而腹泻时而便秘，腹泻为水样，便秘时黏液较多，有时腹胀有便意而上厕所又无大便，数年并未见消瘦，则慢性过敏性肠炎可能性大。

10. 腹部隐痛或胀痛，以左侧为多，过去可能有便秘，近来经常腹痛，大便常带黏液和脓血；或过去大便正常，现在经常腹泻，消瘦明显，面色苍白，要考虑直肠或结肠癌的可能。

摘自“谓大夫网”

49. 急性胃出血介绍

急性胃出血是上消化道出血的最常见原因，约占 70% 左右。引起急性胃出血的常见疾病是胃、十二指肠球部溃疡、胃癌、出血性胃炎及口服阿斯匹林、考的松等药物引起的急性溃疡、严重烧伤和大手术等引起的应激性溃疡等。

判定急性胃出血，主要是根据急性大呕血和黑便。一般出血超过500毫升，多以呕血为主，而出血不超过500ml，以便血为主。患者呕血前有恶心感，便血前有便意感，便后双眼发黑、心慌，甚至晕厥。病人面色苍白、口渴、脉快无力，血压下降。溃疡病患者多发生有规律的上腹痛，用碱性药物可使疼痛得以缓解。X线钡餐检查对溃疡病的诊断具有重要意义。胃癌病人除可能被触及包块外，还有明显食欲不振、上腹不适、消化不良及消瘦等表现，且病情发展迅速。X线钡餐检查及胃镜检查有助于确诊。药物引起的急性溃疡或外伤引起的应激性溃疡者，大都有长期内服阿斯匹林、考的松等药物的历史或近期做过大手术、发生严重烧伤等情况。

对大部分急性胃出血患者可采用非手术的方法予以治疗。具体措施包括输血、输液、通过不同的途径使用各类止血药物。胃癌引起的出血和经上述治疗措施仍不能控制的胃出血可考虑手术治疗。

50. 小儿也会患溃疡病吗?

小儿溃疡病以十二指肠溃疡最为多见。主要与饮食无规律、饮食量不节制、暴饮暴食等因素有关。部分幼儿边吃边玩，有些家长或是在饭桌上挑逗小孩或是吃饭时训斥孩子。有些儿童早上起床晚，为了赶上课，连早餐也顾不上吃。有些儿童为了贪玩或为了赶功课囫囵吞枣地将饭咽下，常常也会三口两口吃完用汤泡的饭或开水泡馒头。长此以往就容易引起溃疡病。因过时误餐使胃部完全排空引起高度饥饿感，造成胃逆蠕动，致胃黏膜血管扩张，黏膜水肿，胃酸的破坏使局部炎症溃疡。饮食过饱时，胃窦部高度扩张，胃泌素分泌减低了幽门括约肌的能力，引起十二指肠液的返流，容易破坏胃黏膜的屏障机能而引起溃疡。

小儿得溃疡病的原因，归纳起来不外有以下几种：

（1）饮食习惯不好，饥饱不匀，生活不规律。

（2）早餐过分马虎或狼吞虎咽，或根本不进早餐。

（3）过食冷饮和零食及油腻食物。

（4）过度疲劳，精神紧张。

（5）得了胃炎没有及时坚持治疗，由慢性胃炎或胃窦炎发展成溃疡病。

51. 胃经常泛酸是病吗？

胃泛酸是一种常见的消化道症状，并非都是胃有毛病。当胃酸过多时，酸性分泌物会刺激胃黏膜，引起泛酸，让人有烧心的感觉。造成胃酸过多和泛酸的原因很多，主要有两种：

（1）生理性泛酸。当精神紧张、过度疲劳、情绪不佳时，大脑皮质功能紊乱，不能很好地管辖胃酸分泌的神经，促使胃酸分泌增多；饮食不当，如过甜、过咸、过辣、过酸、过冷、过烫的食物都可刺激胃酸分泌增加；而某些粗粮、红薯、马铃薯等含多量淀粉、糖、酸等，会刺激胃产生大量胃酸，况且不易消化的食物，剩余的糖分在胃肠道里发酵，也要诱发泛酸。此外，某些药物，如阿司匹林、利血平、保泰松等，也可刺激胃酸分泌增多。

（2）病理性泛酸。慢性胃炎、胃或十二指肠溃疡病等，可促使胃酸增多，常常出现泛酸。

生理性泛酸不需要特殊治疗，只要消除诱发的因素即可解决。

52. 慢性胃炎与胃溃疡的关系

关于胃炎与胃溃疡之间的关系，医学界存在不同看法，但目前大多数学者认为，慢性胃炎是胃溃疡的发病因素之一。

多年的研究表明，胃溃疡大多发生在原有慢性胃炎的部位，胃溃疡与慢性胃炎同时存在。

胃炎是怎样发展成胃溃疡的呢？近来认为胃溃疡的发生与慢性胃炎对胃黏膜屏障破坏有关。黏膜屏障破坏后可导致胃腔内氢离子向胃黏膜内反弥散而使胃黏膜细胞损害，从而使溃疡形成。

53. 胃痛应该注意什么

胃痛虽可由多种疾病引起，但最为常见的疾病是慢性胃炎和消化性溃疡，由于这两种疾病是一个慢性发展的反复波动、迁延难愈或易复发性疾病，因此对胃痛者的饮食调理尤为重要，胃痛病人的饮食要求如下：

（1）首先要纠正不良的饮食习惯。多食清淡，少食肥甘及各种刺激性食物，如含酒精及香料的食物。谨防食物中的过酸、过甜、过咸、过苦、过辛，不可使五味有所偏嗜。有吸烟嗜好的病人，应戒烟。

（2）饮食定时定量。长期胃痛的病人每日三餐或加餐均应定时，间隔时间要合理。急性胃痛的病人应尽量少食多餐，平时应少食或不食零食，以减轻胃的负担。三餐中早餐对于胃病又最为关键。

（3）注意营养平衡，平素的饮食应供给富含维生素的食物，以利于保护胃黏膜和提高其防御能力，并促进局部病变的修复。

（4）饮食宜软、温、暖。烹调宜用蒸、煮、熬、烩，少吃坚硬、粗糙的食物。进食时不急不躁，使食物在口腔中充分咀嚼，与唾液充分混合后慢慢咽下，这样有利于消化和病后的修复。要注意四季饮食温度的调节，脾胃虚寒者尤应禁食生冷食物。肝郁气滞者忌在生气后立即进食。

第二篇　病因病理篇

1. 胃炎的病因

引起胃炎的原因很多，各种不同类型的胃炎的病因也有差别，如非类固醇药物、刺激性化学物质、致病微生物、胆汁等等。这些不同的致病物质均引起胃黏膜的损伤、炎症反应，从而产生各种病理变化和症状。

胃病三大主要病因

胃黏膜呈急性炎症改变，黏膜显著充血、水肿、黏液分泌过多，白色或黄色渗出物附着于表面，可伴点状出血和黏膜糜烂，黏膜中有中性细胞浸润。

（1）感染因素

进食被细菌或其毒素污染的食物。常见的致病细菌有沙门氏菌属副溶血弧菌（嗜盐菌）、幽门螺旋杆菌以及某些流感病毒和肠道病毒等。毒素中以金黄色葡萄球菌毒素为最常见。沙门氏菌属常在肉、及蛋中生长。副溶血弧菌主要在蟹、鱼、螺、海蜇等海产品咸菜中，天热久置的饭菜、奶、肉食适宜于葡萄球菌繁殖及肠毒素的产生。

（2）理化因素

物理因素如进食过热、过冷、过粗糙的食物，X 线照射等。化学因素如烈酒、咖啡、浓茶、香料及某些药品均可损伤胃黏膜，引起炎症性改变。

（3）其它

暴饮暴食、过度疲劳、受凉等使机体抵抗力下降或胃黏膜屏障遭受破坏，易于受以上因素侵袭而发病。

2. **患急性出血性胃炎原因**

急性出血性胃炎，又名急性糜烂性胃炎，常因服用乙酰水杨酸、保泰松、消炎痛、肾上腺皮质激素，或因酗酒、严重创伤、大手术、重要脏器（心、肝、肾）功能衰竭引起。突然起病，临床上以上消化道出血为本病的主要表现，其发生率约占上消化道出血病因的1/4以上，仅次于消化性溃疡出血。轻者仅大便潜血阳性，而多数患者有呕血与黑便。出血随病情反复而呈间歇性发作。通常本病的病情较消化性溃疡出血严重，虽然经过大量输血，血红蛋白较难升高。

除出血外，大多数患者有上腹不适、腹痛、头昏、乏力及食欲不振等症状。但体格检查除了脉搏快、脉压差减小、贫血貌等出血征象外，一般没有其它明显异常体征。

3. **胃痛的中医病因病机**

胃痛的病因主要为外感寒邪，饮食所伤，情志不遂，脾胃虚弱等。

1. 寒邪客胃。寒属阴邪，其性凝滞收引。胃脘上部以口与外界相通，气候寒冷，寒邪由口吸入，或脘腹受凉，寒邪直中，内客于胃，或服药苦寒太过，或寒食伤中，致使寒凝气滞，胃气失和，胃气阻滞，不通则痛。正如《素问·举痛论篇》所说："寒气客于肠胃之间，膜原之下，血不得散，小络急引，故痛。"

2. 饮食伤胃。胃主受纳腐熟水谷，其气以和降为顺，故胃痛的发生与饮食不节关系最为密切。若饮食不节，暴饮暴食，损伤脾胃，饮食停滞，致使胃气失和，胃中气机阻滞，不通则痛；或五味过极，辛辣无度，或恣食肥甘厚味，或饮酒如浆，则伤脾碍胃，蕴湿生热，阻滞气机，以致胃气阻滞，不通则痛，皆可导致胃痛。故《素问·痹论篇》曰："饮食自倍，肠胃乃伤。"《医学正传·胃脘痛》曰："初致病之由，多因纵恣口腹，喜好辛酸，恣饮热酒煎爝，复餐寒凉生冷，朝伤暮损，日积月深，……故胃脘疼痛。”

3. 肝气犯胃。脾胃的受纳运化，中焦气机的升降，有赖于肝之疏泄，《素问·宝命全形论篇》所说的“土得木而达”即是这个意思。所以病理上就会出现木旺克土，或土虚木乘之变。忧思恼怒，情志不遂，肝失疏泄，肝郁气滞，横逆犯胃，以致胃气失和，胃气阻滞，即可发为胃痛。所以《杂病源流犀烛·胃病源流》谓：“胃痛，邪干胃脘病也。……唯肝气相乘为尤甚，以木性暴，且正克也。”肝郁日久，又可化火生热，邪热犯胃，导致肝胃郁热而痛。

若肝失疏泄，气机不畅，血行瘀滞，又可形成血瘀，兼见瘀血胃痛。胆与肝相表里，皆属木。胆之通降，有助于脾之运化及胃之和降。《灵枢·四时气》曰：“邪在胆，逆在胃。”若胆病失于疏泄，胆腑通降失常，胆气不降，逆行犯胃，致胃气失和，肝胆胃气机阻滞，也可发生胃痛。

4. 脾胃虚弱。脾与胃相表里，同居中焦，共奏受纳运化水谷之功。脾气主升，胃气主降，胃之受纳腐熟，赖脾之运化升清，所以胃病常累及于脾，脾病常累及于胃。若素体不足，或劳倦过度，或饮食所伤，或过服寒凉药物，或久病脾胃受损，均可引起脾胃虚弱，中焦虚寒，致使胃失温养，发生胃痛。若是热病伤阴，或胃热火郁，灼伤胃阴，或久服香燥理气之品，耗伤胃阴，胃失濡养，也可引起胃痛。肾为先天之本，阴阳之根，脾胃之阳，全赖肾阳之温煦；脾胃之阴，全赖肾阴之滋养。若肾阳不足，火不暖土，可致脾阳虚，而成脾肾阳虚，胃失温养之胃痛；若肾阴亏虚，肾水不能上济胃阴，可致胃阴虚，而成胃肾阴虚、胃失濡养之胃痛。

此外，若气滞日久，血行瘀滞，或久痛入络，胃络受阻，或胃出血后，离经之血未除，以致瘀血内停，胃络阻滞不通，均可引起瘀血胃痛。《临证指南医案·胃脘痛》早已有关于这种病机的论述："胃痛久而屡发，必有凝痰聚瘀。"若脾阳不足，失于健运，湿邪内生，聚湿成痰成饮，蓄留胃脘，又可致痰饮胃痛。

本病病因，初则多由外邪、饮食、情志不遂所致，病因多单一，病机也单纯，常见寒邪客胃、饮食停滞、肝气犯胃、肝胃郁热、脾胃湿热等证候，表现为实证；久则常见由实转虚，如寒邪日久损伤脾阳，热邪日久耗伤胃阴，多见脾胃虚寒、胃阴不足等证候，则属虚证。因实致虚，或因虚致实，皆可形成虚实并见证，如胃热兼有阴虚，脾胃阳虚兼见内寒，以及兼夹瘀、食、气滞、痰饮等。本病的病位在胃，与肝脾关系密切，也与胆肾有关。基本病机为胃气阻滞，胃络瘀阻，胃失所养，不通则痛。

4. 胃痛的中医辨证论治

本病有治法多以"理气和胃止痛"为原则，并需审证求因，分别不同情况，配合疏肝、消食、温散、益气诸法。

（1）气滞胃痛

证候：胃脘胀痛，痛连胸胁，遇情志不遂而诱发或加重，嗳气频繁，伴呕吐吞酸，大便不畅，舌苔薄白，脉弦。

治法：疏肝理气，和胃止痛。

主方：柴胡疏肝散。

（2）血瘀胃痛

证候：痛有定处，如锥刺刀剜，拒按，或有呕血、黑便，舌质紫暗有瘀斑，脉弦涩。

治法：活血化瘀，理气止痛。

主方：失笑散合丹参饮。

（3）食滞胃痛

证候：胃痛胀满，厌食，嗳腐吞酸，呕吐不消化食物，吐后痛减，舌苔厚腻，脉滑。

治法：消食导滞，和胃止痛。

主方：保和丸。

（4）虚寒胃痛

证候：隐隐作痛，喜暖喜按，空腹痛甚，得食痛减，遇寒发作或疼痛加重，泛吐清水，神疲纳呆，四肢欠温，大便溏薄，舌苔淡白，脉细数或沉迟。

治法：散寒温胃，健脾止痛。

主方：黄芪建中汤合良附丸。

（5）阴虚胃痛

证候：胃脘灼痛，嘈杂似饥，口燥咽干，大便秘结，舌红少津或剥脱无苔，脉细数。

治法：益胃养阴。

主方：一贯煎合芍药甘草汤。

5. 溃疡性结肠炎发病的六种因素

本病的病因及发病机理尚不十分清楚。虽有感染、遗传、精神因素及过敏等发病学说，但都不能完全解释本病的全貌。

（1）感染因素：尚未发现任何病毒、细菌或病原虫与本病有何特异性联系。此病急性期临床表现及乙状结肠镜检查，其炎性改变酷似菌痢，但反复大便培养以及结肠黏膜中未证实有细菌或病毒感染，使用抗生素治疗效果不佳，故多认为细菌感染不是溃疡性结肠炎的直接发病原因。但患者肠道菌落计数却多超过正常人，在有些病员的配偶及病人共同生活的家庭成员中均可检测出淋巴细胞毒素，从大批病例随访中，确实发现有0.5%～8.2%的菌痢患者常常演变为本病。另外动物实验中，若大肠肠道内是无菌的，则往往不能形成溃疡性结肠炎的动物模型。因此也不能排除肠道细菌在溃疡性结肠炎发病中的作用。

（2）自身免疫因素：近年来最受重视，研究较深入，据研究事实有以下几点支持自身免疫发病原因。①临床常合并有自身免疫性疾病。②体液免疫。患者血清中存在多种自身抗体，如抗结肠抗体（主要为 IgM），其抗原是结肠上皮细胞内的脂多糖，虽然对胎儿等结肠上皮细胞无细胞毒作用，但它能介导抗体依赖性细胞毒细胞，发挥向导作用，使细胞毒细胞杀伤靶细胞——结肠上皮细胞；血清中还可能含有与结肠上皮细胞抗原起交叉反应的抗大肠杆菌 O14 型等抗体。另外，血清中还常含有一种（或一些）抑制巨噬细胞移行抑制因子。③细胞免疫。患者的淋巴细胞与正常成人或胎儿结肠上皮细胞共同培养，使结肠上皮受损，说明患者的淋巴细胞已被致敏，出现了细胞毒作用。这种细胞毒作用可由大肠杆菌 O14、O19 等的菌体中提出的脂多糖，刺激正常人淋巴细胞、激发 K 细胞而产生。细胞毒作用对本病是重要的致病作用。④免疫复合物存在。患者结肠固有膜中有 IgG、补体 C_3 的 F 及 S 表型和纤维蛋白的沉积的免疫复合物，血循环中的免疫复合物，很可能是引起肠道外病变的因素。⑤肠壁黏膜局部。常含有大量的 IgG 细胞，此系 T_8（抑制性）细胞减少、T_4（辅助性）细胞增多的结果。⑥胸腺器官。免疫器官胸腺常常发生明显增生和肿大，显示淋巴滤泡及上皮细胞 B 细胞聚集，还可发现有逆病毒颗粒，可以由 B 细胞诱导传播至其它细胞。⑦肾上腺皮质激素治疗常起到明显的疗效。

综上说明，免疫学因素研究进展较快，虽还不能认识统一化，但已初见成果。感染为直接病因，而后引起自身免疫的致病变原因，已逐渐被广大医务工作者所接受。

（3）过敏因素：尤对食物过敏，如牛乳等。在某些病人中，当从食物中剔除乳类时，可收到显著的治疗效果。另发现本病的肠黏膜对机械性刺激有过敏现象存在；又发现少部分病人空肠中缺乏乳糖酶，当疾病急性发作时，外周血中可见嗜酸性粒细胞活跃增生，激素治疗有效；本病患者的肠黏膜中肥大细胞增多，刺激后能释放出大量组织胺物质等，以上现象均提示本病和过敏反应的密切关系。

（4）精神与神经因素：本病患者病情复杂或恶化，每与精神紧张、内心冲突和焦虑不安等情绪变化有关，因此身心因素在本病的起始和发展中可能起到重要作用。目前认识到此为诱因，是一种通过植物神经中介作用而产生的结肠的分泌、血管和运动反应紊乱，每使此病促发或加剧恶化。

（5）溶菌酶学说：溶菌酶是一种溶解黏液的酶，其浓度在溃疡性结肠炎病人中大量增多，而在痊愈时降低，认为此酶在溃疡性结肠炎病人体内过度形成，使结肠失去黏液保护作用，而形成了便于细胞侵袭的局部环境。

（6）遗传因素：欧美的家族发病率和种族间的发病率有明显的差别，以及本病与某些 HLA 的相关性，均支持和遗传因素有关。

综观上述有关因素，任何一种单独存在都不足以致病，也不能使病势急转多变，因此目前认为本病是受到免疫遗传影响的宿主反应及外源性刺激交叉互相作用而发生的多因素疾病。

6. 免疫因素与胃炎有关系

医务工作者经过多年的研究发现，免疫因素与胃炎有密切的关系，其中以萎缩性胃炎关系最为重要。

萎缩性胃炎可根据病变部位而分为 2 型：A 型和 B 型。

A 型又名免疫性胃炎。主要病变在胃体黏膜，胃窦黏膜往往正常。这类病人胃黏膜壁细胞中含有一种称为抗原的物质，血液中可以查到血清壁细胞抗体和抗内因子抗体。B 型萎缩性胃炎病变主要在胃窦，胃体黏膜正常或仅有散在的局限性变变。这类患者胃窦 G 细胞内亦含有抗原，血液中可存在一种叫胃泌素细胞抗体的物质。

若把抗体比作公安人员，那么抗原就是不法分子，当公安人员与不法分子搏斗时，往往造成生命、财产损害。在人体中，血液中的抗体进入胃黏膜细胞，与胃细胞内的抗原结合，这种抗原一抗体复合物，往往损害胃黏膜细胞，从而使胃体或胃窦发生萎缩性病变。

医学上，抗原、抗体结合的过程，就叫免疫，所以免疫因素可以引起胃炎。

摘自“中国胃病网”

7. 四种原因导致急性单纯性胃炎

（1）物理因素：进食过冷过热和粗糙的食物，可使胃黏膜划破、损伤。

（2）化学因素：药物（包括阿司匹林、激素、保太松、某些抗生素、利血平等）、烈酒、浓茶、咖啡、香料等刺激胃黏膜而损伤，发生糜烂，有点状出血。

（3）微生物感染和细菌毒素污染食物：包括沙门氏菌和金葡菌毒素，以及流感病毒和肠道病毒的感染。这部分因素引起的急性胃炎与细菌性食物中毒有相似之处。

（4）精神、神经因素：精神、神经功能失调，各种急重症的危急状态，以及机体的变态（过敏）反应均可引起胃黏膜的急性炎症损害。

8. 为什么会患胆汁返流性胃炎？

是慢性胃炎的一种特殊类型，其病因为胆汁返流。

正常在胃的出口有一个“开关”，即幽门括约肌，放松时允许胃内食糜通过进入十二指肠。如幽门括约肌“关不紧”，则十二指肠内的胆汁可以返流入胃造成慢性胃炎。

胆汁中胆盐可削弱胃黏膜的保护机制，使原来分泌入胃腔中的酸反弥散入胃黏膜，造成胃黏膜的损害。

胆盐在胃窦部刺激胃泌素释放，胃泌素能刺激胃酸分泌。一方面胃酸增多，另一方面胃黏膜保护机制削弱，使两者之间的平衡明显遭到破坏，这就不可避免地产生胃黏膜炎症。

9. 引起胃溃疡的细菌可导致胃癌

据最新一期《新英格兰医学杂志》报道，造成胃溃疡的细菌是引发几乎所有胃癌病例的元凶，因此避免和预防胃癌变得可行。

报道说，因为杀灭造成胃溃疡的细菌可以阻止或推迟胃癌的发生，所以用抗生素对付胃溃疡可以预防癌症。既然对这种引起胃溃疡细菌的检查相对简单，医生将能基本避免胃癌的发生。全球各种癌症引起的死亡中，胃癌排第二。

不过，目前尚待解决的问题是哪些人需要服用抗生素，因为这种细菌非常普遍且不会引起明显的症状。在一些国家，几乎 90% 的人都感染过这种细菌。

据报道，日本科学家对 1526 名有胃溃疡和其它肠道紊乱的病人进行观察，这些人中的大部分被这种细菌感染。这些人中 2.9% 的病人最终发展成癌症，但是那些服用了抗生素的 253 名病人和没有感染这种细菌的人都没有患胃癌。

10. 有些药物可导致胃溃疡

有些药物可造成胃黏膜的损害，经多年的医学临床观察和研究证实，确实已成定论。某些药物所造成的胃损害，已成为一主要副作用。因此，服药治病，一定要阅读说明书，或请教医生，避免造成胃炎、胃溃疡等。下面几类药物，长期服用可直接或间接损害胃黏膜，甚至导致胃黏膜炎症、糜烂、溃疡及出血。

（1）各种阿司匹林制剂：长期或大剂量服用可引起胃痛及不适，严重者可有呕血、黑便等，胃镜检查可发现胃黏膜炎症、糜烂及溃疡形成。据有关杂志报道，长期服用阿司匹林造成的胃溃疡，是普通人群胃溃疡发生率的 3 倍。有慢性胃病的人服用该药，胃溃疡发生率更高，稳定期溃疡服用该药可使溃疡活动甚至出血。

（2）糖皮质激素：由于长期服用可使胃酸分泌，胃黏膜及全身各器官发生一系列不利的变化，胃酸增多，胃黏膜脆弱，导致胃溃疡，并可抑制原来炎症损伤的修复与愈合。

(3) 消炎痛和保泰松：这类药物属激素替代药，对胃黏膜有直接的损害作用，可导致急性胃溃疡。

(4) 解热镇痛药：如A、P、C，扑热息痛，去痛片以及感冒通等感冒药。这类药物因都含有阿司匹林成分，均可导致胃溃疡。

(5) 治疗冠心病的药物：如藻酸双酯钠（P、S、S）、潘生丁、利血平，也可导致胃溃疡，甚至胃出血。

(6) 消炎药：红霉素、乙酰螺旋霉素等大环内酯类抗生素，容易造成胃的不适。

(7) 抗癌药及其它：各类化疗药物往往造成胃肠刺激。各类化学药物均有治疗的一个方面和中毒的一个方面，选择药物治病，切不可盲从。

11. 吸烟与胃溃疡有什么关系?

越来越多的资料显示，吸烟与胃溃疡的关系极为密切，吸烟的人较不吸烟的人溃疡多见。尽管还未见到吸烟愈多溃疡的发病率愈高的事实，不能断言吸烟是引起溃疡的原因，但是吸烟使溃疡恶化或作为溃疡形成的一个条件则是肯定的。例如在澳大利亚的青年女性中，胃溃疡的发病率相当高，据认为除与家族史及服用阿斯匹林药物有关外，吸烟有很大影响。据实验，烟中所含的尼古丁能直接兴奋迷走神经，使胃酸分泌增加；另外，吸烟能抑制胰液的分泌及引起幽门括约肌关闭不全和十二指肠液返流入胃的反常现象，对消化系统的正常功能产生不利影响。

返流的十二指肠液，尤其是胆汁酸可引起胃黏膜的损伤和炎症而易发生溃疡，其原因可能是胆汁对胃黏膜的破坏。从而使得氢离子穿透并损害胃黏膜。胆汁还可以改变胃内黏液的性质，使其表面黏膜剥脱，并使上皮细胞耗空黏液的含量。此外，胆汁还能破坏黏膜的屏障，使它不能再阻止氢离子渗入黏膜，氢离子的反向弥散引起黏膜的进一步损伤。胆汁还能破坏表面上皮细胞并弥散进入黏膜，刺激肥大细胞释放组织胺，胃细胞间液的组织胺浓度增加引起血管扩张，黏膜血流及毛细血管通透性增加，进而发生黏膜水肿、出血、发炎，直至形成溃疡。

华北地区的一份调查表明，在上消化道溃疡的病人中，吸烟者占 58.6%，所以在治疗溃疡病的同时，应劝病人禁烟，至少要减少吸烟量，以缩短溃疡的愈合时间。

摘自"放心 120 网"

12. 天气变化与胃溃疡的发作有哪些关系？

胃溃疡的发作与天气变化直接相关。当受凉、气候变化时，往往可使溃疡复发或使原有溃疡加重。据来自华北 891 例统计中报告，冬季发病者占 42.76%，春季占 25.76%，秋季占 23.36%，夏季发病很少，可见胃溃疡的发病以冬、春季节较为多见，特别是在气候变化比较明显的秋冬和冬春之交。故胃溃疡病人应避免受凉，尤其在本病的好发季节，如有症状，应及时诊治。至于胃溃疡为什么在受凉及气候变化时容易发作的问题，至今尚未切实了解。

13. 胃溃疡的常见病因

引起胃溃疡的常见病因有以下几种：

（1）遗传：在胃溃疡中，尤其是男性的亲属中，其发病率高于一般人，有时可见到一些家族中的几代人都有消化性溃疡，分居两地的双生子同患本病的事例也偶有发现，揭示本病可能与遗传有关。

（2）地理环境和气候季节的变化：本病的发病率具有显著的地理环境差异，如在美、英等国，十二指肠溃疡比胃溃疡多见，而在日本则相反，胃溃疡的发生率比十二指肠溃疡的发生率高。气候季节的变化也与胃溃疡的发病明显相关，它好发于秋末春初。

(3) 饮食：食物对胃黏膜可产生物理的或化学性的损害。据文献报道，在日本有一种泡菜能引起严重的胃窦炎，可能是胃溃疡的一个致病因素。酒精在本病病因上有无作用至今尚无定论，但多数人认为有酒癖者易患本病。此外，营养不良、暴饮、暴食都可诱发胃溃疡病。

(4) 情绪：持续强烈的精神紧张和忧虑、沮丧等情绪，长期过度的脑力劳动，缺乏应有的调节与休息，对胃溃疡的发病和病情加重有一定影响。

(5) 吸烟：吸烟作为胃溃疡形成的一个条件和使已有的溃疡加重，已为大多数人所接受。

(6) 药物：一些药物如阿斯匹林、消炎痛、保泰松、糖皮质激素已被列为致溃疡的物质。其中阿斯匹林是最主要的致溃疡药物，许多解热镇痛药及治疗感冒的药物中均含有阿斯匹林，长期大量服用，可以引起胃溃疡。

(7) 某些疾病：如胃泌素瘤、原发性甲状旁腺功能亢进症、肺气肿、肝硬变、肾功能不全及小肠切除过多的患者易患溃疡病，这些在我国已越来越受到重视。如肺气肿的病人，可能是由于局部黏膜的抗酸能力降低而引起胃溃疡，胃泌素瘤无疑是由于分泌大量胃泌素刺激壁细胞，引起大量胃酸分泌而损伤胃黏膜，导致胃溃疡形成。

14. 胃溃疡的病因、病理

消化性溃疡是胃酸—胃蛋白酶分泌与黏膜保护功能失去平衡，胃酸和胃蛋白酶腐蚀胃黏膜而发生的炎症性溃疡（圆形或椭圆形），它与前列腺素生成因素有关，并且大多数消化性溃疡患者的胃窦部黏膜存在幽门螺杆菌。造成消化性溃疡至少存在下面两种因素：各种非类固醇抗炎药抑制前列腺素的生成，损伤胃黏膜；胃酸分泌过多腐蚀胃肠黏膜。

生活中造成胃十二指肠溃疡的真正原因不明。但至少与下列因素有关：遗传因素、精神紧张、饮食不规则、吸烟、药物、环境等等。

患消化性溃疡的人群中，男性明显多于女性，可能有五分之一的男性与十分之一的女性有时会患胃溃疡或者是十二指肠溃疡。不过，近几年来有下降的趋势，原因不明。女性似乎容易患胃溃疡而不容易十二指肠溃疡。患病年龄多在20~50岁，十二指肠溃疡的患病年龄较早，平均为30岁，胃溃疡的发生年龄较晚，多在40岁。

小儿得溃疡病的原因，归纳起来不外有以下几种：

（1）饮食习惯不好，饥饱不匀，生活不规律。

（2）早餐过分马虎或狼吞虎咽，或根本不进早餐。

（3）过食冷饮和零食。

（4）过度疲劳，精神紧张。

（5）得了胃炎没有坚持治疗，由慢性胃炎或胃窦炎发展成溃疡病。

15. 玩麻将诱发溃疡病

麻将原本是娱乐消遣的工具。然而由于“上班族”打麻将，多是占用大量的夜间休息时间，或周末休息时间，往往造成参与者的睡眠不足，影响了玩麻将人的生活、饮食规律；另一方面是玩麻将时，常常处于精神紧张状态。因为生活节律的改变和精神紧张状态；久而久之便会诱发溃疡病。玩麻将会诱发溃疡病，不外乎有以下几种原因：

（1）饥饱无度，影响胃黏膜组织的更新和损伤后的修复。一些人一搓起麻将来，便将饥饱置之度外，有时是忍饥挨饿，有时又囫囵吞枣，狼吞虎咽。这也为诱发消化性溃疡推波助澜。要知道，食物可以中和胃酸，不正常的饮食使人体缓冲胃酸能力下降。另外吃无定时，狼吞虎咽，食物未经咀嚼细烂，便急急送到胃内，容易损伤胃黏膜。时间一久，难免要诱发溃疡病。

（2）有些人搓麻将不分白天昼夜，并且常为输赢而大喜大忧。由于生活节律的改变和精神紧张的状态可促使胃酸分泌亢进，增加胃肠肽释放，而胃肠肽也会使胃酸、胃蛋白酶分泌增加，诱发溃疡病；致使胃动脉功能性挛缩，造成胃黏膜缺血缺氧；精神过度亢奋促使肾上腺皮质激素分泌增加，也可促使胃肠肽分泌，增加胃内酸度。

摘自“搜狐健康网”

16. 睡眠不足会引发胃溃疡

上夜班，参加聚会以及长期疲劳旅行都会造成晚上睡眠不足，一项新的研究显示，晚上睡眠不足可能会增加患胃溃疡的危险。

英国纽卡斯尔大学的研究人员发现，人体的胃和小肠在晚上会产生一种对其破裂之处可进行修复的被称作 TFF2 蛋白质的化学物质，如果睡眠不足，就会减少这种物质的产生，从而增加了患胃溃疡的机率。

研究人员在北英格兰对 12 名健康人进行了连续 24 小时的观察，主要测试睡眠对 TFF2 蛋白质含量的影响。结果发现，TFF2 蛋白质的含量一般会伴随生理节奏而自动调整，一般在下午和傍晚降至最低，夜晚至睡觉时可达最高。研究人员认为，在睡眠过程中，TFF2 的水平会增加 340 倍以上，从而有助于修复胃和小肠的损伤，预防溃疡以及消化道不受损伤。

17. 惊吓后会得胃溃疡?

这个问题的回答是肯定的，但这并不是说所有受惊吓的人都会得胃溃疡，仅有很少一部分人在精神受到强烈刺激后会发生本病。导致溃疡发生的原因可能是病人在受到强烈的精神刺激后引起交感神经兴奋和血液中儿茶酚胺水平的增高，使胃黏膜下层的动静脉短路开放，因此正常流经胃十二指肠黏膜毛细血管床的血液便分流至黏膜下层动静脉短路而不再流经胃的黏膜。这样在严重的应激期间黏膜可以发生缺血、血流量减少，最终造成严重的黏膜损伤。当黏膜缺血区域发生坏死时便形成应激性溃疡。此时，盐酸和胃蛋白酶的消化作用可以加速应激性溃疡的形成，因为，缺血的胃黏膜较正常黏膜更易被盐酸和胃蛋白酶所消化。

在应激状态下，过度的交感神经兴奋导致黏膜缺血后，反射性引起副交感神经兴奋，使黏膜发生充血，从而进一步造成黏膜损伤和坏死，导致溃疡的形成以及出血和穿孔。在这种应激性溃疡的病例中，有相当一部分患者合并出血，并以出血为首发症状，也可以发生穿孔。这一点应引起注意。治疗要首先去除精神因素，并进行抗酸及抗胆碱、保护胃黏膜的治疗，对于大出血或持续出血不止的病人，应考虑手术治疗。

18. 促发溃疡形成及出血的因素

溃疡病发病率高，我国胃镜检出率为16.5%～28.9%。十二指肠溃疡约占整个溃疡病的80%。我院胃镜检出率为21.68%，十二指肠溃疡占80.33%，与国内资料相符。

作为常见病，其发病与哪些因素有关呢?

到目前为止，溃疡病的病因和发病机制尚未完全清楚。但目前较为公认的溃疡病发病绝非涉及一种因素，系多种因素所致，即促发溃疡形成的攻击因子与黏膜保护因子失去平衡，攻击因子过强而保护因子减弱形成溃疡，胃溃疡与十二指肠溃疡的发病机制又不同，前者主要认为是由于黏膜保护因子的消弱，而后者则主要因为攻击因子特别是胃酸的分泌增强所致。

攻击因子主要有胃酸与胃蛋白酶、药物、吸烟、幽门螺杆菌（HP）、应激等。

（1）胃酸与胃蛋白酶酸和胃蛋白酶在十二指肠中占有重要地位，溃疡的发生被认为是酸和胃蛋白酶消化的结果。胃酸的消化作用增强，从而产生溃疡，其中胃酸分泌的增多更为重要。研究表明，多数十二指肠球部溃疡病人在消化期间特别在夜间胃酸分泌常超过正常人的3～20倍，因此，1910年Schwartz 提出“没有酸就没有溃疡”的学说，经过多年的实践，如胃大部切除术和迷走神经切断术可治愈十二指肠溃疡，从而提示酸与十二指肠溃疡形成有关，应用组织胺 H_2 受体阻断药和质子泵抑制剂能很好的抑制胃酸分泌，临床上治疗溃疡取得了很好的效果，进一步证明胃酸是一个重要的致病因素。引起胃酸分泌增多的因素有：①壁细胞数目增多；②分泌酸的“驱动性”增强；③壁细胞对泌酸刺激的物质敏感性增加；④对酸分泌的抑制减弱。而刺激胃酸分泌的物质有三种：a. 乙酰胆碱：乙酰胆碱的释放，刺激壁细胞膜上的乙酰胆碱（M_3）受体，使壁细胞释放胃酸。b. 胃泌素由胃窦及十二指肠黏膜中的 G 细胞分泌，并通过血液循环传递至壁细胞膜的胃泌素受体，有强大的分泌胃酸的效应。c. 组织胺：肥大细胞产生组织胺，壁细胞膜上有组织胺 H_2 受体，组织胺可通过细胞外液与组织胺 H_2 受体起作用，使壁细胞发生很强的泌酸效应。

（2）药物　非甾体抗炎药、肾上腺皮质类固醇等药物均可使患溃疡的机率增加或激发溃疡出血。有人指出，规律性应用阿司匹林者较之不用阿司匹林者胃溃疡的患病率约高 3 倍。主要通过破坏胃黏膜屏障和抑制前列腺素的合成损害胃黏膜。其它药物如消炎痛、布洛芬、萘普生等，也可损伤胃黏膜，对胃溃疡的产生、愈合、胃及十二指肠的出血、穿孔及死亡率都有重要影响。肾上腺皮质类固醇很可能与溃疡的生成和再活动有关，有综合 5331 例病例的研究结果，得出结论：皮质类固醇治疗超过 30 天或强的松总量超过 1000mg 时，可引起溃疡。有溃疡病史的人，可加重溃疡或诱发出血。

（3）吸烟　吸烟可增加消化性溃疡的发病率，同时影响其愈合。推测可能与减弱胃黏膜防御机能有关。尼古丁可减少十二指肠黏膜血流量；增加胃酸分泌；使壁细胞群增加；抑制胰腺碳酸氢盐分泌等。

（4）幽门螺杆菌（Helicobacter pylori，HP）　70% 的胃

溃疡和90%的十二指肠溃疡病人胃黏膜活检可发现此菌。HP与十二指肠球部溃疡的主要证据有以下几点：①十二指溃疡病人有较高的HP检出率；②抗HP治疗可治愈溃疡；③根除HP后溃疡复发率明显降低；④十二指肠内的胃上皮化生为HP在十二指肠内寄存提供微环境；⑤HP存在一系列损害黏膜的机制，可产生尿素酶和氨、过氧化氢酶、蛋白水解酶、磷脂酶A_2和C等；⑥HP可造成餐后的高胃泌素血症。

（5）应激　研究证实，应激与消化性溃疡的形成及复发明确相关。推测在应激状态下，胃酸分泌增加、黏膜缺血等均可损伤黏膜防御体系。

保护因子主要指黏膜的抵抗力。由于大多数胃溃疡和十二指肠溃疡发生在没有胃酸分泌增多的病人，从而推测溃疡的发生可能与黏膜抵抗酸和胃蛋白酶损伤能力的降低有关。决定胃黏膜损伤能力的因素可能包括黏液、黏膜血流、黏膜屏障等。

黏液由胃黏膜表面的柱状上皮及颈部黏液细胞分泌。其主要成分是粘蛋白和粘多糖，有一定弹性，并有粘附性，紧密地附着于黏膜上皮的表面。构成第一道防御屏障。它可使黏膜上皮免遭机械损伤，使破坏性化学物质不能通过，并可中和胃酸，且使胃蛋白酶复活。黏液层中有大量的唾液酸和疏基物质，使黏液呈负电性，从而阻止氢离子向上皮细胞方向移动；黏液层的另一个作用是与坏死脱落细胞的黏膜上皮细胞结合形成一层保护膜，使氢离子和胃蛋白酶不易进一步损伤上皮细胞的基底膜，并且从黏膜毛细血管中渗出的血浆和HCO_3^-充满保护膜和基底膜之间的间隙，形成一个近似中性的环境，有利于胃小凹内上皮细胞的移行修复。

胃和十二指肠黏膜需要有充足的血液供应才能正常发挥功能，维持其完整性。黏膜血供减少，可使胃内pH下降，细胞代谢缓慢，营养物质却乏，ATP水平下降，使黏膜细胞受损且不易恢复。黏膜供血减少可能是溃疡愈合延迟的一个原因。

胃黏膜屏障是指胃黏膜在酸性胃液的浸泡下，能防止氢离子反渗到胃黏膜内，同时钠离子不能由黏膜面向胃腔内弥散的特点。如果黏膜屏障破坏，大量氢离子进入黏膜内，刺激肥大细胞分泌组织胺，进而刺激壁细胞分泌盐酸，使血管扩张，通透性增加，发生充血、水肿、渗出、出血、糜烂或溃疡。

另外，胃黏膜中的前列腺素、表皮生长因子、胃肠肽等物质在溃疡的形成和愈合过程中有相关作用。

摘自“健康网”

19. 溃疡性结肠炎的发病因素

本病的病因及发病机理尚不十分清楚。虽有感染、遗传、精神因素及过敏等发病学说，但都不能完全解释本病的全貌。

（1）感染因素

尚未发现任何病毒、细菌或病原虫与本病有何特异性联系。此病急性期临床表现及乙状结肠镜检查，其炎性改变酷似菌痢，但反复大便培养以及结肠黏膜中未证实有细菌或病毒感染，使用抗生素治疗效果不佳，故多认为细菌感染不是溃疡性结肠炎的直接发病原因。但患者肠道菌落计数却多超过正常人，在有些病员的配偶及病人共同生活的家庭成员中均可检测出淋巴细胞毒素。从大批病例随访中，确实发现有0.5%～8.2%的菌痢患者常常演变为本病。另外动物实验中，若大肠肠道内是无菌的，则往往不能形成溃疡性结肠炎的动物模型。因此也不能排除肠道细菌在溃疡性结肠炎发病中的作用。

（2）自身免疫因素

近年来最受重视，研究较深入，据研究事实有以下几点支持自身免疫发病原因。①临床常并有自身免疫性疾病。②体液免疫。患者血清中存在多种自身抗体，如抗结肠抗体（主要为IgM），其抗原是结肠上皮细胞内的脂多糖，虽然对胎儿等结肠上皮细胞无细胞毒作用，但它能介导抗体依赖性细胞毒细胞，发挥向导作用，使细胞毒细胞杀伤靶细胞——结肠上皮细胞；血清中还可能含有与结肠上皮细胞抗原起交叉反应的抗大肠杆菌 O14 型等抗体。另外，血清中还常含有一种（或一些）抑制巨噬细胞移行抑制因子。③细胞免疫。患者的淋巴细胞与正常成人或胎儿结肠上皮细胞共同培养，使结肠上皮受损，说明患者的淋巴细胞已被致敏，出现了细胞毒作用。这种细胞毒作用可由大肠杆菌 O14、O19 等的菌体中提出的脂多糖，刺激正常人淋巴细胞、激发 K 细胞而产生。细胞毒作用对本病是重要的致病作用。④免疫复合物存在。患者结肠固有膜中有 IgG、补体 C_3 的 F 及 S 表型和纤维蛋白的沉积的免疫复合物，血循环中的免疫复合物，很可能是引起肠道外病变的因素。⑤肠壁黏膜局部。常含有大量的 IgG 细胞，此系 T_8（抑制性）细胞减少、T_4（辅助性）细胞增多的结果。⑥胸腺器官。免疫器官胸腺常常发生明显增生和肿大，显示淋巴滤泡及上皮细胞 B 细胞聚集，还可发现有逆病毒颗粒，可以由 B 细胞诱导传播至其它细胞。⑦肾上腺皮质激素治疗常起到明显的疗效。

综上说明，免疫学因素研究进展较快，虽还不能认识统一化，但已初见成果。感染为直接病因，而后引起自身免疫的致病变原因，已逐渐被广大医务工作者所接受。

（3）过敏因素

尤对食物过敏，如牛乳等。在某些病人中，当从食物中剔除乳类时，可收到显著的治疗效果。另发现本病的肠黏膜对机械性刺激有过敏现象存在；又发现少部分病人空肠中缺乏乳糖酶，当疾病急性发作时，外周血中可见嗜酸性粒细胞活跃增生，激素治疗有效；本病患者的肠黏膜中肥大细胞增多，刺激后能释放出大量组织胺物质等，以上现象均提示本病和过敏反应的密切关系。

（4）精神与神经因素

本病患者病情复杂或恶化，每与精神紧张、内心冲突和焦虑不安等情绪变化有关，因此身心因素在本病的起始和发展中可能起到重要作用。目前认识到此为诱因，是一种通过植物神经中介作用而产生的结肠的分泌、血管和运动反应紊乱，每使此病促发或加剧恶化。

（5）溶菌酶学说

溶菌酶是一种溶解黏液的酶，其浓度在溃疡性结肠炎病人中大量增多，而在痊愈时降低，认为此酶在溃疡性结肠炎病人体内过度形成，使结肠失去黏液保护作用，而形成了便于细胞侵袭的局部环境。

（6）遗传因素

欧美的家族发病率和种族间的发病率有明显的差别，以及本病与某些 HLA 的相关性，均支持和遗传因素有关。

综观上述有关因素，任何一种单独存在都不足以致病，也不能使病势急转多变，因此目前认为本病是受到免疫遗传影响的宿主反应及外源性刺激交叉互相作用而发生的多因素疾病。

20. 消化性溃疡的病因、发病机理

消化性溃疡的发病机理较为复杂，迄今尚未完全阐明。概括起来，本病是胃、十二指肠局部黏膜损害（致溃疡）因素和黏膜保护（黏膜屏障）因素之间失去平衡所致，当损害因素增强和（或）保护因素削弱时，就可出现溃疡，这是溃疡发生的基本原理。

目前认为消化性溃疡是一种多病因疾病。各种与发病有关的因素如胃酸、胃蛋白酶、感染、遗传、体质、环境、饮食、生活习惯、神经精神因素等，通过不同途径或机制，导致上述侵袭作用增强和或防护机制减弱，均可促发溃疡发生。

（1）胃酸及胃蛋白酶的侵袭作用及影响因素

胃酸—胃蛋白酶的侵袭作用，尤其是胃酸的作用，在溃疡形成中占主要地位。实验及临床证明，持续性胃酸分泌过多，可以引起消化性溃疡，胃酸分泌与下列因素有关：

①壁细胞群总数（ParietalcellmassPCM）胃酸是由壁细胞所分泌，壁细胞群总数（PCM）与胃酸分泌量密切相关。临床上通过测定最大胃酸排泌量（MAO）可大致反映PCM的数量。通过对小面积胃黏膜壁细胞直接计数或测定MAO推算，正常女性的PCM约8亿、男性约10亿，相当于MAO18～22mmol/小时。PCM增多，胃酸分泌随之增高，故PCM增多是溃疡发病的重要因素之一。十二指肠溃疡患者手术切除胃标本PCM直接计数表明，PCM平均数可增至19亿，较正常人增加一倍左右，临床测定MAO也增高至25～42mmol/小时。胃溃疡患者PCM数及MAO测定则增高不明显，可正常或稍低，PCM增多与遗传及体质因素有关，亦可能因壁细胞长期遭受兴奋刺激所致。

壁细胞膜具有毒蕈碱样（M）、胃泌素（G）、组胺（H_2）等三种受体，相应的兴奋刺激是：a. 副交感神经兴奋时产生的乙酰胆碱；b. 胃泌素细胞（G细胞）分泌的胃泌素；c. 邻近的肥大细胞产生的组胺，这些刺激的增加，都是重要的致溃疡因素。

②胃泌素（Gastrin）和胃窦部滞留胃运动障碍可使食物在胃窦部滞留，刺激G细胞分泌胃泌素，促进胃酸分泌，结果引起胃溃疡，这是部分胃溃疡发病机理之一。幽门成形术加迷走神经切断后易发生胃溃疡，就基于此理。此外，在复合性溃疡中，十二指肠溃疡常先胃溃疡而出现，因为慢性十二指肠溃疡所致幽门的功能性或器质性痉挛、狭窄，可使食物在胃窦部滞留，而后引起胃溃疡。

③神经精神因素在病因调查中发现，持续、过度的精神紧张、劳累、情绪激动等神经精神因素常是十二指肠溃疡的发生和复发的重要因素，有关精神因素可通过下列两个途径来影响胃的功能：a. 植物神经系统：迷走神经反射使胃酸分泌增多，胃运动加强，交感神经兴奋则使胃黏膜血管收缩而缺血，胃运

动减弱；b. 内分泌系统：通过下丘脑、垂体、肾上腺轴而使皮质酮释放促进胃酸分泌而减少胃黏液分泌。

④幽门螺旋杆菌（Campylobacterpylori）最近不少学者提出幽门螺旋杆菌（HP）系致消化性溃疡的重要因素之一。在胃及十二指肠溃疡相邻近之黏膜中常可检出幽门螺旋杆菌。目前此菌虽无形成溃疡的直接证据，但通过临床观察其所致黏膜炎症及抗菌素药物治疗有效，说明可能间接参与溃疡的发生。

（2）削弱黏膜的保护因素

①黏液—黏膜屏障的破坏　正常情况下，胃黏膜由其上皮分泌的黏液所覆盖，黏液与完整的上皮细胞膜的脂蛋白层及细胞间连接形成一道防线，称为黏液—黏膜屏障，具有以下主要功能：①润滑黏膜不受食物的机械磨损；②阻碍胃腔内 H^+ 反弥散入黏膜；③上皮细胞分泌 HCO_3^-，可扩散入黏液，能中和胃腔中反弥散的 H^+，从而使黏膜表面之 pH 保持在 7 左右，这样维持胃腔与黏膜间一个酸度阶差；④保持黏膜内外的电位差。这个屏障可被过多的胃酸、乙醇、阿斯匹林等非甾体消炎药或十二指肠返流液所破坏，于是 H^+ 反弥散进入黏膜，引起上皮细胞的破坏和黏膜炎症，为溃疡形成创造条件。

十二指肠球部黏膜也具有这种屏障，黏液和 HCO_3^- 主要由 Brunner 腺分泌。在十二指肠溃疡患者这种分泌减少；另外，胆汁和胰液中的 HCO_3^- 也减少，故不能充分地中和由胃进入十二指肠的胃酸，从而增加了十二指肠的酸负荷，终致十二指肠溃疡形成。

②黏膜的血运循环和上皮细胞更新　胃、十二指肠黏膜的良好血运循环和上皮细胞更新是保持黏膜的完整所必需。黏膜层有丰富的微循环网，受黏膜下层广泛的动脉系统及相互沟通的动、静脉丛所灌溉，以清除代谢废物和提供必要的营养物质，从而保证上皮细胞更新必需的条件。正常的胃、十二指肠黏膜细胞更新很快，3～5 天就全部更新一次，如若血运循环

发生障碍，黏膜缺血坏死，而细胞之再生更新跟不上，则在胃酸、胃蛋白酶的作用下就有可能形成溃疡，在解剖上，胃、十二指肠小弯侧黏膜下血管丛的侧支循环较大弯侧为少，如在胃角附近的胃肌，尤其是斜有束特别发达，于收缩时容易关闭黏膜下层的血管，使该处局部黏膜缺血坏死，可能是胃溃疡好发于胃角附近的原因之一。

③前列腺素的缺乏 胃和十二指肠黏膜的内生前列腺素主要是 PGE，具有促进胃黏膜上皮细胞分泌黏液与 HCO_3^-、加强黏膜血运循环和蛋白质合成等作用，是增强黏膜上皮细胞更新，维持黏膜完整的一个重要保护因素，非甾体类消炎药能抑制前列腺素的合成，被认为是该类药物引起的黏膜损害的机理之一。部分消化性溃疡患者在其溃疡旁黏膜内有前列腺素缺乏的证据，因此，内生前列腺素合成障碍可能是溃疡形成的机理之一。

(3) 其它因素

①遗传 不少调查显示胃溃疡及十二指肠溃疡患者的亲属中，本病发病率高于一般人群。O 型血人群的十二指肠溃疡或幽门区胃溃疡发病率高于其它血型，根据唾液、胃液等体液中有无血型抗原物质 ABH 区分。正常人 75% ~80% 为分泌 ABH 物质者，20% ~25% 为非分泌者，后者的消化性溃疡发病率高于前者，属 O 型而不分泌 ABH 血型物质者的十二指肠溃疡发病率更高，达其它型的两倍。血型和是否分泌 ABH 血型物质是由两个不同等位基因遗传的，故其表现起相加作用。以上事实提示消化性溃疡的发生与遗传因素有关，我国尚未有支持上述理论的研究报导。

②饮食、药物、吸烟的影响 食物和饮料对胃黏膜及其屏障可以有物理性（过热、粗糙等）或化学性（如过酸、辛辣、酒精等）损害作用，另一些食物（如咖啡）则刺激胃酸分泌，长期饮食时间不规律可破坏胃酸分泌调解的规律性，这些都可

能成为消化性溃疡及复发因素。

多种药物，如阿司匹林、消炎痛、利血平、肾上腺皮质激素等，如前所述或通过削弱黏膜屏障，或增加胃酸分泌等各种机理可促进溃疡发生。

在吸烟的人群中，消化性溃疡发病率显著高于不吸烟者，其溃疡愈合过程延缓，复发率显著增高，以上与吸烟量及时间呈正相关性。可能与吸烟（尼古丁）引起胃黏膜血管收缩，降低幽门括约肌张力、使胆汁及胰液返流增加，从而削弱胃黏液及黏膜屏障，并抑制胰腺分泌碱性胰液，减少十二指肠内中和胃酸能力等有关。

③全身性疾病的影响　肝硬化、门腔静脉吻合手术后，肺气肿、类风湿性关节炎、高血钙（如甲状旁腺机能亢进）等患者中十二指肠溃疡发病率高于一般人群，在临床工作中应注意。

综上所述，胃酸、胃蛋白酶的侵袭作用增强和或胃黏膜防护机制的削弱是本病的根本环节。任何影响这两者平衡关系的因素，都可能是本病发病及复发的原因。但胃和十二指溃疡发病机理也有所不同，胃溃疡的发生主要是防护机制的削弱，如幽门功能的失调、胆汁及肠液的返流，胃黏液及黏膜屏障破坏等。十二指肠溃疡的发病则与胃酸－胃蛋白酶侵袭力量增强关系密切，表现在壁细胞群总数增大、神经内分泌功能紊乱导致胃酸分泌持续增多等。应该指出，各因素在发病中往往不是单独起作用，同一因素也可能参与不同的发病环节，各因素往往是互相联系或综合作用，例如神经精神因素及内分泌调节紊乱既可影响胃酸分泌增多，又可削弱黏膜屏障。另外，患者的个体特异性，可有不同的起主要作用的发病因素。因此在临床工作中必须结合病史和检查资料，探索各个患者发病的有关因素，才能更有针对性地指导预防及治疗。

21. 导致胃病的日常多种原因

饮食因素、烟酒因素、精神因素、药物因素，甚至变天受凉、劳累都能诱发或加重胃肠疾病。但是，我们生活于现实社会当中，对于某些对胃肠道不利的因素，经常遇到是在所难免的。那么，我们是否会因为偶然的一次饮食不当或精神刺激等单独的致病诱因而马上就发病呢？实际情况，并不完全如此。

胃肠疾病的诱因致病大致有这样几种情况：一是病人处在疾病的活动期、发作期当中，或病人身体虚弱，抵抗力下降，这时单一的诱因是可以促使发病或加重的。第二，虽是一种单纯的诱因，因其刺激量过大，或刺激时间过长，如暴饮暴食、贪杯嗜酒，或严重的精神创伤、长期的精神刺激等，也会引起发病。第三种情况较常见，即病人身体素质较好，又处在疾病的稳定期、缓解期，这个时候，单一的诱因，只要刺激量不是很大，是不会使其发病的。这些患者也往往自恃自己病情轻，身体状况尚好，因而在饮食、起居、情志和劳逸等方面不能很好地合理安排。

但如遇到两种以上的诱因刺激，比如过度劳累后又吃得太饱、过度饥饿又空腹饮酒等等，就非常容易诱发或加重他们的胃肠疾病。这类例子在临床上是很常见的。有一位患有十二指肠球部溃疡、处于缓解期的年轻人，在春季和几个朋友去郊游。骑着自行车驶过了三十多公里起伏不平的公路到达目的地后，不歇一口气，马上就开始了爬山、游泳，玩得尽兴后，又开始会餐，饮啤酒、食冷肉……回去后的当晚，这位朋友因十二指肠球部溃疡急性发作，合并穿孔、急性腹膜炎和中毒性休克在某医院急诊抢救，进行了数小时的手术，才保住了性命。大家试想一下，有溃疡病史的人，劳累、饮酒、吃冷食，三、四种致病诱因在短时间内加在他身上，能不犯病吗？病情能不危重吗？

因此，我们要切记不能让多种致病诱因在短时内轮翻侵害我们的胃肠。如果今天太劳累了，就要特别注意饮食，吃得合口些、容易消化些；一旦感到自己心情不好，就不要再去饮酒……。

摘自“中国健康网”

22. 胃灼热现象的根源

我们人体的食管末端有一个瓣膜，叫食管底部括约肌。正常情况下，食物进入胃后它就关闭起来。而当瓣膜软弱无力关闭不全时，便可导致胃酸返流，引起食道灼热，也就是平常所说的胃灼热现象。发生胃灼热现象的原因是多方面的：

（1）许多吸烟者有慢性胃灼热现象，是因为尼古丁的刺激使瓣膜软弱。

（2）脂肪、巧克力、薄荷和酒精等都可使瓣膜关闭无力。

（3）妊娠期妇女分泌的激素可松弛平滑肌，包括这个瓣膜，故怀孕妇女常有胃灼热感觉。

要减少或防止胃灼热，应注意：

（1）避免穿紧身衣服。

（2）尽可能避免屈身下俯。

（3）夜里可抬高床头，防止胃酸返流。

（4）药物方面可采用灭吐灵或抗酸药等。

23. 生气时胃痛的原因

为什么人在生气时，常常会感到胃疼呢？美国纽约哥伦比亚大学神经学家迈克尔·格肖恩认为：“那是由于我们的肚子里有个大脑。”

腹脑与大脑分工合作

一个人的内脏在75年中大约要通过30多吨的营养物质和5万多升的液体，这些东西的通过量由腹部大脑高智能地操纵着。腹脑能分析成千上万种化学物质的成分，并使人体免受各种毒物和危险的侵害。肠子是人体中最大的免疫器官。它拥有人体70%的防御细胞，大量的防御细胞与腹脑相通。当毒素进入身体时，腹脑最先察觉，然后立即向大脑发出警告信号，人们马上意识到腹部有毒素，接着采取行动：呕吐、痉挛或排泄。

科学家认为：越往消化系统的深处，大脑对其的控制力越弱。口、部分食管及胃都受大脑控制，胃以下部分则由腹脑负责，当最后到达直肠及肛门时，控制权又回到大脑。

腹脑会做梦也会生病

大脑与腹脑经常有同样的表现，反应也是同步的。在患老年性痴呆症及帕金森氏病的病人中，常在头部和腹部发现同样的组织坏死现象；疯牛病病人通常是大脑受损而出现精神错乱，与此同时肠器官也经常遭到极度损害；当脑部中枢感觉到紧张或恐惧的压力时，胃肠系统的反应是痉挛和腹泻。

大脑与腹脑细胞及分子结构的同一性可以解释，为什么精神性药物或治头部毛病的药物对肠胃也会起作用。比如抗抑郁症药可能引发消化不良，治偏头疼的药可以治疗肠胃不适。不久前，一种治疗肠功能紊乱的新药投放市场，而这种药物原来是用来治疗恐惧症的。

腹脑也会生病，而且比头脑的毛病还多。当腹部神经功能紊乱时，腹脑便会“发疯”，导致人的消化功能失调。人们在腹脑中还发现了与大脑记忆功能有关的同种物质。研究表明，腹脑具有记忆功能。过度或持续不断的恐惧不仅在头部留下印象，甚至会给肠胃器官打下烙印。

摘自“搜狐健康网”

第三篇 临床表现及诊断篇

1. 胃炎的临床表现

（1）上腹部不适或疼痛（常为胀痛、烧灼性疼痛），可因进食而加剧。

（2）恶心呕吐、食欲不振，有时伴有腹泻。

（3）根据不同致病因素，可能还伴有出血、发热畏寒、脱水和头痛等全身症状。

（4）查体可见上腹部压痛等体征。

2. 胃炎的诊断依据与鉴别诊断

（1）上腹部呈烧灼性疼痛或胀痛，疼痛可以因进食而加剧。

（2）恶心呕吐、食欲不振，有时可伴有腹泻、发热畏寒、脱水等全身症状。

（3）解热镇痛药物、有害化学物质、过量酒精或不洁食品服用史。

（4）实验室检查，如胃镜、胃黏膜活检的支持结果等。

胃炎需要与以下疾病鉴别诊断：

（1）消化性溃疡。

（2）消化系统肿瘤，如胃癌、食道癌、胆道癌、胰腺癌、肝癌等。

（3）胆囊炎。

（4）心绞痛、心肌梗死。

（5）胰腺疾病。

（6）胃肠神经官能症。

3. 浅表性胃炎及萎缩性胃炎表现症状

消化系统是人体八大系统之一，其功能正常与否对身体健康有着重要作用，人体所需的营养物质无不自消化系统进入而吸收，祖国医学之脾胃功能，并称“脾为后天之本”，“有胃气则生，无胃气则死”。这就更进一步说明了消化系统在整个生命过程中的重要性。由于消化系统可完成摄入、消化、吸收与排泄，就不可避免的要接受一些对人体有损害的物质，胃肠黏膜首当其冲，如慢性胃炎、胃与十二指肠溃疡、慢性结肠炎等，这些疾病的共同特点是病程长、疗效差、易复发，且部分可演变为癌，所以对人体的危害极大，浅表性胃炎及萎缩性胃炎是由不同原因引起的胃黏膜慢性炎症，发病率有随年龄升高的趋势，临床表现为进食后上腹部不适或疼痛，不少病人有阵发性或持续性腹部不适或烧灼感，偶有上腹部剧痛，除疼痛外，亦可伴有食欲不振、腹泻、嗳气、口苦及持久的轻度恶心。萎缩性胃炎除上述症状外还可伴有疲乏、消瘦、贫血、腹泻。

胃及十二指肠溃疡临床表现

上腹部疼痛或不适是消化道溃疡最常见的主要症状，长期时轻时重的慢性过程一般可达几年至数十年，有周期性发作特点，腹痛可持续数日至数月。胃溃疡疼痛部位一般在剑突正中偏左，十二指肠溃疡常在上腹部正中偏右。疼痛与进餐有明显关系，即进餐——舒适——疼痛，这种节律以十二指肠溃疡最典型。胃溃疡在胃排空时反应舒适，即进食——舒适——疼痛——舒适。疼痛一般为钝痛或灼痛，持续时间一般为 1 ~ 2 小时或更长，易发生在下午、晚上或半夜。急慢性胃炎是由于细菌、病毒、药物刺激或者吃了腐烂的食物而引起的胃黏膜炎症，引起本病较常见的原因是暴食、酗酒及服入细菌污染的食物。

4. 急性胃炎的五种表现

一般在暴饮暴食或食用了污染食物、服对胃有刺激的药后数小时至24小时发病。主要表现为：

（1）上腹痛：正中偏左或脐周压痛，呈阵发性加重或持续性钝痛，伴腹部饱胀、不适，少数病人出现剧痛。

（2）恶心、呕吐：呕吐物为未消化的食物，吐后感觉舒服，也有的病人直至呕吐出黄色胆汁或胃酸。

（3）腹泻：伴发肠炎者出现腹泻，随胃部症状好转而停止，可为稀便和水样便。

（4）脱水：由于反复呕吐和腹泻，失水过多引起，皮肤弹性差，眼球下陷，口渴，尿少等症状，严重者血压下降，四肢发凉。

（5）呕血与便血：少数病人呕吐物中带血丝或呈咖啡色，大便发黑或大便潜血试验阳性。说明胃黏膜有出血情况。

5. 急性胃炎表现

急性胃炎系由不同病因引起的胃黏膜急性炎症。病变严重者可累及黏膜下层与肌层，甚至深达浆膜层。临床上按病因及病理变化的不同，分为急性单纯性胃炎、急性糜烂性胃炎、急性腐蚀性胃炎、急性化脓性胃炎，其中临床上以急性单纯性胃炎最为常见，而由于抗生素广泛应用，急性化脓性胃炎已罕见。

导致急性胃炎的因素很多，有化学或物理的刺激，也有细菌或其毒素引起。化学刺激主要来自烈酒、浓茶、咖啡、香料及药物（如水杨酸盐制剂、消炎痛、保泰松、糖皮质激素等），其中急性腐蚀性胃炎多是由吞服强酸、强碱及其它腐蚀剂所致。物理刺激如过热、过冷、过于粗糙的食物及X线照射，均会损伤胃黏膜，引起炎症性改变。而进食细菌或其毒素污染的食物，是导致急性胃炎最常见的一个病因。

急性胃炎的临床表现常轻重不等，但发病均急骤。轻者仅有腹痛、恶心、呕吐、消化不良；严重者可有呕血、黑粪、甚至失水、中毒及休克等。

急性胃炎的治疗可根据病因和临床表现做针对性处理。其中急性单纯性胃炎病程较短，具有自限性；其它各型急性胃炎经治疗后，不留下任何后遗病变，但急性腐蚀性胃炎病程严重，后期可出现食管、胃幽门等部位的狭窄。

6. 胃痛的一般临床表现

胃痛的部位在上腹部胃脘处，俗称心窝部。其疼痛的性质表现为胀痛、隐痛、刺痛、灼痛、闷痛、绞痛等，常因病因病机的不同而异，其中尤以胀痛、隐痛、刺痛常见。可有压痛，按之其痛或增或减，但无反跳痛。其痛有呈持续性者，也有时作时止者。其痛常因寒暖失宜，饮食失节，情志不舒，劳累等诱因而发作或加重。本病证常伴有食欲不振，恶心呕吐，吞酸嘈杂等症状。

7. 急性胃炎诊断标准

（1）典型的临床症状。

（2）胃脘部不同程度压痛。伴随消化道出血时可观察到呕血或黑便。

（3）纤维胃镜及病理学检查可以确诊。一般根据病史、临床表现和呕吐物及大便化验即可诊断。在必要的情况下进行纤维胃镜检查。

8. 胃痛的中医鉴别诊断

（1）痞满　胃痛与痞满的病位皆在胃脘部，且胃痛常兼胀满，痞满时有隐痛，应加以鉴别。胃痛以疼痛为主，痞满以痞塞满闷为主；胃痛者胃脘部可有压痛，痞满者则无压痛。

（2）心痛　胃处腹中之上部，心居胸中之下部，正如《医学正传·胃脘痛》谓：“胃之上口，名曰贲门，贲门与心相连。”《证治准绳·心痛胃脘痛》所说：“然胃脘逼近于心，移其邪上攻于心，为心痛者亦多。”心与胃的位置很近，胃痛可影响及心，表现为连胸疼痛，心痛亦常涉及心下，出现胃痛的表现，故应高度警惕，防止胃痛与心痛，尤其是防止胃痛与真心痛之间发生混淆。胃痛多发生于青壮年，疼痛部位在上腹胃脘部，其位置相对较低，疼痛性质多为胀痛、隐痛，痛势一般不剧，其痛与饮食关系密切，常伴有吞酸，嗳气，恶心呕吐等胃肠病症状，纤维胃镜及病理组织学等胃的检查异常；心痛多发生于老年，其痛在胸膺部或左前胸，其位置相对较高，疼痛性质多为刺痛、绞痛，有时剧痛，且痛引肩背及手少阴循行部位，痛势较急，饮食方面一般只与饮酒饱食关系密切，常伴有心悸、短气、汗出、脉结代等心脏病症状，心电图等心脏检查异常。

（3）胁痛　肝气犯胃所致的胃痛常攻撑连胁而痛，胆病的疼痛有时发生在心窝部附近，胃痛与胁痛有时也易混淆，应予鉴别。但胃痛部位在中上腹胃脘部，兼有恶心嗳气，吞酸嘈杂等胃失和降的症状，纤维胃镜等检查多有胃的病变；而胁痛部位在上腹两侧胁肋部，常伴恶心、口苦等肝胆病症状，B超等实验室检查多可查见肝胆疾病。

（4）腹痛　胃处腹中，与肠相连，从大范围看腹痛与胃痛均为腹部的疼痛，胃痛常伴腹痛的症状，腹痛亦常伴胃痛的症状，故有心腹痛的提法，因此胃痛需与腹痛相鉴别。胃痛在上腹胃脘部，位置相对较高；腹痛在胃脘以下，耻骨毛际以上的部位，位置相对较低。胃痛常伴脘闷，嗳气，泛酸等胃失和降，胃气上逆之症；而腹痛常伴有腹胀，矢气，大便性状改变等腹疾症状。相关部位的X线检查、纤维胃镜或肠镜检查、B超检查等有助于鉴别诊断。

9. 胃痛的辨证要点

（1）辨寒热　寒证胃痛多见胃脘冷痛，因饮冷受寒而发作或加重，得热则痛减，遇寒则痛增，伴有面色苍白，口和不渴，舌淡，苔白等症；热证胃痛多见胃脘灼热疼痛，进食辛辣燥热食物易于诱发或加重，喜冷恶热，胃脘得凉则舒，伴有口干口渴，大便干结，舌红，苔黄少津，脉数等症。

（2）辨虚实　虚证胃痛多见于久病体虚者，其胃痛隐隐，痛势徐缓而无定处，或摸之莫得其所，时作时止，痛而不胀或胀而时减，饥饿或过劳时易诱发疼痛或致疼痛加重，揉按或得食则疼痛减轻，伴有食少乏力，脉虚等症；实证胃痛多见于新病体壮者，其胃痛兼胀，表现胀痛、刺痛，痛势急剧而拒按，痛有定处，食后痛甚，伴有大便秘结，脉实等症。

（3）辨气血　初痛在气，久痛在血。胃痛且胀，以胀为主，痛无定处，时痛时止，常由情志不舒引起，伴胸脘痞满，喜叹息，得嗳气或矢气则痛减者，多属气分；胃痛久延不愈，其痛如刺如锥，持续不解，痛有定处，痛而拒按，伴食后痛增，舌质紫暗，舌下脉络紫暗迂曲者，多属血分。

10. 急性胃出血的判断依据

急性胃出血是上消化道出血的最常见原因，约占70%左右。引起急性胃出血的常见疾病是胃、十二指肠球部溃疡、胃癌、出血性胃炎及口服阿斯匹林、考的松等药物引起的急性溃疡、严重烧伤和大手术等引起的应激性溃疡等。

判定急性胃出血，主要是根据急性大呕血和黑便。一般出血超过500毫升，多以呕血为主，不超过500ml以便血为主。患者呕血前有恶心感，便血前有便意感，便后双眼发黑、心慌，甚至晕厥。病人面色苍白、口渴、脉快无力，血压下降。溃疡病患者多发生有规律的上腹痛，用碱性药物可使疼痛得以缓解。X线钡餐检查对溃疡病的诊断具有重要意义。胃癌病人除可能被触及包块外，还有明显食欲不振、上腹不适、消化不良及消瘦等表现，且病情发展迅速。X线钡餐检查及胃镜检查有助于确诊。药物引起的急性溃疡或外伤引起的应激性溃疡者，大都有长期内服阿斯匹林、考的松等药物的历史或近期做过大手术、发生严重烧伤等情况。

对大部分急性胃出血患者可采用非手术的方法予以治疗。具体措施包括输血、输液、通过不同的途径使用各类止血药物。胃癌引起的出血和经上述治疗措施仍不能控制的胃出血可考虑手术治疗。

11. 慢性胃炎的临床表现

（1）浅表性胃炎：食欲减退，饭后上腹部饱胀不适，或有压迫感，嗳气后自觉舒服，或时有恶心、呕吐、泛酸或疼痛等。

（2）萎缩性胃炎：食欲减退，饭后饱胀，上腹部钝痛，此外尚有消瘦、贫血及腹泻等。

（3）肥厚性胃炎：上腹部痛类似溃疡病，亦可因进食或服碱性药物而疼痛暂时缓解，常有消化不良，有些患者可并发胃出血。

12. 慢性胃炎易引发并发症

慢性胃炎患者常有恶心感，而呕吐则不多见。慢性胃炎是怎样使人感到恶心，并有时呕吐的呢？

有些学者认为：慢性胃炎的炎症累及胃幽门管附近时，可引起幽门管的功能失调。当胃蠕动波推动食物到达幽门时，幽门不是处于开放状态，以便食物通过，到达十二指肠，而是仍紧紧关闭，使胃腔压力升高，反射性刺激呕吐中枢，使人感到恶心，严重时，就可产生呕吐。另外，常有些慢性胃炎患者，合并有慢性咽炎、慢性食管炎，这些部位的周围神经较丰富，易受刺激而产生恶心。

慢性胃炎患者，一般的恶心、呕吐大多不会产生并发症。但当病情加重，出现较剧烈的干呕或呕吐时，却常可引发食管贲门黏膜撕裂，引起上消化道出血。

我们现已知道，贲门是胃连接食管的部位，贲门口一般处于闭合状态。当出现剧烈恶心或呕吐时，胃内压力骤然升高，当高压力的气流从贲门喷出时，可造成该处黏膜撕裂。裂伤多为单发，一般长约3～20毫米，宽约2～3毫米，沿贲门黏膜皱襞纵行裂开。

食管贲门黏膜撕裂出血，约占上消化道出血的10%左右。出血量大小不一，有些病例出血很少，仅在呕吐物中含有血丝，或仅有黑便而无呕血；严重的病人，可出现大出血，发生休克和死亡。本病的诊断主要依靠病史和胃镜检查。凡有剧烈恶心、呕吐后继发的出血，均应想到此病的可能。X线钡餐检查，对诊断帮助不大。对出血量较大的病人，采用选择性动脉造影检查，对诊断有一定价值。食管贲门黏膜撕裂可在24小时内愈合。慢性胃炎呕吐的另外一些并发症包括：营养不良、水电解质、酸碱平衡失调，一般经过对症处理可以缓解。

13. 慢性萎缩性胃炎的诊断依据

慢性萎缩性胃炎在临床上无特异性表现，故诊断慢性萎缩性胃炎需要临床表现结合相关辅助检查，尤其是胃镜检查及胃黏膜活组织检查。下面系统地介绍慢性萎缩性胃炎的诊断依据：

（1）临床表现

主要为食欲减退、恶心、嗳气、上腹部饱胀或钝痛，少数病人可以发生上消化道出血、消瘦、贫血、脆甲、舌炎或舌乳头萎缩等。

（2）实验室检查

①胃液分析：A型CAG患者多无酸或低酸，B型CAG患者可正常或低酸。

②胃蛋白酶原测定：胃蛋白酶原由主细胞分泌，慢性萎缩性胃炎时，血及尿中的胃蛋白酶原含量减少。

③血清胃泌素测定：胃窦部黏膜的G细胞分泌胃泌素。A

型 CAG 患者，血清胃泌素常明显增高；B 型 CAG 患者胃窦黏膜萎缩，直接影响 G 细胞分泌胃泌素功能，血清胃泌素低于正常。

④免疫学检查：壁细胞抗体（PCA）、内因子抗体（IFA）、胃泌素分泌细胞抗体（GCA）测定，可作为慢性萎缩性胃炎及其分型的辅助诊断。

(3) X 线检查

X 线胃钡餐检查大多数萎缩性胃炎患者无异常发现。气钡双重造影可显示胃体黏膜皱襞平坦、变细，胃体大弯的锯齿状黏膜皱襞变细或消失，胃底部光滑，部分胃窦炎胃黏膜可呈锯齿状或黏膜粗乱等表现。

(4) 胃镜及活组织检查

胃镜检查及活检是最可靠的诊断方法。胃镜诊断应包括病变部位、萎缩程度、肠化生及不典型增生的程度。肉眼直视观察萎缩性胃炎的黏膜多呈苍白或灰白，皱襞变细或平坦。黏膜可表现红白相间，严重者有散在白色斑块。黏膜下血管显露为萎缩性胃炎的特征，可见到红色网状小动脉或毛细血管，严重的萎缩性胃炎，可见有上皮细胞增生形成细小颗粒或较大结节。亦有黏膜糜烂、出血现象。胃黏膜活检病理主要为腺体不同程度萎缩、消失，代之以幽门腺化生或肠腺化生，间质炎症浸润显著。

14. 慢性糜烂性胃炎的表现

慢性糜烂性胃炎，又称疣状胃炎或痘疹状胃炎，它常和消化性溃疡、浅表性或萎缩性胃炎等伴发，亦可单独发生。

主要表现为胃黏膜出现多个疣状、膨大皱襞状或丘疹样隆起，直径 5～10mm，顶端可见黏膜缺损或脐样凹陷，中心有糜烂，隆起周围多无红晕，但常伴有大小相仿的红斑，以胃窦部多见，可分为持续型及消失型。在慢性胃炎悉尼系统分类中它属于特殊类型胃炎，内镜分型为隆起糜烂型胃炎和扁平糜烂型胃炎。慢性胃炎缺乏特异性症状，症状的轻重与胃黏膜的病变程度并非一致。大多数病人常无症状或有程度不同的消化不良症状如上腹隐痛、食欲减退、餐后饱胀、泛酸等。萎缩性胃炎患者可有贫血、水瘦、舌炎、腹泻等，个别病人伴黏膜糜烂者上腹痛较明显，并可有出血。

15. 诊断胆汁返流性胃炎三部曲

胃手术后发现上述特征性症状者，应进行下列检查：

（1）内窥镜检查：可直接看到胆汁返流，胃黏膜充血、水肿、或呈糜烂。活组织检查提示胃炎。胆汁返流虽是胃切除术后常见的情况，如胃镜检查显示萎缩性胃炎，胆汁返流性胃炎可以确诊。

（2）胃吸出物测定：插胃管后，抽吸空腹和餐后胃液，测定其中胆酸含量，如空腹基础胃酸分泌量（BAO）< 3.5mmol/h，胆酸超过30μg/ml，则可确诊胆汁返流性胃炎。

（3）同位素测定：静脉注射2mCi99mTc－丁亚胺双醋酸，每隔5分钟观察肝及胆道共1小时。1小时病人员饮100ml水，内含0.3mCi99mTc，以准确测定胃的位置。随后在2小时内，每15分钟检查肝、胆囊及胃区，决定肠胃返流指数。正常值为8.6±6.0；有返流性胃炎者增至86.3±7.1。也可用99mTc标记的溶液注入十二指肠或空肠上段，然后描记胃内同位素的含量，用以了解肠胃返流的程度。

16. 胆汁返流性胃炎临床症状

胃部饱胀感或不适，往往饭后加重，或有胃痛，或胃部发凉，可伴腹胀、嗳气、泛酸、烧心、恶心、呕吐、胃振水音、肠鸣、排便不畅、食欲减退和消瘦等；严重的还可有胃出血，表现为呕血或排黑便（柏油样便）以及大便潜血试验呈阳性等。

17. 胆汁返流性胃炎的检查诊断

胃镜检查：可直接看到胃液较多，呈草绿色，胃黏膜充血、水肿、或呈糜烂；幽门口开放，胆汁从十二指肠通过幽门返流至胃，病理活组织检查提示胃炎。

胃吸出物测定：插胃管抽吸空腹和餐后胃液，测定其中胆酸含量，如空腹基础胃酸分泌量（BAO）<3.5mmol/h，胆酸超过30μg/ml，则可确诊胆汁返流性胃炎。

同位素测定：静脉注射2mCi99mTc－丁亚胺双醋酸，每隔5分钟观察肝及胆道共1小时。1小时病人员饮100ml水，内含0.3mCi99mTc，以准确测定胃的位置。随后在2小时内，每15分钟检查肝、胆囊及胃区，决定肠胃返流指数。正常值为8.6 ± 6.0；有返流性胃炎者增至86.3 ± 7.1。也可用99mTc标记的溶液注入十二指肠或空肠上段，然后描记胃内同位素的含量，用以了解肠胃返流的程度。

18. 胃炎的诊断依据及鉴别诊断

（1）上腹部呈烧灼性疼痛或胀痛，疼痛可以因进食而加剧。

（2）恶心呕吐、食欲不振，有时可伴有腹泻、发热畏寒、脱水等全身症状。

（3）解热镇痛药物、有害化学物质、过量酒精或不洁食品服用史。

（4）实验室检查，如胃镜、胃黏膜活检的支持结果等。

胃炎需要与以下疾病鉴别诊断：

（1）消化性溃疡。

（2）消化系统肿瘤，如胃癌、食道癌、胆道癌、胰腺癌、肝癌等。

（3）胆囊炎。

（4）心绞痛、心机梗死。

（5）胰腺疾病。

（6）胃肠神经官能症。

19. 胃镜下胃炎五种主要特点

由于近二三十年，纤维内窥镜的迅速发展和推广应用，给胃炎的诊断带来了深刻的变化。目前世界上对各类胃炎的诊断，主要根据胃镜下的胃黏膜表现以及胃黏膜的病理改变。各种胃炎在胃镜下各有其特点：

（1）慢性浅表性胃炎：胃黏膜主要为红、白相间，以红为主，或轻度花斑样改变，轻度充血、水肿，有时可见到轻度的新、旧出血点。

（2）糜烂性胃炎：胃黏膜充血、水肿较明显，伴有点、片状的糜烂。胃糜烂可呈两种形态，一为完全型，病变多为圆形或类圆形黏膜隆起，糜烂中心为灰白色坏死物覆盖，边缘隆起、充血。另一为不完全型糜烂，病变位于平坦黏膜上，呈点、片、线状或不整形，其中心为红色新鲜出血或棕色陈旧出血，伴白苔或黄苔，周围呈红晕。

（3）胆汁返流性胃炎：胃镜检查见黏膜明显水肿、充血、粗糙、脆弱，表面较污浊，附有黄绿色的胆汁，黏液内含有大量胆汁。

（4）疣状胃炎：又称慢性糜烂性胃炎。胃黏膜主要为痘疹样或天花疹样改变，形象地说像肚脐眼样隆起，直径约0.5厘米左右，好发于胃窦，其次是胃体下部。多散在分布，数目多少不一。

（5）萎缩性胃炎：胃黏膜红、白相间，以白为主，范围可大可小，也可呈片状分布，黏膜下血管网透析可见。胃黏膜皱襞变细变薄，有时在黏膜上可见上皮细胞增生形成的细小颗粒。

应该指出的是，虽然各种胃炎的名称在全国通用，但内窥镜下所见及其描述并不完全一样，这主要取决于胃镜医师的认识与经验。

20. 进行胃镜检查方法

胃镜除了能用来检查胃内病变外，还能检查食管和一部分十二指肠。不少人认为胃镜检查是很痛苦的事，其实不然。现在的胃镜已经做得非常细致，直径仅为1厘米，使用时检查者几乎感觉不到痛苦。不仅如此，通过胃镜还能进行很多治疗，例如治疗肝硬化、食管静脉曲张，切除食管、胃和十二指肠息肉，治疗上消化道出血，取出上消化道异物及确诊胃部疾病等。

做胃镜检查前，病人应做好以下准备：（1）由医生决定是否进行胃镜检查。上腹部不适或疼痛者，以往有胃溃疡和十二指肠球部溃疡病史而近期又出现症状者，家族中有胃肠道肿瘤病史者，以及患有可在胃镜下进行治疗疾病者，均适合做胃镜检查。（2）检查前应检查乙型肝炎表面抗原是否阳性，以便决定检查的时间。（3）检查前需禁食八小时以上。早晨检查者不吃当天的早餐，下午检查者不吃当天的午餐。（4）若进行过其它检查，如胃肠道钡餐检查、腹部CT或以前做过胃镜检查，须将检查报告和病理报告交医生参考。

21. 慢性胃炎的检查

胃镜能直接观察胃黏膜，在慢性浅表性胃炎可见到胃黏膜呈点状、片状、条状发红，黏膜水肿及粘稠性黏液；在慢性萎缩性胃炎能见到胃黏膜色泽变淡，胃黏膜变薄使黏膜下血管显露等。

胃镜能对慢性胃炎的可疑癌变部位做活检，以求早期发现胃癌。

上消化道钡餐造影是通过口服钡剂，在X线荧屏下观察由钡剂勾勒出的胃轮廓及胃黏膜皱襞的改变，并不能真正看到胃黏膜，因此准确性不如胃镜。

胃电图仪适用于胃病病状明显者，检查时无痛苦，但仅准确诊病症，并不能真正看到胃黏膜，因此，准确性不如胃镜及钡餐。

22. 急性胃炎的诊断依据

（1）病史：有暴饮暴食、进不洁食物、酗酒、或刺激性药物史。

（2）临床表现：发病急、突然出现上腹部不适、恶心、呕吐、腹痛或伴腹泻，黄色水样便。

（3）实验室及其它检查

多数患者白细胞在正常范围内或轻度增高，沙门氏菌属感染者可轻度减少。呕吐物或可疑食物培养可能发现致病菌，血培养阴性。

如致病的毒性食物明确或食者集体发病，诊断为食物中毒。

23. 急性糜烂性胃炎的诊断方法

（1）病史　除外伤、手术、严重感染等病史外，亦可询问是否应用了某些药物。

（2）临床表现　可发生于任何年龄及性别。起病往往较急且重，出现上消化道大出血，出现呕血、黑便，休克，出血停止后常易复发。

（3）纤维胃镜检查　争取于12～24小时内进行，对本病诊断有重要参考价值，镜下可见胃黏膜充血水肿，点片状糜烂，大小不等的多发性溃疡，溃疡面可有新鲜出血块。

24. 慢性胃炎检查

（1）胃镜检查及活组织检查：胃镜检查结合直视下活组织病理检查，是诊断慢性胃炎的主要方法。浅表性胃炎常以胃窦部为最明显，多为弥漫性，胃黏膜表面呈红白相间或花纹状改变，有时见散在糜烂，常有白色或黄白色渗出物。萎缩性胃炎的黏膜多呈苍白或灰白色，皱襞变细或变平坦，由于胃黏膜变薄，使黏膜下血管可透见呈紫蓝色，病变可弥漫或主要在胃窦部。

（2）胃脱落细胞检查：是一项较简单的诊断方法，在胃镜直视下，在胃内可疑处刷取细胞作脱落细胞学检查有助于鉴别诊断。

（3）X线胃钡餐检查：在大多数慢性胃炎无异常发现。

（4）胃液分析：慢性萎缩性胃炎，胃酸分泌常有障碍，尤以胃体部慢性萎缩性胃炎时最严重。

（5）血清壁细胞抗体试验和血清胃泌素测定：多数胃体胃炎，血清壁细胞抗体常呈阳性，而血清胃泌素多升高。相反，胃窦部胃炎则血清壁细胞抗体多呈阴性，而血清胃泌素降低。

25. X线对慢性胃炎的检查

目前用X线检查胃，通常采用两种方法，单纯钡餐检查和气钡双重对比检查，后者一般来说优于前者。

所谓气钡双重对比检查，是指让患者先喝钡剂观察胃的情况，然后，嘱患者服一定数量的发泡剂，使胃腔内充气，再次观察胃腔情况。经过此两种情况对比，得出初步诊断。

慢性浅表性胃炎X线钡餐下可表现为胃黏膜纹增粗、迂曲，可呈锯齿状，胃窦部出现激惹征。而慢性萎缩性胃炎可表现为黏膜变细，胃窦部黏膜呈异常皱褶、锯齿状边缘或切迹，以及胃小区异常改变。但由于慢性胃炎的病变仍在黏膜层，以上所说的征象都不十分具有特异性，所以我们可以说，X线检查对慢性胃炎的诊断意义不大。

慢性胃炎的诊断，主要靠纤维胃镜检查。不过，在这里要指出的是：X线钡餐，尤其是气钡双重造影检查，对胃病的连续性观察非常有利，是目前检查胃癌及防癌普查的一项重要手段。

26. B超、CT不能诊断慢性胃炎

因为B超、CT检查无创伤，患者无痛苦，常常有胃病患者到医院提出要行胃的B超或CT检查，但医生大都予以拒绝，这是为什么呢?

我们知道，B超是根据超声波在人体内引起反射、折射、吸收和衰减来检测人体脏器；CT则是根据人体脏器的密度不同，X线的透过率不同来检测脏器。它们对实质性脏器、腹腔占位病变效果较好，而对空腔脏器则帮助不大。慢性胃炎为胃黏膜表层改变，而无密度及形态方面改变，B超、CT难于观察到。

有人用嘱患者喝造影剂的方法，在B超下观察胃壁的病变，因目前经验不多．还有待进一步研究探讨。

所以我们可以说，在现阶段，B超、CT尚不能诊断慢性胃炎。

27. 急性胃炎的鉴别依据

（1）急性腐蚀性胃炎：有服强酸（硫酸、盐酸、硝酸）、强碱（氢氧化钠、氢氧化钾）或来苏尔等历史。服后引起消化道灼伤、出现口腔、咽喉、胸骨后及上腹部剧烈疼痛，伴吞咽疼痛，咽下困难，频繁恶心、呕吐。严重者可呕血，呕出带血的黏膜腐片，可发生虚脱、休克或引起食管、胃穿孔的症状，口腔、咽喉可出现接触处的炎症，充血、水肿、糜烂、坏死黏膜剥脱、溃疡或可见到黑色、白色痂。

（2）急性阑尾炎：本病早期可出现上腹痛、恶心、呕吐，但随着病情的进展，疼痛逐渐转向右下腹，且有固定的压痛及反跳痛，多伴有发热、白细胞增高、中性白细胞明显增多。

（3）胆囊炎、胆石症：有反复发作的腹痛、常以右上腹为主，可放射至右肩、背部。查体时注意巩膜、皮肤黄染。右上腹压痛、莫非氏征阳性，或可触到肿大的胆囊。血胆红素定

量、尿三杯检测有助于诊断。

(4) 其它：大叶性肺炎、心肌梗塞等发病初期可有不同程度的腹痛、恶心、呕吐。如详细询问病史、体格检查及必要的辅助检查，不难鉴别。

28. 小儿溃疡病症状

小儿溃疡病不像成人那么典型，成人得了溃疡病常有嗳气、返酸及上腹部疼痛的症状，而小儿常表现上腹或脐周围隐痛，多数无规律。而返酸、嗳气相对比较少见。年龄越小，症状就越不典型。新生儿、婴儿时期的溃疡病主要表现为反复呕吐、厌食、便血和哭闹不安等，因其症状无特异性。往往难以及时诊断和治疗，容易发生穿孔和并发腹膜炎。学龄前儿童往往诉说肚子疼痛，但又不能明确指出疼痛的部位。小儿年龄越大，疼痛越频繁，但局限于上腹部。疼痛一般呈间歇性反复发作，可持续几分钟至半小时。疼痛加剧时，小儿会不由自主地哭喊。晚间发作时小儿可从梦中惊醒。这种腹痛常常与饮食有关，即饭前发作，进食后缓解。由此常被误认为蛔虫病，往往不引起家长的注意，直至呕血、便血才到医院检查发现小儿得了溃疡病。

29. 胃溃疡及十二指肠溃疡临床表现

通常人们总是把胃溃疡和十二指肠溃疡称之为“胃病”或溃疡病。主要是它们临床表现极其相似。只要我们认真观察，可以发现它们的临床表现还是有所不同的。主要有以下几点不同之处：

(1) 季节性：胃溃疡无季节性发病倾向，而十二指肠溃疡有季节性发病倾向，好发于秋末冬初。

(2) 疼痛部位：胃溃疡疼痛多位于剑突下正中或偏左，而十二指肠溃疡的疼痛多位于上腹正中或略偏右。

(3) 疼痛规律：胃溃疡疼痛多于餐后半小时至 2 小时出

现，持续 1 ~2 小时，在下次进餐前疼痛已消失，即所谓“餐后痛”。而十二指肠溃疡疼痛多于餐后 3 ~4 小时出现，持续至下次进餐，进食后疼痛可减轻或缓解，故叫“空腹痛”，有的也可在夜间出现疼痛，又叫“夜间痛。”

30. 胃溃疡的症状及体征

可无明显症状或出现隐匿症状，典型症状主要有：

上腹部疼痛，位于剑突（心窝）下或上腹部中线周围，呈烧灼性、啮咬性或饥饿性钝痛、胀痛或隐痛。但有时也仅局限于胸腔下部。疼痛发生后会持续半小时到三小时。一阵阵的疼痛时发时消，经过历时数周的间歇性疼痛后，会出现一段短暂的无痛期。这种疼痛与饮食有关，常因饥饿、服药、酸性食物或饮料而诱发。疼痛可以因进食、饮水、服用碱性食物（如馒头）而缓解。

其它可能症状是烧心、吐酸水、嗳气、食欲丧失、体重减轻、贫血、偶尔呕吐，呕吐后就会使疼痛缓和下来，黑色或柏油样大便。

因此治胃病，最好的办法就是让胃能直接吸收药物，胃能直接吸收的物质只有水和酒精，药液进入胃部，直接形成一层浆态修复膜附着在胃黏膜表面，这种浆态修复膜与胃黏膜性质十分相似，能有效隔离胃酸，幽门螺旋杆菌，刺激性食物对胃黏膜的伤害，并能持续修复溃烂胃黏膜，平衡胃酸分泌，抑制幽门螺旋杆菌过量繁殖，促进胃黏膜再生，使各种胃不适症状不易产生。

31. 了解胃镜下胃溃疡及十二指肠溃疡

镜下判定胃溃疡及十二指肠溃疡的状态及其严重程度，从重到轻分为 3 个期，3 个期内各包括 2 个期，分别用 A1、A2；H1、H2；S1、S2 来代表。

（1）急性期包括 A1、A2 两个期：

A1 期：溃疡表面坏死，覆盖较厚的白苔或黄白苔，周边明显充血、水肿。

A2 期：溃疡表面坏死，覆盖的苔变薄，周边仍有较明显的充血、水肿。

（2）愈合期包括 H1、H2 两个期：

H_1 期：溃疡表面无坏死，白苔消失或变得很薄，仍有糜烂，溃疡周围的充血、水肿减轻或基本消失，并可见再生的上皮。

H_2 期：糜烂消失，溃疡周边轻度充血或充血、水肿消失，可见明显的再生上皮及轻度的黏膜集中。

（3）瘢痕期包括 S1、S2 两期：

S_1 期：亦称红色瘢痕期，此时溃疡已愈合，形成红色瘢痕，周边无充血、水肿，可见再生上皮及黏膜集中象。

S_2 期：亦叫白色瘢痕期，此时溃疡部位形成白色瘢痕，黏膜集中象明显。

应该说明的是，胃溃疡及十二指肠溃疡的胃镜下分期是人为的结果，其各期的界线很难严格区分，且与胃镜操作人员的经验有关。

32. 溃疡病的临床表现

溃疡病是胃溃疡和十二指肠溃疡的总称，是一种慢性常见病。多发生于青壮年。溃疡病的主要症状是上腹部疼痛、其临床表现有以下几个特点：

（1）病程较长，疾病缠绵难愈。

（2）一般在季节、气候变化时易发作。

（3）胃溃疡多在饭后半小时至 2 小时内发生疼痛；十二指肠溃疡则在饭后 2 ~ 4 小时内开始疼痛，直至下次进食才能使疼痛缓解，且常于夜间发作。

（4）进食或服碱性药物可暂时缓解疼痛和止痛。

（5）还伴有嗳气、泛酸和消化不良症状。

33. 溃疡病有哪些并发症？

溃疡病如果没有及时诊治可能会发生并发症。这些并发症的严重程度远远超过溃疡病，有时甚至可危及生命。溃疡病常见的有四大并发症：

（1）溃疡出血：一般溃疡病活动期，病变均有微量出血，故粪便内有隐血存在，这不足以称为本症的并发症。所谓的溃疡出血指的是一次出血量在60～100毫升以上的有明显消化道症状的。主要表现有头晕、脉速、面色苍白、出冷汗及四肢厥冷、血压下降等休克征象。若出血过多过快，甚至可危及生命。它约占溃疡病的25%。

（2）溃疡穿孔：溃疡急性穿孔是溃疡病最严重的并发症，约占溃疡病的15%，也是溃疡病致死的主要原因。临床分急性穿孔与慢性穿孔两种，急性穿孔危险性大，死亡率高；慢性穿孔则使胃溃疡逐渐变深，侵蚀浆膜层，穿透胃壁，与附近器官发生粘连。此后可穿入胰、肝等脏器和组织愈着，成为包裹性穿孔，在临床上不少见，一般不列为并发症。胃穿孔一般较十二指肠穿孔严重。溃疡穿孔后胃内容物流入腹腔，迅速引起腹膜炎，常产生剧烈腹痛，随后产生脓毒感染及中毒性休克，若不及时抢救，可危及生命。

（3）幽门梗阻：溃疡发生于幽门部或十二指肠球部，容易造成幽门梗阻。有暂时性和永久性两种同时存在。约有10%的溃疡病人并发幽门梗阻。梗阻初期，胃内容物排出发生困难，引起反射性胃蠕动增强，胃肌代偿性肥厚，以克服梗阻障碍。随梗阻程度的加剧，胃肌活动逐渐减弱，因而进入胃内的部分食物停滞。到了晚期，代偿机能不足，肌肉萎缩，蠕动极度微弱，胃形成扩张状态。

（4）溃疡癌变：胃溃疡发生癌变多见于年龄较大有慢性溃疡病史的患者，约占溃疡病的2%～5%，青年人亦偶有癌变者。

34. 溃疡病穿孔的临床表现

胃、十二指肠急性穿孔患者中80%～90%有溃疡病史，并在穿孔前常有溃疡病症状加重及复发表现。

腹痛是溃疡病穿孔的最突出症状。穿孔发生时，患者突感上腹部剧烈疼痛，呈持续性刀割样或撕裂样剧痛，可阵发性加剧。疼痛自上腹部开始，迅速蔓延右下腹及全腹，约有1/3患者疼痛可放射至右肩。

约有半数患者溃疡穿孔后常反射性引起恶心和呕吐，呕吐物多为食物残渣及胃液，混有血性或咖啡样液体，如病情发展导致肠麻痹，则呕吐会更严重。

穿孔后的强烈刺激常可引起病人烦躁不安、面色苍白、四肢胶冷、心悸、出汗、体温下降、脉搏增快、血压下降等休克症状。

穿孔1～5小时，部分患者由于腹膜渗出液增多，稀释了流入腹腔的胃内容物，以上各种症状可有不同程度的缓解，腹痛和腹肌紧张有所减轻，休克症状亦自行好转，但压痛仍很明显。此时易造成误诊或漏诊。穿孔10～12小时后，随着腹腔渗出液的吸收及继发细菌感染，若得不到及时诊治，病人感染严重，可进入腹膜炎晚期，出现寒战、高热，甚至发生中毒性肠麻痹、败血症、脓毒血症，最终因中毒性休克而死。

老年及体弱患者对穿孔的反应及耐受性与青壮年患者不同。其腹痛症状不太明显和剧烈，但呕吐、腹胀较重，容易休克，病情发展较快，预后差，必须高度警惕。

35. 溃疡病出血的临床症状

溃疡病出血可引起的临床症状与失血量的多少及失血速度的快慢有密切关系。当出血50～100毫升时，即可出现黑便，出血达400毫升时，不但有黑便，而且可出现呕血及一系列失血的症状。持续大量出血可以导致血容量降低、贫血、组织缺氧、循环衰竭以及死亡。

（1）呕血与黑便：一般幽门以下出血或胃出血少者不引起恶心、呕吐，亦不发生呕血，只解黑便。如果出血量大，可引起恶心、呕血，如果血液在胃内滞留时间短，呕吐物则呈暗红色甚至鲜红色；如果血液在胃中停留时间长，氧合血红蛋白受胃酸作用变成正铁血红蛋白而呈咖啡色。胃内出血若未呕出，便排入肠道，形成黑便或柏油样便，出血量大、肠道蠕动快时可为暗红色血便。

（2）上腹疼痛及不适感：大多数溃疡病患者出血前上腹疼痛、发作或加剧，而出血后往往疼痛减轻或消失。

（3）血象变化：大出血初期，由于周围血管收缩与红细胞重新分布等生理调节，血红蛋白、红血球和血球压积的数值可无改变。在出血 6～12 小时后，由于组织间液体进入血循环，使血红蛋白（血色素）与红细胞稀释而数值降低。

（4）发热：中等量或大出血病人，常伴有发热，一般在 24 小时内即可出现，多数在 38.5℃以下，持续数日至一周不等。这是由于肠腔内血液分解产物的吸收、血容量减少、贫血、体内蛋白质被破坏、循环衰竭等使体温调节中枢不稳定所致。

（5）周围循环衰竭：失血后，血容量减少，血压下降，可引起心跳加快。若出血量过多，回心血量及心脏输出量均减少，则可导致循环衰竭，同时呼吸功能亦受到影响。由于心、脑、肾等重要器官的严重缺血、缺氧，则休克将成为不可逆的。在周围循环衰竭时，患者可表现为烦躁不安、疲乏、心慌、头痛、恶心、口渴、呼吸困难（缺氧）、皮肤苍白，有时有发绀、四肢厥冷、脉搏细弱直至不能扪及，血压降低甚至测不出。持续性大出血可造成少尿或无尿，严重的可引起急性肾功能衰竭。

（6）氮质血症：许多溃疡病患者在大出血后的最初几天

内出现氮质血症。当继续出血时，血中氮的含量亦逐渐增高。这一方面是由于出至肠腔中的血液蛋白质经消化分解产物被吸收入血，引起氮质血症；另外大出血可引起肾功能减退，不能排出氮质，因而产生氮质血症。

36. 胃溃疡病人为什么会出现呕吐?

胃溃疡病时，胃的排口常常延迟而使胃内潴留增加，可以反射性的引起呕吐；另外，在消化性溃疡中，还有一种特殊情况，就是幽门管的溃疡。幽门管位于胃的末端，约2.0厘米长，其远端的部位是显微镜下的胃十二指肠交界处。幽门是消化道最窄的部位，正常的直径约1.5厘米，所以位于幽门附近的溃疡，可以因为黏膜的水肿，或因溃疡引起反射性幽门环行肌收缩而引起幽门不全梗阻，引起呕吐；还有就是慢性溃疡所引起的黏膜下纤维化，形成瘢痕性狭窄，阻塞了幽门管的通道，也造成了不全梗阻，这种情况也是比较多见的。病人常因进食后出现腹胀而不愿进食，呕吐后腹胀、腹痛减轻。病人的呕吐物通常为数小时前所进的饮食，不含胆汁，有明显的腐败气味。如果幽门梗阻所引起的恶心、呕吐是由于幽门痉挛和黏膜水肿所造成，则经过内科治疗，包括维持水电解质平衡和胃肠持续减压等，幽门梗阻可以解除。如果以瘢痕挛缩为主所致的幽门梗阻，则应考虑手术治疗。手术的原则首先是解除梗阻，其次是根治溃疡病。

37. 胃经常泛酸是怎么回事?

胃泛酸是一种常见的消化道症状，并非都是胃有毛病。当胃酸过多时，酸性分泌物会刺激胃黏膜，引起泛酸，让人有烧心的感觉。造成胃酸过多和泛酸的原因很多，主要有两种：

（1）生理性泛酸：当精神紧张、过度疲劳、情绪不佳时，大脑皮质功能紊乱，不能很好地管辖胃酸分泌的神经，促使胃酸分泌增多；饮食不当，如过甜、过咸、过辣、过酸、过冷、过烫的食物都可刺激胃酸分泌增加；而某些粗粮、红薯、马铃薯等含多量淀粉、糖、酸等，会刺激胃产生大量胃酸，况且不易消化的食物，剩余的糖分在胃肠道里发酵，也要诱发泛酸。此外，某些药物，如阿司匹林、利血平、保泰松等，也可刺激胃酸分泌增多。

（2）病理性泛酸：慢性胃炎、胃或十二指肠溃疡病等，可促使胃酸增多，常常出现泛酸。

生理性泛酸不需要特殊治疗，只要消除诱发的因素即可解决。病理性泛酸除了要寻找病因外，可服用制酸的药物，如碳酸钙、胃舒平等，中药乌贝散、左金丸等，效果也不错。

38. 正确区分胃溃疡与胃癌

胃溃疡与胃癌的区分，是人们所关心的问题，因为胃溃疡是良性病变，而胃癌则是恶性肿瘤。

正确地区分二者，不仅关系到如何选择治疗方法，甚至关系到病人的生命安危。胃溃疡与胃癌虽属性质完全不同的两种疾病，但在临床表现上往往有许多相似之处，特别是“溃疡型胃癌”就更是如此，所以极易造成误诊。为了不致贻误病情，不仅医生应该掌握区分两者的本领，就是病人最好也要了解一些有关的知识，以便提高警惕，尽量做到癌症的早期发现，早期治疗。

事实证明，只要细心观察，胃溃疡与胃癌还是可以区分的。年龄与病程：胃溃疡多见于青壮年，90%的病人均有上腹痛，而且呈周期性发作，每次疼痛可持续几天、几周甚至几个月，然后有一定时期缓解，之后又再发作，常迁延多年。而胃癌多见于40岁以上的中老年人，早期胃癌一般无明显不适。但一经出现上腹痛等症状，便呈进行性加重，病情发展较快，病程短。一般情况胃溃疡病人一般情况良好，食欲尚可，对药物治疗反应良好，很少发生贫血，全身淋巴结无肿大；而胃癌患者食欲较差，晚期可无食欲，全身进行性消瘦，多有贫血。

晚期在左锁骨上可触到肿大淋巴结，上腹有时可摸到肿物。疼痛的规律性胃溃疡的疼痛多与饮食关系密切，即餐后半小时开始，疼痛持续几个小时，有烧灼感，其后逐渐消失，直到下次进食后再次发现上述节律。服碱性药物疼痛可以缓解。胃癌的疼痛无规律性，与进食无关，进食后疼痛可加重，也可减轻；疼痛性质不定，可以是钝痛或剧疼，常有饱胀感；晚期疼痛加重，多为持续性，服碱性药物也不能缓解。

当然，上面谈的只是一般性鉴别，进一步检查须作胃液分析、脱落细胞、大便潜血等实验室检查，以及 X 线钡餐、胃镜等特殊检查。这些检查与病人的病史、症状和体征相互对照，医生才能从中得出正确的结论。这就要求病人不仅作为一名被检者，而且要作为一名合作者。无数事实证明，医生和病人配合得好，是提高疾病确诊率的重要一环。

39. 与胃溃疡鉴别的疾病

以下疾病需与胃溃疡相鉴别：

（1）慢性胃炎：慢性胃炎与胃溃疡均可出现上腹部疼痛及嗳气、吐酸、烧心等症状，二者容易混淆，但慢性胃炎的胃部症状无一定规律性。慢性萎缩性胃炎的全身症状如贫血、疲乏等常较突出，胃液多缺乏胃酸。X 线检查可揭示胃炎征象；胃镜检查是鉴别胃炎与胃溃疡的主要方法。

（2）胃神经官能症：胃神经官能症与消化性溃疡均可出现上腹部不适、疼痛等症状，但胃神经官能症以中年女性较多，有精神创伤史，主要表现间歇性上腹痛、胃灼热或不适感、泛酸、嗳气、呃逆等，缺乏溃疡病的节律性，常伴有头痛、头昏、乏力、失眠、抑郁或焦虑等神经精神症状，各种理化检查均无异常。

（3）胃癌：一些溃疡型胃癌，形态和临床表现在早期酷似良性溃疡，但胃癌多见于中年以上，病程较短，有进行性恶化过程，一般食欲很差，疼痛多见于上腹部，疼痛早期多为隐痛或仅为不适感，晚期方才明显，疼痛没有规律性，进食后加重，制酸药一般效果欠佳，粪便潜血试验持续阳性，胃液分析多缺乏胃酸。此外，胃溃疡在短期内失去其节律性，症状加重，用抗酸药不能缓解，应考虑溃疡癌变。胃癌与溃疡癌变的确诊，应依靠胃镜下病灶活检或癌细胞刷取综合方法为主。

（4）慢性胆道疾病：慢性胆囊炎和胆石症均可引起慢性、复发性上腹痛，易误诊为消化性溃疡。但其疼痛一般缺乏溃疡病的节律性，以中年女性较多，主要为右上腹部疼痛不适或典型的胆绞痛，多因进食脂肪而发作，用碱性药物不能缓解，莫菲氏征阳性。“B”型超声与X线胆囊造影可明确诊断。

（5）胃黏膜脱垂：为间歇性上腹痛，无溃疡病的节律性，制酸药不缓解，左侧卧位使疼痛减轻，X线钡餐检查证明脱垂的存在。

40. 患溃疡病老人可能无症状

溃疡病是胃溃疡与十二指肠溃疡的总称，是十分常见的胃肠道疾病，且中上腹疼痛有一定规律性。一般胃溃疡疼痛发生于餐后0.5～1.5小时。疼痛的规律是：进食—舒适—疼痛—舒适。十二指肠溃疡一般于餐后2～3小时后出现疼痛，直到下次进餐后才感舒适。疼痛的规律是：进食—舒适—疼痛—进食。除疼痛外，常有嗳气、泛酸、胃部嘈杂不适等症状。

然而，老年人的十二指肠溃疡常为无症状性溃疡或虽有症状却无典型的疼痛，表现为腹胀不适、嗳气，易误诊为消化不良。老年人的溃疡病易发生胃出血、胃穿孔。由于老年人动脉血管硬化，血管不易收缩止血，所以老年人胃出血常量大而不易控制，比较凶险。老年人痛觉不敏感，即使胃穿孔也常无明显腹痛，因而贻误诊治。老年人常身患慢性支气管炎、肺气肿、冠心病，心肺代偿功能差，所以手术危险性极大，故更应对该病早治早防。

41. 溃疡病穿孔与哪些疾病鉴别？

溃疡病穿孔时的症状与急性胰腺炎、急性阑尾炎以及急性胆囊炎、胆石症等有些相似，容易互相混淆，因此必须加以鉴别。

（1）急性胰腺炎：溃疡穿孔多有溃疡病史，而急性胰腺炎多因进食油腻食物过多、酗酒或胆道疾患史；溃疡穿孔男性明显多于女性，而急性胰腺炎中年人多，女性多于男性；溃疡穿孔腹痛呈持续性，程度剧烈且迅速波及全腹，有腹肌强直现象；而急性胰腺炎多为中上腹剧痛，呈带状分布，且疼痛可放射至腰部及左肩背，但无腹肌强直现象，溃疡穿孔X线检查多有膈下游离气体，而急性胰腺炎则无气腹；溃疡穿孔白细胞增高明显，血尿淀粉酶不升高或仅轻度升高，而急性胰腺炎可见轻度黄疸，白细胞增高，血尿胰淀粉酶明显升高。

（2）急性阑尾炎：腹痛程度比溃疡穿孔轻。起病时疼痛常位于上腹部，肌肉紧张度较轻，以下压痛点局限于右下腹。但阑尾炎穿孔时疼痛与腹部体征显著。白细胞增高。X线检查无膈下游离气体。膈下游离气体以及肩背反射痛是鉴别的要点。

（3）急性胆囊炎、胆石症：多见于中年以上、体形肥胖者，女性（尤其是生育过的女性）。腹痛、肌紧张及压痛局限于右上腹及剑突下。腹痛多呈阵发性绞痛。有时可见黄疸、白细胞增高，X线检查无气腹，B超检查、胆囊造影有结石或炎症改变。

（4）肠系膜血栓形成：溃疡病穿孔多有溃疡病史，而肠系膜血栓形成患者多见有心血管病；溃疡穿孔为剧烈的持续性上腹痛，并迅速波及全腹，有腹肌强直现象；而肠系膜血栓形成腹痛位于脐周，无腹肌强直；溃疡穿孔可伴有恶心呕吐；而肠系膜血栓形成则常见腹泻血样便。

（5）绞窄性肠梗阻：突发性腹绞痛，呈持续性。伴有明显的腹胀、恶心、呕吐，严重的可出现呕血、便血。早期出现休克，有明显的腹膜刺激征，肠鸣音由亢进转为消失。腹部 X 线见有液平面及膨胀突出的孤立肠袢或小肠移位。

（6）腹主动脉瘤破裂：突发性中腹、后背痛，多伴有晕原，早期出现低血压及休克，病情发展疾速，预后差。

此外，溃疡急性穿孔还须与肾绞痛、宫外孕破裂、卵巢囊肿蒂扭转、心肌梗塞等相鉴别。

42. 胃溃疡癌变的症状

胃溃疡是中老年常见病，严重的后果之一就是恶变为癌。如果出现下列情况，要提高警惕。

（1）疼痛性质和规律发生改变　胃溃疡的疼痛多表现为上腹部隐痛，呈烧灼样或钝痛，且疼痛的发作与进食有关，一般在饭后 1～2 小时内出现，以后逐渐减轻。如果疼痛失去了上述规律性，变为不定时发作，或成为持续性隐痛，或疼痛性质与以往相比发生了明显的改变，则应警惕为癌变的先兆。

（2）用抗溃疡药物无效　虽说胃溃疡易反复发作，但平时服用抗溃疡药物后，症状一般能够缓解。如果按常规服用抗溃疡药物治疗一段时间后，效果变得不明显，甚至无效，就应该怀疑是癌变的先兆。

（3）进行性消瘦　病人在短期内出现食欲不振、恶心、呕吐、发热及进行性的消瘦，则癌变的可能性极大。

（4）出现呕血和黑便　病人近期内经常发生呕血或出现柏油样大便，大便潜血试验结果持续呈阳性，并且发生严重贫血，这些现象均表明，胃溃疡可能正在恶变为癌症。

（5）腹部出现包块　胃溃疡患者一般不会形成腹部包块，但是如果发生癌变，溃疡就会变大、变硬，晚期患者可以在左上腹部触摸到包块。包块质地较硬，呈结节状，不光滑，压之疼痛。

胃溃疡病患者及家属，应注意病情变化，一旦发现上述某项蛛丝马迹都要警惕，及时去医院检查，发现问题，以便尽早治疗，防止造成不良后果。

43. 通过大便可鉴别胃病

粪便又脏又臭，因而许多人在排便时不屑一顾。殊不知，便后瞧它一眼，可能会发现某些疾病呢。大便的正常颜色为黄褐色。如果异样，那就应该考虑是否患病。

（1）大便柏油样，且又黑又亮，有奇臭，常是食道、胃、十二指肠溃疡病出血的危险信号。血液本来是红色，当它进入消化道时，血中血红蛋白的铁与肠内的硫化物结合成为硫化铁，使大便呈柏油样黑色（血量一般达六十毫升以上时才能呈黑便）。此外，食道静脉出血、暴饮暴食后连续呕吐或食道和胃黏膜交界处血管破裂出血时也能见到黑色柏油样便。值得注意的是某些食物可使大便呈类似柏油样外观。如吃大量猪血、猪肝后常有“以假乱真”现象。

（2）大便鲜红带糊状。应考虑是否患急性出血性坏死性小肠炎。这与暴饮暴食或吃了不洁净的食物有关，多见于小儿和青年。

（3）大便表面附着鲜红的血滴，不与大便混杂，常见于内痔、外痔和肛门裂年纪较大的人，倘若有血液附在大便表面，且大便变成扁平带子形状，应去医院仔细检查，确定是否患直肠癌、乙状结肠癌、直肠溃疡等病。

（4）大便暗红似果酱，并有较多的黏液和腐败性恶臭，常是阿米巴痢疾的表现。大便中的阿米巴是一种寄生虫，可进入肝、肺等器官，也常乘机传染给别人。患细菌性痢疾的病人，虽然排出的大便也有黏液和血，但不像阿米巴痢疾病人的大便有恶臭味。

（5）大便灰白似陶土。表示胆汁进入肠道的通道已阻塞，只好反其道而行之，通过血液循环沉积于皮肤，使其发黄（黄疸）。像胆结石、胆管癌、胰头癌、肝癌等都是胆汁流入消化道的“拦路虎”。消化道内无胆汁，大便呈灰白陶土样。

（6）大便红白像鼻涕，素称红白冻子，这是急性细菌性痢疾的特点。它是一种脓、血、黏液的混合物。患有慢性肠炎的病人，也可出现红白冻子。

（7）大便呈白色油脂泡沫状，常是消化吸收不良的综合症的表现。幼儿出现这样情况，称幼儿乳糜泻。

（8）大便稀红，应考虑是大肠黏膜出血。若混有黏液、脓液，应检查大肠黏膜有无炎症。

44. 胃溃疡影像学表现

（1）龛影为溃疡病的直接征象。切线位，龛影凸出于胃内壁轮廓之处，呈乳头状或半圆形；正位，龛影为圆形或椭圆形，其边缘光滑整齐。

（2）龛影周围黏膜纹：切线位，龛影与胃交界处显示1～2mm的透明细线影，见于龛影的上缘或下缘，或龛影的整个边缘。

（3）“狭颈征”：切线位，龛影口部与胃腔交界处有约0.5～1cm一段狭于龛影的口径，称为“狭颈征”。

（4）“项圈征”：在龛影口部有一边缘光滑细线状密度减低区，如颈部戴的项圈。

（5）龛影周围的“日晕征”：正位，龛影周围有宽窄不一致的透亮带，边缘光滑。

（6）以龛影为中心的黏膜皱襞纠集，呈放射状分布，其外围逐渐变细消失，为慢性溃疡的另一征象。

（7）溃疡病的其它X线征象：

①胃大弯侧指状切迹；

②胃小弯侧缩短；

③胃角切迹增宽；

④幽门管狭窄性梗阻，胃内滞留液。

【鉴别诊断】需与溃疡型胃癌鉴别。

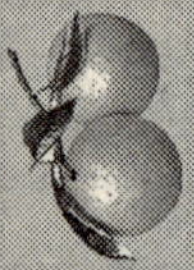

45. 胃溃疡的诊断、鉴别诊断

消化性溃疡的诊断并不困难，诊断依据如下：

慢性病程，周期性发作，常与季节变化、精神因素、饮食失调或长期服用消炎药有关；剑突（心窝）下或上腹部呈烧灼性、啮咬性或饥饿性疼痛或夜间疼痛，疼痛可以因进食、饮水、服用制酸药而缓解。或伴有烧心、吐酸水、嗳气、贫血、黑色或柏油样大便等症状。X线检查可见溃疡“龛影”，大便潜血试验阳性等；其它检查，如胃镜、胃酸测定等。消化性溃疡需要与以下疾病鉴别诊断：

（1）各种胃炎、功能性胃肠病变等；

（2）良性溃疡与恶性溃疡；

（3）胃癌、肝胆系统肿瘤、胰头癌等；

（4）结肠激惹综合征。

46. 胃溃疡的诊断依据

诊断依据有：

（1）慢性病程，周期性发作，常与季节变化、精神因素、饮食不当有关；或长期服用能致溃疡的药物如阿司匹林等。

（2）上腹隐痛、灼痛或钝痛，服用碱性药物后缓解。典型胃溃疡常于剑突下偏左，好发于餐后半小时到1～2小时。疼痛常伴反酸嗳气。

（3）基础泌酸量及最大泌酸量测定有助诊断。胃溃疡的基础泌酸量正常或稍低，但不应为游离酸缺乏。

（4）溃疡活动期大便隐血阳性。

（5）X线钡餐检查可见龛影及黏膜皱襞集中等直接征象。单纯局部压痛，激惹变形等间接征象仅作参考。

（6）胃镜检查，可于胃部见圆或椭圆、底部平整、边缘整齐的溃疡。根据溃疡面所见，可分为：①活动期：溃疡面为灰白或褐色苔膜覆盖，边缘肿胀，色泽红润、光滑而柔软。②

愈合期：苔膜变薄，溃疡缩小，其周围可见黏膜上皮再生的红晕；或溃疡面几乎消失，其上有极少的薄苔。③瘢痕期：溃疡面白苔已消失，变成红色充血的瘢痕；可见皱襞集中。

具备以上（1）（2）（5）或（2）（6）项者可作胃溃疡诊断，对诊断为胃溃疡者须与恶性溃疡鉴别，凡能进行胃镜检查者应做胃黏膜活检予以确诊。

47. 胃溃疡病的实验室以及其它检查

（1）X 线钡餐检查

是重要方法之一。特别是气钡双重对比造影及十二指肠低张造影术的应用，进一步提高了诊断的准确性。溃疡的 X 线征象有直接和间接两种，龛影是溃疡的征象，胃溃疡多在小弯侧突出腔外，球部前后壁溃疡的龛影常呈圆形密度增加的钡影，周围环绕月晕样浅影或透明区，有时可见皱襞集中征象。间接征象多系溃疡周围的炎症、痉挛或瘢痕引起，钡餐检查时可见局部变形、激惹、痉挛性切迹及局部压痛点，间接征象特异性有限，十二指肠炎或周围器官（如胆囊）炎症，也可引起上述间接征象，临床应注意鉴别。

（2）内镜检查

纤维及电子胃、十二指肠镜不仅可清晰、直接观察胃、十二指肠黏膜变化及溃疡大小、形态，还可直视下刷取细胞或钳取组织作病理检查。对消化性溃疡可作出准确诊断及良性恶性溃疡的鉴别诊断，此外，还能动态观察溃疡的活动期及愈合过程。观察药物治疗效果等。

内镜下溃疡可分为三个时期：①活动期（ActiveStage）：溃疡呈圆或椭圆形凹陷，底部平整，覆白色或黄白色厚苔，边缘光整，溃疡边缘充血水肿呈红晕环绕，但黏膜平滑，炎症消退后可见周围皱襞集中。②愈合期（Healingstage）：溃疡缩小、变浅，周围充血水肿红晕消退，皱襞集中，底部渗出减少，表面为灰白薄苔。③疤痕期（ScarringStage）：底部薄白苔消失，溃疡面为疤痕愈合的红色上皮，以后可不留痕迹或遗留白色疤痕及皱襞集中示溃疡完全愈合，以上三种尚可分为 A1、A2；H1、H2 及 S1、S2 等亚型。

（3）胃液分析

胃溃疡患者的胃酸分泌正常或稍低于正常，十二指肠溃疡患者则多增高以夜间及空腹时更明显。一般胃液分析结果不能真正反应胃黏膜泌酸能力，现多用五肽胃泌素或增大组织胺胃酸分泌试验，分别测定基础胃酸排泌量（BAO）及最大胃酸和高峰排泌量（MAO 和 PAO）。对下述情况有很大诊断或参考价值：①排除胃泌素瘤所致消化性溃疡，如 BAO 超过 15mmol/小时，MAO 超过 60mmol/小时，或 BAO/MAO 比值大于 60%，提示胃泌素瘤的诊断。②区别胃溃疡是良性或恶性，参考 MAO 结果，如系真性胃酸缺乏，应高度怀疑瘤性溃疡。③症状典型，MAO 超过 40mmol/小时，提示活动性十二指肠溃疡。

（4）粪便隐血检查

溃疡活动期，粪隐血试验阳性，经积极治疗，多在 1～2 周内阴转。

48. 怎样判定胃溃疡穿孔

胃溃疡向深部发展，可穿透胃壁，为溃疡病的常见并发症，据统计，溃疡病穿孔约占溃疡病住院病人的 20%～50%。所以对于有明确为溃疡诊断的病人，如突然出现上腹部疼痛，并伴有恶心、呕吐、冷汗、面色苍白、心悸等症状的要考虑到有胃穿孔的可能。

溃疡穿孔根据其临床表现可分为 3 种类型，即急性、亚急性和慢性。穿孔的类型主要取决于溃疡的部位，其次决定于溃疡发展的进程及其与周围组织器官的关系。如胃的前壁或上下缘的溃疡，容易产生急性穿孔；位于胃后壁的溃疡，由于紧贴邻近器官，易受粘连限制往往产生慢性穿孔。临床上常见的类型是急性穿孔。

患有胃溃疡的病人，一旦溃疡突然穿破，病人顿觉上腹部剧痛，难以忍受，以至被迫卧床，疼痛可放射到后背及右肩；当胃肠内容物弥散全腹时，则引起全腹性剧痛，病人有恶心、呕吐、穿孔初期，由于剧烈的刺激，可产生神经源性休克，病人面色苍白，四肢发凉，出冷汗，脉速，血压下降，呼吸短促，一般历时不久即自行好转。约 1 ~4 小时后，腹痛可减轻，病人能起立行动，思饮，但呼吸仍困难，拒绝牵涉腹肌的动作。经过 12 小时后，由于腹膜炎的发生，病人可高热、心悸、气促、血压下降、尿量减少，病情不断加重，以至发展到真正的休克。最明显的体征有全腹肌紧张如板状、压痛明显、拒按、有反跳痛。腹部 X 线平片约 70% ~80% 的病人可见膈下游离气体的存在，有时也可借助 B 超和腹部穿刺明确诊断。对于既往没有胃病病史的患者，如出现上述症状和体征，也应考虑到无痛性溃疡穿孔的可能。

49. 怎样诊断溃疡病穿孔

确诊溃疡病穿孔有以下几点诊断依据：

（1）病史与性别：既往有溃疡病史，但应注意有 10% ~20% 患者无典型的溃疡病史，需与其他疾病相鉴别。男性多见。

（2）发病季节与诱因：多发于冬春季或有暴饮暴食、过度疲劳、精神紧张等因素。

（3）症状与体征：穿孔前溃疡症状常有加重，突发上腹部剧烈持续的疼痛，并迅速蔓延至全腹，可伴有恶心呕吐或合并有休克症状；腹肌紧张强直呈板样硬（但老年人腹肌松弛，故肌强直不明显），有明显压痛及反跳痛；肝浊音区缩小或消失；肠鸣音减弱或消失；直肠指诊检查右侧有压痛。

（4）X 线检查：X 线检查膈下有游离气体存在。腹内无游离气体时，亦不能排除穿孔的可能。

（5）血象检查：血液白细胞总数及中性粒细胞计数增高（正常白细胞总数4000～10000，中性粒细胞小于80%）。

一般来说，结合病史、症状、体征及有关检查，溃疡病穿孔的诊断并不困难。但少数病例，在反应性阶段就诊，此时症状有所缓解；还有一部分患者因病史不明，体征不典型，有时易造成误诊。当诊断不能确立时，应密切观察病情，直至能排除穿孔或确诊为止。

50. 鉴别胃溃疡及十二指肠溃疡

胃溃疡和十二指肠溃疡同属消化性溃疡，因其流行病学、发病机制和临床表现有不少共性，故一般都统称消化性溃疡。但毕竟是两种独立的疾病，从临床表现等方面均有各自的特点，有必要加以鉴别。

（1）发病年龄：一般十二指肠溃疡好发于中青年，而胃溃疡则发病年龄较迟，多发于中壮年。临床上十二指肠溃疡明显多于胃溃疡，两者之比约为3：1，均以男性居多。

（2）临床症状：胃及十二指肠溃疡均可出现规律上腹部疼痛。胃溃疡多在餐后1/2～1小时即可发生疼痛，在下次餐前自行消失，部分病例进食后即可引起腹痛，尤其幽门管溃疡表现更为明显，常伴见餐后饱胀不适或恶心呕吐。十二指肠溃疡疼痛多出现在餐后1～3小时，下次餐后则疼痛缓解。约半数病人有午夜疼痛。

（3）体征：胃溃疡发作时病人在剑突下偏左有固定而局限的压痛点。十二指肠溃疡的压痛点多在剑突下偏右，缓解时无明显阳性体征。

（4）胃液分析：胃溃疡患者胃酸分泌正常或稍低于正常；十二指肠溃疡则常有胃酸分泌过高。

（5）预后：少数胃溃疡病人可发生癌变，若有长期慢性胃溃疡病史，年龄在45岁以上，症状顽固而经严格的8周内科治疗无效，且大便潜血持续阳性者，应考虑癌变可能，应高度警惕并进一步检查。十二指肠溃疡则不会发生癌变。

如不能确诊者，可行胃肠钡餐透视或胃镜检查，及早明确诊断。

51. 如何区分胃溃疡与胃癌

胃溃疡与胃癌的区分，是人们所关心的问题，因为胃溃疡是良性病变，而胃癌则是恶性肿瘤。

正确地区分二者，不仅关系到如何选择治疗方法，甚至关系到病人的生命安危。胃溃疡与胃癌虽属性质完全不同的两种疾病，但在临床表现上往往有许多相似之处，特别是溃疡型胃癌就更是如此，所以极易造成误诊。为了不致贻误病情，不仅医生应该掌握区分两者的本领，就是病人最好也要了解一些有关的知识，以便提高警惕，尽量做到癌症的早期发现，早期治疗。

事实证明，只要细心观察，胃溃疡与胃癌还是可以区分的。胃溃疡多见于青壮年，90%的病人均有上腹痛，而且呈周期性发作，每次疼痛可持续几天、几周甚至几个月，然后有一定时期缓解，之后又再发作，常迁延多年。而胃癌多见于40岁以上的中老年人，早期胃癌一般无明显不适。但一经出现上腹痛等症状，便呈进行性加重，病情发展较快，病程短。胃溃疡病人一般情况良好，食欲尚可，对药物治疗反应良好，很少发生贫血，全身淋巴结无肿大；而胃癌患者食欲较差，晚期可无食欲，全身进行性消瘦，多有贫血。晚期在左锁骨上可触到肿大淋巴结，上腹有时可摸到肿物。胃溃疡的疼痛多与饮食关系密切，即餐后半小时开始，疼痛持续几个小时，有烧灼感，其后逐渐消失，直到下次进食后再次出现上述节律。服碱性药物疼痛可以缓解。胃癌的疼痛无规律性，与进食无关，进食后疼痛可加重，也可减轻；疼痛性质不定，可以是钝痛或剧疼，常有饱胀感；晚期疼痛加重，多为持续性，服碱性药物也不能缓解。

当然，上面谈的只是一般性鉴别，进一步检查须做胃液分析、脱落细胞、大便潜血等实验室检查，以及 X 线钡餐、胃镜等特殊检查。这些检查与病人的病史、症状和体征相互对照，医生才能从中得出正确的结论。这就要求病人不仅作为一名被检者，而且要作为一名合作者。无数事实证明，医生和病人配合得好，是提高疾病确诊率的重要一环。

52. 胃溃疡穿孔应急措施

对于诊断为胃穿孔的病人，首先要禁食。病情重，诊断为急性穿孔者，要注意血压、脉搏、呼吸的变化及水电解质的变化，并采取下列措施：

（1）镇痛：诊断明确后要尽快止痛，通常用度冷丁 80 毫克或吗啡 10 毫克肌肉注射。

（2）吸氧：穿孔后患者血压会明显下降，应马上吸氧以保证血供。

（3）静脉输液：一般可先输平衡液或葡萄糖盐水，如病人出现了休克，可加入血管扩张药，同时补足血容量。

（4）胃肠减压。

（5）应用抗生素：一般要先选用广谱抗生素，以后可根据细菌培养的结果调整，选用敏感药物。

对于溃疡穿孔治疗有手术或非手术治疗两种：

（1）非手术治疗的指征

①病人就诊时间早，胃内容物注入腹腔不多者，表现化学性腹膜炎很轻，经胃肠减压容易得到控制。

②溃疡穿孔小或已经被堵塞。

③空腹穿孔，入院时腹膜炎的体征轻。

④病人情况好，经入院初步处理后，腹膜炎症状减轻。

（2）手术治疗的指征

①急性弥漫性腹膜炎体征明显，体温及血象升高。

②有休克症状者，经紧急初步处理后须争取时机手术治疗。

③经过检查及询问既往病史，证明有幽门梗阻者。

④过去明确胃溃疡者。

⑤穿孔合并大出血者。

⑥经非手术治疗，病情不见好转者

53. 胃病自我检查

胃肠道疾病患者应该注意的饮食以及生活中的各种致病诱因。

一个人在疾病的预防、治疗和调养等方面，既有和别人相同的一面，又可能有不同于别人的一面，即个体差异。我们在致病诱因及其调养方面举个例子：比如，有些消化性溃疡病患者喝牛奶后感觉舒适，能减轻疼痛，而有些患者喝了牛奶不但没有好的感觉，反而发生疼痛加重、腹泻等情况。这些特殊的情况，影响了治疗的效果，也使患者对自己疾病的调养感到无所适从、信心不足。

要解决这个问题，关键还是要依靠自己，认真体会和观察分析自己的饮食和生活与疾病的关系，从而制定出一套符合自己实际情况的饮食和生活计划，并照此去做。这样，才能更好地避免致病诱因，减少发病。

如果在某天某时，你感到症状加重了，而近来的治疗又没有新变化，没有换用新药，那就要认真回忆最近一段时间的饮食以及其它生活内容，并进行逐一分析，看看是否能找到原因。比如，症状开始加重是在饭后，就要看看饭菜中有没有过去未曾吃过的东西，或过去犯病时，进食的东西是不是和这次相同。若这次饮食有一种食物过去从未吃过，在下次碰到这种食物时，可以少吃一些试试，吃后感觉不好或症状加重的话，就说明这种食物不宜于你，会加重病情，以后应该避免食用；若这次进食的东西与前次、甚至前几次发病前进食的是同样的食品，也说明这种食物不宜于你，下次不要再吃了。

第四篇 保健与预防治疗篇

1. 中医治疗急性胃炎

急性胃炎多属中医胃脘痛、胃痞、呕吐等病证范畴。根据本病的病因、临床症状及舌脉表现，临床上中医多按食滞胃脘型、暑湿犯胃型、寒邪犯胃型、胃热炽盛型、肝郁气滞型对急性胃炎进行辨证施治。

（1）食滞胃脘型

主症：胃脘胀满，疼痛拒按，或呕吐酸腐及不消化食物，吐后痛减，食后加重，嗳气泛酸，大便不爽，舌质淡红，苔厚腻，脉滑实。

治则：消食导滞，和胃降逆。

方药：保和丸加减：神曲、山楂、莱菔子、陈皮、茯苓、连翘、半夏。

（2）暑湿犯胃型

主症：胃脘痞满，胀闷不舒，按之腹软而痛，纳差食减，口干而腻，头身沉重，肢软乏力，小便黄热，大便滞而不爽，或兼见发热恶寒，舌质红，苔白黄而腻，脉濡细或濡数。

治则：解暑和胃，化湿止痛。

方药：藿香正气散加减：藿香、半夏、大腹皮、紫苏、半夏、白芷、陈皮、茯苓、白术、厚朴、生姜、大枣。

（3）寒邪犯胃型

主症：胃痛卒发，痛无休止，得温则减，遇寒加重，多有受凉或饮食生冷病史，或伴见呕吐清水，畏寒怕冷，手足不温，喜食热饮，口淡不渴，舌苔薄白或白腻，脉沉迟。

治则：温中散寒，和胃止痛。

方药：良附丸合桂枝汤加减：高良姜、香附、桂枝、炒白芍、炙甘草、姜半夏、荜茇、生姜。

（4）胃热炽盛型

主症：胃脘疼痛，胀满，痛处灼热感，口干而苦，恶心呕吐，吐出物为胃内容物，有酸臭味或苦味，饮食喜冷恶热，大便干结，尿黄，舌质红，苔黄厚或黄腻，脉弦滑。

治则：清热止痛，降逆通便。

方药：大黄黄连泻心汤：大黄、黄连、黄芩。

（5）肝郁气滞型

主症：胃脘胀满，攻撑作痛，痛及两胁，情志不畅时更甚，或呕吐吞酸，嗳气频作，饮食减少，舌质淡红，苔薄白，脉弦。

治则：疏肝理气，和胃止痛。

方药：四逆散合小半夏汤加减：醋柴胡、炒白芍、炒枳壳、生甘草、姜半夏、鲜生姜、元胡、炒川楝子。

2. 急性胃炎紧急护理

春末夏初是细菌繁殖的旺盛季节，不注意饮食卫生易引发急性胃炎。急性胃炎是一种因感染所致的多发性肠胃疾病，一般在进食24小时以后发病，可有上腹部不适、疼痛、无食欲、恶心呕吐等症状，因常伴发肠炎而有腹泻，严重者发热、脱水、酸中毒并伴有呕血和黑粪。

急性胃炎虽来势凶猛，但其病情并不十分严重，病程较短，除了及时到医院专科门诊就诊外，自己可采取以下应对措施：找到引发病症的根源，去除病因，将引起疾病的食物处理，以免造成家中他人受害；卧床休息，禁食一切对胃有刺激的食物和药物；多饮水，最好吃流质饮食；腹痛者除局部热敷外，可用镇静解痉剂，如阿托品、普鲁本辛、颠茄类制剂。严重呕吐或明显失水的病人，应到医院静脉输液，有消化道出血时应进行输血、冰水洗胃等临床治疗。平时要讲究饮食卫生，切勿暴饮暴食，少吃或不吃辛辣刺激之物。

3. **急性胃炎的紧急救护原则**

急性单纯性胃炎病因简单，治疗起来不复杂，只要按下列措施进行救护，很快恢复正常。

（1）去除病因，卧床休息，停止一切对胃有刺激的饮食和药物。酌情短期禁食，然后给予易消化的清淡的少渣的流质饮食，利于胃的休息和损伤的愈合。

（2）鼓励饮水，由于呕吐腹泻失水过多，病人在尽可能情况下多饮水，补充丢失水分。以糖盐水为好（白开水中加少量糖和盐而成）。不要饮含糖多的饮料，以免产酸过多加重腹痛。呕吐频繁的病人可在一次呕吐完毕后少量饮水（50 毫升左右），多次饮入，不至于呕出。

（3）伴腹泻、发烧，病情较轻者一般不用，以免加重对胃的刺激。

（4）呕吐腹泻严重，脱水明显，应及时送医院静脉输液治疗，一般 1 ~2 天内很快恢复。

（5）预防为主，节制饮酒，勿暴饮暴食，慎用或不用易损伤胃黏膜的药物。急性单纯性胃炎要及时治疗，愈后防止复发，以免转为慢性胃炎，迁延不愈。

4. **急性胃炎的中医药治疗**

（1）外邪犯胃：发热恶寒，胸脘闷满，甚则疼痛，恶心呕吐，或大便泻泄，苔白腻，脉濡缓。治法：疏邪解表，化浊和中。方药以藿香正气散加减：藿香 15 克，紫苏 10 克，大腹皮 5 克，茯苓、橘皮、白术、厚朴、半夏曲各 10 克，大枣 2 枚。中成药：藿香正气胶囊。

（2）饮食停滞：脘腹胀满拒按，嗳腐吞酸，得食愈甚，吐后症减，泻下臭秽，舌苔厚腻，脉滑实。治法：消食导滞。方药五积散加减：山楂 15 克、神曲 10 克、半夏 10 克、瓜蒌

12 克、茯苓 12 克、陈皮 12 克、连翘 10 克、炒莱菔子 10 克。中成药：加味保和丸。

（3）痰热内阻：脘痞恶心，吐泻频作，其气臭秽，心烦口渴，可伴发热，舌苔黄腻，脉滑数。治法：清热利湿，和中止泻。方药温胆汤加减：厚朴 6 克、黄连 9 克、半夏 6 克、陈皮 6 克、豆豉 9 克、山栀 9 克、芦根 30 克。

（4）瘀血阻络：胃脘疼痛频作，持续不减，或痛如针刺，痛有定处，呕血黑便，舌质紫暗或有瘀斑，脉弦涩。治法：活血化瘀，理气止痛。方药：炒五灵脂 9 克、当归 9 克，川芎 6 克、桃仁 9 克、红花 9 克、枳壳 6 克、赤芍 6 克、乌药 6 克、三七粉 6 克、炒蒲黄 10 克。中成药：云南白药。

5. 慢性萎缩性胃炎怎样治疗？

有些胃病患者，本来没有什么症状，但一经胃镜检查，诊断为萎缩性胃炎，就如判了死刑，精神十分紧张，饭菜不香，睡觉不安，腹痛、腹胀症状明显加重，到处求医看病，这主要是对萎缩性胃炎了解不够所致。

前面已经提到，慢性萎缩性胃炎是一种稳定性较大、发展缓慢的慢性病，并没有什么可怕的。一旦被诊断为慢性萎缩性胃炎，首先要保持精神上的乐观，生活规律，避免饮酒、吸烟。其次，应根据萎缩的程度不同而区别对待。萎缩性胃炎分为轻、中、重 3 级，并多少伴有肠上皮化生或不典型增生。对轻度无症状的萎缩性胃炎患者，可不服药；有症状者，予药物对症治疗。中度以上，尤其是重度萎缩伴有重度肠上皮不典型增生或化生者，因癌变可能性增大，要高度警惕，密切随访。

对萎缩性胃炎的随访，主要靠纤维胃镜检查，故定期胃镜观察，就显得十分重要。一般对轻度萎缩性胃炎患者，可 1 年至 1 年半复查 1 次；重度萎缩性胃炎，3 个月至半年复查 1 次；怀疑恶变时，应及时手术治疗，以免失去治疗时机。

6. 慢性胃炎检查方法

胃镜能直接观察胃黏膜，在慢性浅表性胃炎可见到胃黏膜呈点状、片状、条状发红，黏膜水肿及粘稠性黏液；在慢性萎缩性胃炎能见到胃黏膜色泽变淡，胃黏膜变薄使黏膜下血管显露等。

胃镜能对慢性胃炎的可疑癌变部位做活检，以求早期发现胃癌。

上消化道钡餐造影是通过口服钡剂，在X线荧屏下观察由钡剂勾勒出的胃轮廓及胃黏膜皱襞的改变，并不能真正看到胃黏膜，因此准确性不如胃镜。

胃电图仪适用于胃病病状明显者，检查时无痛苦，但仅准确诊病症，并不能真正看到胃黏膜，因此，准确性不如胃镜及钡餐。

7. 慢性胃炎合并胃溃疡治疗方法

胃溃疡经常和慢性胃炎同时存在。1965年，有人于75个因胃溃疡切除的胃中，发现其中有65个合并慢性胃炎。其胃炎自幽门向近端扩展，幽门腺区常广泛受累，并可累及胃底腺区域。而且这些病例的慢性胃炎较十二指肠溃疡病例的慢性胃炎更加广泛和严重。此外还发现胃溃疡经常位于慢性胃炎的区域内，一般说来，溃疡在胃内的位置越高，胃炎损伤的范围也就越广泛。动物实验也证明了有胃炎的黏膜易发生胃溃疡。这些发现均支持这样一个概念，即胃溃疡病发生在慢性胃炎的基础上。许多胃溃疡病人有慢性萎缩性胃炎。

慢性胃炎可分为原发性和继发性两类，原因不明者属原发性，合并胃溃疡、胃癌及做过胃手术者为继发性。原发性又分为浅表、萎缩及肥厚3型。关于肥厚性胃炎的问题，多年实践的结果未能用活组织检查证实，故不常用。萎缩性胃炎又可分为A、B两型，其依据是：壁细胞抗体阳性，炎症主要在胃体部者为A型，壁细胞抗体阴性，炎症主要在胃窦部者为B型。据统计，B型中有约6%的癌变率，而A型无1例癌变。慢性萎缩性胃炎也是一个半生理状态，50岁以上的人群中，多半或轻或重的都有萎缩性胃黏膜的改变。萎缩性胃炎时，炎症变化可波及黏膜全层；腺体数目减少甚至消失是另外一个主要病变；可见肠上皮化生，轻者只有少量的杯细胞，重者可见大量典型的肠绒毛上皮，黏膜变薄但黏膜肌层增厚。萎缩性胃炎时胃酸含量明显降低，空腹常无酸。胃镜下萎缩性胃炎有两个突出表现：①颜色改变，多呈灰、灰白、灰黄、灰绿色，萎缩范围内可残留红色小斑。②因为胃黏膜变薄加之注气膨胀，黏膜下血管网可以显露。

当胃溃疡与萎缩性胃炎同时存在时，治疗上要二者兼顾。由于萎缩性胃炎大都胃酸明显降低，故治疗时应尽量避免使用较强的抗酸药物，如甲氰咪胍、雷尼替丁、洛赛克等，以防止加重胃黏膜的萎缩。其它治疗上并无矛盾，重要的是对于这类病人，特别是40岁以上的病人要密切随访，定期胃镜复查，以防止癌变的发生。国内大量数据观察已表明，萎缩性胃炎的癌变率是很高的，应引起患者及临床医生的高度重视。

摘自“健康报”

8. 慢性胃炎的自我保护

人们常说“人食五谷杂粮，孰能无疾”，而饮食入口，首先影响的就是胃，胃黏膜血管丰富，具有对食品的贮存、消化和运送功能．所以饮食不调是引起胃病的重要因素。慢性胃炎是一种十分常见的消化道疾病，以胃黏膜的非特异性炎症为主要病理变化，根据胃黏膜的组织学改变，可分浅表性、萎缩性、肥厚性。临床上共有的症状为：上腹部闷胀、疼痛、嗳气频繁、泛酸、食欲减退、消瘦、腹泻等症。

由于在慢性胃炎发病中饮食因素占有重要地位，因此养成良好的饮食习惯是防治胃炎的关键，这也是与其它疾病不同的地方。总的来说进食时做到以下几点，慢性胃炎已治愈了一半。

（1）宜嚼　细嚼慢咽，可以减少粗糙食物对胃黏膜的刺激。

（2）宜节　饮食应有节律，切忌暴饮暴食及食无定时，早餐应规律足量服用。

（3）宜洁　注意饮食卫生，杜绝外界微生物对胃黏膜的侵害。

（4）宜细　尽量做到进食较精细易消化、富有营养的食物。

（5）宜清淡　少食肥、甘、厚、腻、辛辣及不易消化等食物，少饮酒及浓茶。

对于较严重的慢性胃炎，特别是萎缩性胃炎仅依靠注意饮食是不够的，应配合适当的中药治疗。中国中医在临床上运用中医“活血托疮”的治疗原则，以活血化瘀来改善胃内血流循环，以消炎解毒来解决胃内炎症，配合正确饮食，对治愈慢性胃炎是有帮助的。

9. 慢性萎缩性胃炎的治疗

慢性萎缩性胃炎是一种以胃黏膜固有腺体萎缩为病变特征的临床常见疾病，常见上腹部隐痛、胀满（进食后更甚）、烧心、食欲不振、嗳气等症状，没有特异性，胃黏膜活检是最为可靠的诊断方法。中医临床接诊的病例一般都已经明确了诊断。有人说慢性萎缩性胃炎相当于中医所称的“胃痞”、“虚劳”、“胃脘痛”等，个人意见这样的对号入座既无必要，也不妥当。如果诊断明确，径直称“慢性萎缩性胃炎”即可，换个中医名称，对临床辨证和治疗似无帮助。

目前西医对慢性萎缩性胃炎的治疗主要采用保护胃黏膜、抗幽门螺杆菌、增强胃动力以及止痛等对症治疗，此外缺乏有效的治疗手段。本人认为，中医药对本病的治疗不只是补充方法或曰替代方法，而应该作为主要的手段，因为无论是改善症状，还是纠正病变，中医药治疗的效果都是肯定的和显著的。

（1）慢性萎缩性胃炎基本病变

按个人见解，慢性萎缩性胃炎的病变以正虚为本，包括气虚、阳虚和阴虚三种基本病变。三种基本病变往往互相交错，表现为气阳虚、气阴虚、阴阳两虚等正虚类型。另一方面，本病还可能存在湿浊、宿食、瘀血、火热、水饮、气滞等邪气因素，使其病变呈现较为复杂的状况。

（2）基本治疗原则和方法

本病的基本病变是胃黏膜固有腺体的萎缩，在治疗上要抓住两个方面的关键：一方面阻止腺体的进一步萎缩，一方面促进胃黏膜和腺体的生长和再生。这两种方法都是根本性的治疗。

①阻止胃黏膜腺体萎缩：胃黏膜腺体萎缩的主要原因之一是胃黏膜的慢性炎症，而在腺体萎缩出现后，胃黏膜的慢性炎症依然存在，所以抑制胃黏膜的慢性炎症就能够阻止腺体的进一步萎缩。按笔者个人的见解，本病腺体萎缩是正气虚弱的表现；而充血、水肿、糜烂等炎性病变在中医看来则属于湿浊、火热、凝寒、瘀血、水饮、气滞、宿食等邪实现象。根据这一认识，在抑制胃黏膜的炎症时，就要根据具体病情，分别应用祛湿、清热、化瘀、散水、行气、消食的方法。笔者习惯应用芩、连、姜、夏、枳、芍等物，增减剂量，随症治之。药物不多，但一药多效，对其病变的作用可谓面面俱到。无论胃黏膜炎症的原因是什么，都能产生较好的抑制效果。若再根据邪气轻重酌加药味，可以更臻熨贴。

②促腺体再生：促进胃黏膜和腺体的生长和再生更是慢性萎缩性胃炎的治本之法。抑制胃黏膜炎症可以消除导致腺体萎缩的原因，阻止病变的进一步发展，但是却难以使已经萎缩的腺体再生，难以促进腺体增生。腺体萎缩是正气虚弱的表现，应该用扶正之法。四君、理中、益胃、归脾、黄芪建中等方

剂，都可以随症选用。临床上习惯应用黄芪、党参、甘草、白术、当归、地黄等物。根据经验和认识，黄芪、党参、白术、甘草、当归、地黄等药所组成的方剂具有非特异性的促组织再生作用，对机体所有组织细胞，包括皮肤、肌肉、神经、骨质、黏膜、血细胞，它都具有促生长、促再生活性。临床观察到，它对萎缩变薄的胃黏膜和萎缩的胃壁腺体有促再生作用。治疗慢性萎缩性胃炎一定不要忽略了选用这些药物，不要为可能存在的湿、热、瘀等邪实的标象所迷惑，弃而不用。在应用这些药物时，一定要注意剂量，既要注意其绝对剂量，也要注意其相对剂量。古人说“中医不传之秘在于剂量”，这话是有一定道理的。某处方中用没用某种药物，这只是决定疗效的一个方面的因素，还有一个重要方面的因素是用够了没有，用了适当的剂量没有。在该补气的情况下，芪仅10克，草仅3克，何用之有？在用补益药物促腺体再生时，如何应用监制药物也很重要。参、芪、术、草、归、地等物若用之不当，有可能导致“补而致壅”或“气增而热”等副反应。如果谙熟配伍之妙，选用适当的药物监制之，患者服起来便无不适。仲景用苓制术，东垣用橘制芪，古人经验甚多，值得学习和借鉴。妥善处理兼挟的邪气也能避免副反应。有湿祛湿，有水消水，有热清热，有寒散寒，补药之用，何弊之有？如何增损药物剂量，如何选用祛邪药物和监制药物，凡此俱与医者辨证以及用药水平相关。

脉诊、色诊、舌诊等四诊结果对于准确辨证大有帮助。面无热色，面色萎黄，舌色淡，脉软、细、弱，形气不足，这些脉症都高度提示要注重补益。它们的存在不仅是局部的现象，而是全身状况在局部的反映。年龄大者，正气多虚。一般来讲，这些征象说明整个机体的修复与再生机能都是相对低下的，应该补而助之。

③常见症状的对症治疗：疼痛可以选用金铃子散、良附

丸、左金丸、芍药甘草汤、桂枝甘草汤、草豆蔻等；痞满可以选用木香、砂仁、枳实、厚朴、茯苓、丁香、白豆蔻，大抵辛香药物都具有促胃动力、促消化作用。泛酸、烧心可以选用煅瓦愣子、乌贼骨、茯苓、瓜蒌、左金丸、芍药甘草汤、栀子甘草汤等；纳差可以选用丁香、木香、砂仁、生姜、二芽，以及三棱、莪术等。适当的对症治疗对于治本大有帮助。

摘自“中国胃病网”

10. 怎样预防胆汁返流性胃炎？

胆汁为什么会发生返流呢？正常情况下，幽门口是收缩关闭的，当胃内食物经胃蠕动排入十二指肠时，幽门口舒张开放，食物排空后，幽门口又收缩关闭，从而可防止胆汁返流入胃。但当出现下述情况时，诸如胃部分切除术后，施行过迷走神经切断和幽门成形术、胃肠吻合术后，进行过胆囊摘除术，先天性幽门口关闭不全和中老年人脏器发生了生理性退行性改变等，可破坏幽门口的“把关”作用，于是就可发生胆汁返流。

胆汁返流是怎样造成胃黏膜损伤的呢？胆汁返流（更确切地说，是混有胆汁的十二指肠液返流）时，十二指肠液中的胆汁（内含胆酸）、胰酶和卵磷脂等可破坏胃黏膜的屏障作用。缘由是，胆酸可溶解胃中的黏液（黏液有保护胃黏膜作用）和破坏黏膜表层细胞，这样就导致了胃酸直接刺激胃黏膜使之受损；进入胃内的胆汁，还能激活卵磷脂 A，使卵磷脂变为溶血卵磷脂而破坏细胞膜；另外，当碱性的十二指肠液与酸性的胃液中和，胃窦 pH 值（酸碱度）接近中性时，可激活胰酶引起胃黏膜损伤。还有，胆囊切除后此病的发病率也增高（有人报告，60% 的本病患者有胆囊切除史），这与十二指肠内一天 24 小时都有胆汁不间断地流入有关（正常胆囊时，胆汁是餐后定时进入十二指肠的）。

饮食疗法饮食要清淡，不吃油腻食物，以免刺激胆汁分泌增多，加重返流和病情。应细嚼慢咽，忌暴饮暴食。避免饮酽茶、烈酒、浓咖啡和进食辛辣、过冷、过热和粗糙食物。

去除某些加重病情的因素，包括戒烟、避免情绪紧张和不服用对胃黏膜有刺激的药物。

11. 治疗胆汁返流性胃炎新法

胆汁中的胆酸盐、碳酸氢盐，十二指肠液中的卵磷脂、胰蛋白酶类等，如果安安分分呆在十二指肠中，原是消化脂肪、蛋白质必不可少的“成员”；如果它们因各种原因倒（返）流到胃内，就成了一群地地道道的“破坏分子”，临床上将其引起的胃炎称为胆汁返流性胃炎。因为返流流体呈碱性，也称为碱性返流性胃炎。药物治疗胆汁返流性胃炎，有如消灭“入境之敌”。为便于记忆，不妨将其最新治疗方法称为几种“打”法：

关门法

原来在胃和十二指肠交界区有一压力增强的环形肌肉圈，医学上称之为幽门括约肌，平时它紧闭着，不让十二指肠内的流体（包括胆汁）返流入胃，只在胃中食物已消化完毕时，才适时开放，使食糜得以进入肠内进一步消化。如果各种原因使幽门括约肌压力下降而关闭不严，或十二指肠出现了逆向蠕动，坏分子们得以乘隙而入，酿成病变。

驱逐法

胆汁等一旦进入胃内，如能加强胃的蠕动，使这些“不速之客”没有和胃黏膜接触的机会就被赶出“大门”，自然就不会损害胃黏膜；同时还能加强十二指肠的正向蠕动，减少其病态的逆向蠕动，有利于胆汁返流性胃炎的治疗。

12. 浅谈胃炎的预后

一般而言，消化性溃疡的预后较好，但如果产生并发症，则有可能带来严重的后果，常见的并发症有：溃疡大出血、穿孔、顽固性难治、幽门梗阻、癌变倾向。出现这些并发症手术治疗可能势在必行。

如果及时早治疗，严格遵医嘱服药，能持续地使自己饮食适度，不再吸烟，那么，不用动外科手术，溃疡治疗的希望就可大为增高。在大多数情况下，以外科手术治疗胃溃疡，其痊愈效果是彻底的，并且是持久的。

患者年龄越大，消化性溃疡的危险性越高。

如果患消化性溃疡而不加治疗，你的体重会严重减少。由于疼痛而减少饮食所造成的营养不良、食欲不振，或者是以上两种症状都会使你容易遭受感染。反复发作胃溃疡也有可能会造成幽门狭窄，或者是会发生恶性转变，变成了胃癌。

因此，出现下列情况必须就医：

（1）面色苍白、黑色或柏油样大便、呕吐咖啡样物等；

（2）同样服药的情况下，病情（主要是疼痛）没有得到控制，反而加重；

（3）腹泻或呕吐伴有严重口渴、尿少；

（4）五十岁以上的患者，近期明显消瘦。

13. 胃炎的科学治疗

（1）手术疗法：适应于长期、严重、年龄较大患者、有大出血或穿孔倾向、瘢痕收缩梗阻、有癌变倾向的消化性溃疡，通常采取部分或大部分胃切除的方法，这种手术已经很成熟。

（2）辅助疗法：

①发作期间注意安静休息和保证充足睡眠。

②保障合理的营养，定时有规则地进餐或少吃多餐，限制或禁止咖啡、茶、酒、烟等，谨慎服用牛奶、酸性食品或饮料。发作期可以考虑多食容易消化的食物，如有胃出血应考虑进食流质。

③保持心情舒畅，合理处理生活或工作压力。

④谨慎服用自备的各种解热镇痛药品。

⑤进行适度的身体锻炼。

14. 急性糜烂性胃炎的治疗方法

（1）纠正休克，补充血容量，输血，输液，纠正脱水及电解质失调。

（2）胃内灌注或口服止血药。

①插胃管，清除胃内积血，用冰冻生理盐水洗胃，或于每250mL冰冻生理盐水中加入去甲肾上腺素4～8mg，可反复冲洗到出血停止。亦可于胃管中灌注孟氏液。

②口服凝血酶及去甲肾上腺素，去甲肾上腺素浓度与胃管灌注相同，每次口服60～100ml，2～4小时/次。

（3）制酸药　包括碱性药中和胃酸。

（4）可由胃镜下应用微波及高频电凝止血。

（5）治疗原发病，积极治疗创伤，感染，停用加重胃黏膜损伤的药物。

（6）预防　应用非甾体类抗炎药，加用碱性药物或前列腺素制剂。

（7）手术治疗　内科治疗无效，少数患者需做胃次全切除，选择迷走神经切断手术。

15. 胃病的预防

胃病是常见病。胃病的种类很多，最常见的有急、慢性胃炎，胃、十二指肠溃疡病。胃病常见的症状有：上腹（心口）疼痛、打嗝、恶心、呕吐，食欲减退，有时可伴有腹泻。这时最好请医生诊断清楚，然后根据胃病的性质，合理安排饮食，并在医生指导下适当服药治疗。为了预防胃病的发生，饮食要有规律，不要暴饮暴食，节制饮酒，少吃刺激性的食物。

急性胃炎起病急，症状重。病人的饮食应以米汤、藕粉、稀粥等流质食物为主。病情好转后可给面条、软饭。慢性胃炎病程比较长，营养治疗十分重要。病人的饮食要多样化，食品要细、软，避免生、冷、油炸、酸辣、硬质等刺激性的食品。慢性萎缩性胃炎的病人应增加补血食品。

如猪肝、猪血和深色蔬菜等。溃疡病人应注意定时定量，少食多餐，可以根据病情每天进食4～6餐。

16. 消化性溃疡日常康复保健

较实用的康复保健主要措施有以下方面：

（1）心理疗法

一般来说是指医务人员应用心理学的理论和方法，对消化性溃疡患者采取相应的心理治疗技术和措施，包括病人在觉醒状态下的说理治疗和暗示治疗，催眠状态下的暗示治疗、精神分析治疗、行为矫正治疗等。可以说，心理疗法是医务人员用心理学的方法，去改善病人的心理情绪，调整不良的生活方式和行为，使病人树立战胜疾病的信心，从而促进疾病的痊愈。

（2）饮食疗法

饮食疗法是消化性溃疡康复保健的基本措施之一。通常在保证供给消化性溃疡患者足量的碳水化合物、蛋白质、脂肪与维生素等营养物质的同时，通过饮食调节减少胃酸的分泌，并使病人养成良好的饮食习惯，以有利于溃疡病的康复。

（3）运动疗法

运动锻炼有利于消化性溃疡病人的康复。消化性溃疡病人参加适当的体育锻炼、体力劳动及文娱活动，可调节神经系统的功能，改善血液循环，包括改善胃、十二指肠的血液循环，增强消化系统的功能，促进消化性溃疡病人的痊愈。

（4）物理疗法

利用各种物理因素作用于人体，以治疗疾病达到促进康复的方法，称为物理疗法。在消化性溃疡的康复保健中，主要是应用天然或人工的物理因子，如声、光、电、磁、水浴等，进行康复治疗，引起体内一系列生物学反应，从而改善机体的功能，促进胃、十二指肠溃疡病灶的愈合。

（5）音乐疗法

音乐疗法主要是通过音乐艺术途径，来影响人体的生理功能，以达到治疗心身性疾病的一种康复保健方法。音乐疗法是音乐艺术与医学、心理学、物理学等多种学科交叉综合的应用，可以改善血液循环、调节神经内分泌系统的功能，增强消化功能，促进机体代谢，对消化性溃疡的康复治疗有一定作用。通常将音乐疗法归属于物理疗法中声疗法的范畴，也有人将其归属于心理疗法的范畴。

（6）药物疗法

消化性溃疡患者除应用必要的抗溃疡药物以外，为促进康复、避免复发及减少并发症的发生，还可以选择一些必要的保健药物服用。

摘自“放心医苑网”

17. 胃脘痛家庭治疗

（1）揉内关：用拇指揉按，定位转圈40次，两手交替进行，疼痛发作时可增至200次，以局部胀痛温热为宜。此法可健胃行气，解痉止痛。

（2）点按足三里：以两手拇指端部点按双侧、足三里穴，平时40次，痛时可揉200次左右。手法可略重。

（3）揉按腹部：两手交叉，男右手在上，左手在下；女左手在上，右手在下。以肚脐为中心揉按腹部划太极图，顺时针40圈，逆时针40圈。本法可止痛消胀，增进食欲。多称摩腹疗法。

18. 胃病的预防与治疗

酸多伤脾，咸多伤心，辛多伤肝，苦多伤肺，甘多伤肾，所以我们在日常生活中，对五味服用必须以淡薄为要，五味淡薄能令人神清气爽。食物不可过多，贵在饱和，食多饱塞，必难消化，徒损暗伤以招疾患，相反若常不饱者，则胃必不受伤害，而早晚必溲便按时，精华和凝，上下津液调和，神藏内守，荣卫外固，其邪毒不能犯，疾病则无由生。

现在社会胃病特别多，因食物千万花样诱人，冷食冷饮名目众多，热食及各种酒，撩人眼目，不知不觉中贪食贪饮而伤胃尚不知，一旦发觉，已是病深而难医了。所谓病向浅中医亦下下策矣。医病不如防病，这是最紧要的。现在介绍一般人常患胃病的单方，以供有缘人用之。

生姜——是价廉而普通的食物，人们都用来作食物调料，因为姜含有姜油酮、姜酚、姜油醇，所以姜有其特殊的辣味和香味，它除了调味和增进食欲之外，在医药上对健胃和发汗的功能极为重要。生姜中还含有挥发油、姜辣素、姜烯、芳樟醇、天门冬素等物质。

在药用上，姜因加工不同而有生姜、干姜、黑姜（炮姜）三种，对病而治用，干姜味辛、性热，偏于温中散寒或温肺化痰之用。更可用于脾腹痛、呕吐、泄泻及肺寒咳嗽，痰多清稀等症。生姜则味辛，性微温，偏用于解表、止咳、温中止呕、以及驱风散寒、解毒、发汗温胃等用。炮姜则用于温经散寒止血。另外，姜皮则有散水消肿之功效。生姜中的姜辛素具有抑制葡萄球菌、皮肤真菌等微生物的活动与繁殖作用，吃生姜又可促进胃液分泌，达到保胃和增加食欲的作用，另一功能是防腐保鲜、能解腥味异味，是日常生活中不可少的主菜配料。

近代科学的研究发现，生姜含有一种特殊物质，其化学结构与阿斯匹林中的水杨酸接近，经提取后，稀释做成血液稀释可防止血液凝固，效果特佳。生姜还可调节前列腺素的水平，而前列腺素在控制血球的粘度及凝聚力方面有重要作用，生姜汁在一定程度上能抑制癌细胞的生长。生姜因性辛辣而热，故不可久食多食，在《本草纲目》中明确指出“食姜久，积热患目”，故医圣李时珍认为切忌大量吃姜。

北宋时代大文豪苏东坡，曾记述一段钱塘净慈寺一位八十余岁的老僧，其面色如童子，目光炯炯有神，精力过人，东坡问何以健康如此，老僧答曰服食生姜四十年，故体健不老。《论语乡党》中记载，孔老夫子与门人的对答说："不撤食姜，不多食"，也就是说食不离姜，但不多食，可见生姜也是延年益寿的好食品。

胃，在人体内居心脏的旁边，在肋骨最下一层附近，外皮浅红色，像层层的天鹅绒，形状大小很像小芋，其功能专为人体储存食物，帮助消化，特别是消化蛋白质，并将蛋白质分解为多类，胃与小肠是有连带关系的，小肠对胃来说才是真正的消化助手，小肠将胃分解后的碳水化合物、脂肪与其它食物消化掉，处理胃善后的工作。胃的内膜是由三千万条腺壁所组成，每日要分泌三升多的胃液，这些胃液主要是盐酸，而盐酸再刺激其它的分泌，如胃蛋白酵，若胃中的蛋白酵不够多，则人们吃的肉类食物就不能消化。胃对淀粉质食物如马铃薯等消化最快，肉类食物的消化时间较长，对蔬菜类叶子多的蔬菜消化时间则更长，如菠菜的消化时间约需要二十二小时，而我们吃一餐饭的食物，消化工作约四小时，油腻的食物如涂油的烤面包，油煎蛋及咸肉等脂肪性食物，也需要六个小时。

胃的温度通常保持摄氏 34～37 度，约 F（华氏）85 度，如果我们吃了冷冻的食物，会使胃内的温度骤降十度上下，所以特别是年纪大或体弱的人，吃冷冻食物必须要小心。对喜肉食的人更应注意，因为太多的脂肪会刺激十二指肠，产生荷尔蒙，因为十二指肠不能一次消化太多的脂肪，要知道十二指肠只有三十厘米长，所以十二指肠很容易溃疡其原因在此。

另外，人的情绪对胃的反应与刺激特别厉害，当我们兴奋时面部发红，而整个胃也变红；当我们紧张或恐惧时，面如灰色，而胃也随着变成灰色，当我们看到剧烈或刺激令人兴奋的拳击赛或球赛时，胃内的分泌会随剧烈的收缩增加三至四倍，当我们闻到香味的食物时，胃也会立刻收缩；遇到悲伤或不高兴事时，胃分泌也会随着情绪的落寞而停静下来，所以当我们感到又饱又胀不舒服时，最好别再吃东西了，等待胃酸分泌量少了，胃内的黏液增多修补人情绪反应的伤口后再进食，否则，因胃神经的运作能影响我们的大脑，严重时能令人变得痴呆。切不可忽视。

另一个要特别留心的是胃酸过多，因为胃酸过多是造成胃溃疡的主要原因，少吃多餐是治疗胃酸的好方法。另一有效的方法是服苏打片，但苏打片也有坏的一面，若服食过多，苏打在血液中会引起碱中毒，给肾脏带来不好的影响，这比酸中毒更可怕，所以我们要小心护理，少吃刺激性的饮料与食物，如吸烟、饮烈酒、尼古丁、咖啡、胡椒，芥末等，这些都是容易充血和伤害胃内壁的杀手，所以切莫忽视了胃，要知道我们人体的肥胖症、瘦骨症及相关人体内心、肝、脾、肺和肢体的各种病，无不是经由胃而产生的。

在中医经典《灵枢·师传篇》说："食饮者，热无灼灼，寒无沧沧"，告诉我们，饮食不可太过寒热。又说："饥而不食，则精气乏竭，……饮食自倍，肠胃乃伤"。这更告诉我们，不可太饥，太饥会影响身体，饮食过量又会导致消化不良，胸腹胀满痛等病。

摘自"放心医苑网"

19. 胃病的日常护理

现代生活节奏的加快，人们对饮食的不规律，胃病发生率越来越高。胃病，正确的名称应为消化性溃疡。俗话说"胃贵在养"，患有胃病的人，除了药物使用外，饮食自疗也很重要。下面推荐三种食疗配方。

益脾饼

配方和服法：红枣 500 克，煮熟去皮核。取枣肉 300 克，鸡内金60克、生白术120克、干姜粉60克；将鸡内金、白术洗净，以文火焙干，研成细末，加入干姜粉和枣肉，同捣如泥，制成小饼，放入烤箱内烘干，取出放入塑料食品袋内备用。该饼色、香、味俱佳，空腹当做点心，餐后充当零食，细嚼慢咽，有滋有味，不仅病者爱食，小儿也喜欢吃。

功效：大枣味甘，能温补脾、益气养血。现代医学证明：大枣富含蛋白质和维生素C，蛋白质是溃疡创面修复所不可缺少的材料；维生素C能增强机体对疾病的抵抗力。鸡内金甘涩性平，能健胃消食。白术补脾益气，燥湿利水。综观全方，具有补脾温中、健胃消食的功用。

适应症或禁忌：仅适用于消化性溃疡病尚无出血，中医辨证为脾虚寒型者，表现为：胃痛绵绵，喜温喜按，纳食减少，神疲乏力，大便溏薄，四肢不温。若脾脘灼热疼痛，烦躁易怒，泛酸嘈杂，口干口苦，属于肝胃郁热型者，则不宜食本饼。

桃仁粥

配方和服法：桃仁、生地各10克，桃仁浸泡后，去皮弃尖，二药洗净后加入适量冷水，武火煮沸，改文火慢煎。30分钟后，除去药渣，将100克粳米洗净加入药汁中煮粥。粥熟加入桂心粉（药店有售）2克，红糖50克。粥的稀稠可根据个人嗜好掌握。每次食1小碗，每天3至4次，该粥汤色红亮，米烂出油，香甜可口，口感滑利。

本方功效，中医认为："痛则不通，通则不痛"。桃仁可活血化瘀，润肠通便；生地能滋阴清热、养血活血；桂心、红糖能温通血脉而止痛；粳米味甘性平，能益脾和胃，含有蛋白质、脂肪、糖类、钙、铁和维生素B_1等；红糖不仅能供给热量，又富含铁质。蛋白和铁质是造血的主要原料。综观全方，具有祛瘀通经、活血止痛、滋养脾胃之功效。

适应症和禁忌症：本粥适用于消化性溃疡出血停止后或无发生出血者，中医辨证为瘀血内停型，表现为胃脘痛如针刺，痛处固定不移，舌质紫暗或有瘀斑。若溃疡活动出血时，则禁食本粥。

鲜芦根粥

配方和服法：新鲜芦根100克、青皮5克、粳米100克、生姜2片。将鲜芦根洗净后，切成一厘米长的细段，与青皮同放入锅内，加适量冷水，浸泡30分钟后，武火煮沸，改文火煎20分钟。捞出药渣，加入洗净的粳米，煮至粳米开花，粥汤粘筒。端锅前5分钟，放入生姜，一日分2次温服。该粥粳米的醇香与芦根的清香结合，食起来滑利可口，另有一番滋味。

本方功效：芦根清热养阴，青皮行气止疼，生姜和胃止呕，粳米养胃益脾。以上诸药配伍得当，共达泄热和胃，养阴止痛之功效。

适应症和禁忌症：该粥适应于消化性溃疡病。中医辨证为肝胃积热型者，表现为胃脘灼热疼痛、烦躁易怒、泛酸嘈杂、口苦口干。若胃脘痛畏寒喜暖，大便溏泄，则不宜服此粥。

一般饮食起居宜忌：

消化性溃疡病饮食上宜食易消化又有健脾益胃作用的食物，发作期宜少食多餐，以软食为主，如软饭、面食、稀粥、藕粉、豆浆、橘子等。平时饮食应有规律，忌食生冷、干硬和煎炒油炸的食物，如：生萝卜、柿子、油炸花生米、炸焦鱼、烧鸡等，亦不宜饮酒、浓茶和咖啡，这些可使胃酸增多，影响溃疡愈合。胃酸过多者，不宜食过酸的食物，如醋、话梅、柠檬、酸苹果，辣椒、芥末、胡椒等刺激性食物也不宜食之，它们可刺激溃疡病，引起上腹痛。过去认为牛奶餐可缓冲胃酸，曾经作为一种治疗的方法，但目前认为牛奶的缓冲作用不强，而且，由于其含蛋白质多，可刺激胃增加胃泌素的分泌，餐后反而使胃酸的分泌增加，故牛奶餐或高蛋白质饮食对消化性溃疡是不适宜的。此外，生活要有规律，避免过度疲劳和精神紧张，一般发作者，可边工作边治疗。若发作频繁、疼痛过剧，则应休息或入院治疗。

摘自“中国胃病网”

20. 让你的胃保持温暖?

人体受到寒冷刺激后，胃酸分泌增加，胃肠易发生痉挛性收缩，自身的抵抗力和对气候适应性均有所下降，因此，每年寒冬都是胃病的高发期。患有慢性胃炎、胃溃疡的朋友，更应格外小心，以防旧病复发。具体而言，要注意以下几点：

调节情志：现代医学研究表明，胃炎、胃及十二指肠溃疡等疾病的发生、发展与情绪密切相关，愤怒、抑郁等不良情绪会引起或加重各种胃病的发生与发展。所以，要保持精神愉快，情绪稳定，避免紧张、愤怒、焦虑等不良情绪刺激，注意劳逸结合，防止过度疲劳。

注意保暖：秋凉之后，昼夜温差变化大，患有慢性胃病的人要适时增添衣服。同时，夜晚睡觉要盖好被子，以防因腹部受凉而导致胃病复发或加重。此外，平时还应加强体育锻炼，提高机体的抵抗力，增强人体对季节的适应性，从而减少胃病的发生。

注意饮食：当摄入不洁净或者变质的食物时，非常容易引起急性肠胃炎。此外，各种胃炎、胃溃疡的发生与幽门螺旋杆菌的感染有着密切的关系，这种细菌可以通过不洁的餐具、牙具、食物进行传染。因此，一定要把好“病从口入”这一关。还要做到细嚼慢咽，以利于食物的消化吸收。切忌暴饮暴食，避免损伤胃的自我保护机制。不要睡前进食，否则会因胃酸分泌过多而诱发胃溃疡。与此同时，应避免过多食用对胃黏膜有损伤的食物，如油炸食品、辣椒、芥末、浓茶、浓咖啡、酒及过热、过甜的食物。

禁烟限酒：有统计表明，吸烟者患消化性溃疡的危险性要比不吸烟者高一倍，且患病率与吸烟量有密切关系。随访中也发现，吸烟者溃疡的难以愈合率和复发率都比不吸烟者高得多。因此，胃炎、胃溃疡患者务必戒烟限酒，以利于胃炎、胃溃疡的愈合和防止复发。

除了注意上述几点之外，如果出现嗳气、返酸、胃痛等症状，应尽快去医院诊治，把胃病消灭在萌芽之中。

21. 脾胃中医保养要诀

人到老年，脾胃功能日渐衰退。中医学认为，胃、脾是脏腑气化升降的枢纽，为气血生化之源。“动为纲，素为常，酒少量，莫愁肠”则是保养脾胃的四大要诀。

动为纲

指适当的运动可促进消化，增进食欲，使气血充足，精、气、神旺盛，脏腑功能不衰。老年人要根据各自的实际情况选择合适的运动锻炼方式。

素为常

少吃油腻的食物，多吃蔬菜。日常饮食应以清淡为主，以便清理肠胃。进食要温凉适当，以免热伤黏膜，寒伤脾胃。

酒少量

不要嗜酒无度，以免损伤脾胃。

莫愁肠

中医认为，思虑过度易伤脾胃。久之会气血生化不足，使精神疲乏、心悸气短、健忘失眠、形体消瘦，从而导致神经衰弱、肠胃神经官能症、溃疡病等。所以，必须注意性格、情操及道德的修养，做到心胸豁达，待人和善。遇事不要斤斤计较、苦思冥想，更不要对身外之物多费心思。

摘自“放心医苑网”

22. 胃病的防治

一些基本认识

（1）先要对胃有个正确的认识和了解：胃和肠子是身体

消化系统的主要器官，担负着对食物的消化和吸收的功能。胃是以初步消化的作用为主，它分泌胃酸、胃蛋白酶和黏液等消化酶，可以杀灭混在食物中的一般细菌，搅拌消化食物中的蛋白质和淀粉等营养物质。食物变成食糜后，逐步通过胃与十二指肠的连接部，即胃窦和幽门（十二指肠是肠管的开始部，有十二根手指横距那么长短），胆管和胰腺管都开口于十二指肠，分泌的胆汁与胰液进一步消化蛋白质、脂肪和淀粉。胃窦是个重要的部位，涉及它的病症比较多。

（2）胃是一个容器，可以容纳足量的食物，以待慢慢消化和吸收的进行过程。所以，它的构造结实而有弹性，它由内层的胃黏膜、中层平滑肌和外层的浆膜组成。胃黏膜由于直接接触消化液或异物，受食物冷热辛辣的刺激，常易损伤犯病。但是，胃黏膜的再生和恢复能力是十分强大的，小的破损两三天就会长好了。胃绝不是一个弱不禁风的组织，而是一个坚韧灵活并能耐受刺激的重要器官。

（3）胃和大脑神经的反应联系特别密切而敏感，我们情绪正常和高兴的时候，看见色香味美的饮食，唾液和胃液就会分泌，胃开始蠕动，准备接纳吞食的食物。而当人处于生气焦虑或情绪低落的时候，胃便放慢或停止蠕动和分泌的功能，人就没有食欲不想吃饭了。已经吃入胃的食物，也停止或松弛了消化机能，这是一种很自然的生理反应。但是，它往往是会产生胃病的直接原因或者成为间接的原因。胃不但和大脑密切联系，它本身的神经组织也特别丰富，有交感神经和迷走神经直接支配它，胃壁组织中还有壁丛神经网络对外部刺激做出反应。所以，胃对天气的冷暖，生冷或热烫的饮食都很敏感，胃黏膜的微血管会及时作出收缩或舒张的反应。

（4）胃的再生能力很强大，被手术部分切除了的胃，剩余部分可以在一两年内又再生扩长，恢复原有的一定功能。它是人体每天都要摄取各种食物和饮料的器官，它和肠子要不断地对食物进行消化活动，吸收营养，才能维持身体的新陈代谢，保证活动所需热量的供应来源。它和肠子又是对外开放的管道，每天接收各种食物饮料，用蠕动和消化液予以混合研磨，逐步推进，经过反复的消除化解有害成份，吸收有益的营养成份，在约六、七米长的胃肠管道中，最终完成消化和吸收的任务。可以说，它们既是海关前哨，又是后勤供应部门，任务十分繁重。

（5）食物在胃里消化过程的时间，按其性状而不同。比如水和饮料只需几分钟，米面等淀粉类食物约二、三小时，油脂性的饭菜就要四、五个小时了。这对我们的饥饱感觉和胃的饮食保养方面，是很重要的常识。

23. 十二指肠溃疡的治疗

大多数十二指肠溃疡经过内科治疗后都能好转或治愈。甲氰咪胍的应用使十二指肠溃疡的药物治疗又有了新进展。但尚有一部分病人最终仍需要外科手术治疗，如：①十二指肠溃疡合并严重并发症者，如大出血、急性穿孔、幽门梗阻、顽固性疼痛等；②内科治疗无效。如经过严格的内科治疗半年以上，包括规则服药和休息，症状仍严重以致难以坚持正常工作和生活者。此类病人常属慢性穿透性溃疡或幽门管部溃疡。③经 X 线证实十二指肠溃疡龛影较大，球部有严重畸形或溃疡已穿透至邻近器官者。④过去有过穿孔、大出血或幽门梗阻病史者，近来虽经治疗，症状仍严重者。

目前常用于治疗十二指肠溃疡的手术方式有：

（1）迷走神经干切断或选择性迷走神经切断　前者在贲门上方的食管段旁侧切断左右迷走神经干；后者则仅切断支配到胃的迷走神经分枝。此两类手术术后都将产生胃潴留。因此必须加做胃引流手术，例如胃空肠吻合术或幽门成形术。

（2）壁细胞迷走神经切断术　仅切断支配壁细胞的迷走神经纤维，保留胃窦部的迷走神经供应。手术后胃排空不受影响，故不必加做胃引流手术。

（3）迷走神经干切断加胃窦切除术　即切断迷走神经干加远端半胃切除。

（4）胃次全切除术　切除 2/3～3/4 的远端胃，相当于去除了 1/2 的壁细胞并切除了胃窦。残余胃按 Billroth Ⅰ式（胃十二指肠）或 Billroth Ⅱ式（胃空肠）吻合。远期效果良好，复发率仅 2%。胃次全切除术目前仍为国内治疗溃疡病的最常用术式，但尚有近期和远期并发症，有些并发症还相当严重。因此，就治疗十二指肠溃疡而言，如能熟练掌握壁细胞迷走神经切断术，它将会逐步取代传统的胃次全切除术。

24. 为何胃溃疡久治不愈

胃及十二指肠溃疡在临床治愈后经常复发。且多在治愈后一年内复发，这是什么原因呢?

不坚持服药　不严格遵守医嘱，频繁换服药物，或症状稍有改善立即停药，影响溃疡面愈合。有资料表明，胃及十二指肠溃疡治愈后，继续服药的复发率各为 10.9% 及 6.9%，而未能继续服药的复发率为 83.3% 及 92.9%，说明溃疡病在治愈后继续服药可有效地减少复发。

大脑皮层的不良刺激　精神紧张、情绪剧烈波动、过度劳累，均对大脑皮层造成不良影响，反射性地引起胃肠黏膜的血管痉挛，黏膜缺血，不利于食物消化和影响溃疡面的愈合。如溃疡病患者在治愈后不注意这些，复发率可达 93%。

生活无规律　胃、十二指肠溃疡在治愈后不注意生活和饮食规律，其复发率也在 90% 以上，如过饥、空腹时胃酸照常分泌，高浓度的胃液因无食物释稀、中和而侵蚀胃黏膜及溃疡面；过饱时加重了胃的负担。刺激性大、酸性、过冷、过热、粗糙食物等，都能对胃黏膜及溃疡面产生不良刺激。

某些药物刺激在胃及十二指肠溃疡治愈后，若服用伤胃药如强的松等肾上腺皮质激素、阿斯匹林等解热镇痛药、抗风湿药保太松等，会刺激胃黏膜及溃疡面，复发率在90%。

25. 溃疡病出血怎么办?

溃疡病出血治疗的原则是积极进行内科保守治疗，内科保守治疗无效时才考虑外科手术治疗。

（1）患者绝对卧床休息，尽量解除其顾虑和紧张情绪，与抢救无关的检查，均应延缓进行。注意保暖，必要时可采取头低位，以增加脑的血液供应。有焦虑或烦躁不安时，可肌注镇静剂。

（2）密切观察病情，注意血压、脉搏、呼吸、体温、小便量及一般情况。出血较多的患者，每0.5～1小时测量血压一次，每4～6小时查红细胞、血色素。

（3）血压偏低或休克时应予吸氧。

（4）出血期间一般不宜禁食，因食物可抑制胃的饥饿收缩使血液凝固，其次可中和胃酸，供给营养。应给予少量多次流质饮食，如牛奶、豆浆、蛋汤、肉汤等。如有恶心、呕吐可暂停饮食，待呕吐停止，即可恢复饮食。

（5）及时补充血容量，防治休克。输血的指征为：①收缩压低于12kPa（90毫米汞柱）；②脉搏120次/分以上；③血色素7克以下；④有休克体征。出血量在300毫升以下时机体可自身代偿，一般不必输血和输液；出血量在300～600毫升时，通过输液可以纠正血压，可以不输血；出血量在600毫升以上要尽快补充血容量。符合以上输血指征，输血宜早不宜迟。输血量可根据具体情况而定，每次输血300～400毫升，如血色素无回升，可再次输血。输血既可纠正休克，提高血色素还有止血作用。

（6）及时应用止血疗法。止血措施除开输血外，还有应用止血药。常用的各种止血药如维生素K_1、止血敏、止血芳酸等，也可用甲氰咪胍、雷尼替丁、法莫替丁、洛赛克等抑酸针剂止血，口服凝血酶或注射凝血酶原复合物止血等，亦可口服云南白药等中药止血，还可采用冰盐水洗胃等措施。

（7）在治疗溃疡病大出血过程中，必须注意检查和处理酸中毒及水电解质紊乱。大出血后，血钾、血钠丢失易引起电解质紊乱，同时也容易引起酸中毒。因此要注意及时补充和纠正。

（8）防止急性肾功能衰竭，保护心、脑、肾重要脏器的功能。大出血后血压下降，甚至休克，若未及时纠正，可影响心、脑、肾功能，如长时间休克可出现无尿，甚至肾功能衰竭。此时应在积极补液的基础上静滴20%甘露醇100毫升，以达到每小时尿量不少于30毫升。

（9）积极治疗溃疡病，预防最主要。

（10）若内科保守治疗不能控制出血者，应考虑行外科手术治疗。

26. 保护胃的十大忌

一忌精神紧张

一个人在紧张、烦恼、愤怒时，其不良情绪可通过大脑皮质扩散到边缘系统，影响植物神经系统，直接导致胃肠功能失调，分泌出过多的胃酸和胃蛋白酶，使胃血管收缩、幽门痉挛、排空障碍，胃黏膜保护层受损，造成自我消化，形成溃疡。长期抑郁、焦虑或精神创伤后，易患溃疡病。

二忌过度疲劳

无论是体力劳动或是脑力劳动，如果疲劳过度，都会引起胃肠供血不足，分泌功能失调，胃酸过多而黏液减少，使黏膜受到损害。

三忌酗酒无度

酒精本身可直接损害胃黏膜，酒精还能引起肝硬化和慢性胰腺炎，反过来加重胃的损伤。

四忌嗜烟成癖

吸烟可促使胃黏膜血管收缩，减少胃黏膜的前列腺素合成，这是一种黏膜保护因子。吸烟还能刺激胃酸和蛋白酶的分泌，加重对黏膜的破坏。

五忌饥饱不均

饥饿时，胃内的胃酸、蛋白酶无食物中和，浓度较高，易造成黏膜的自我消化。暴饮暴食又易损害胃的自我保护机制；胃壁过多扩张，食物停留时间过长等都会促成胃损伤。

六忌饮食不洁

幽门螺杆菌感染是胃和十二指肠溃疡的重要诱因之一，在溃疡病人中，该菌的检出率高达70%~90%，而溃疡病治愈后，该菌亦消失。溃疡病人可通过餐具、牙具以及接吻等密切接触传染，不洁的食物，也是感染的原因之一。

七忌晚餐过饱

有些人往往把一天的食物营养集中在晚餐上，或者喜欢吃夜宵或睡前吃点东西，这样做，不仅造成睡眠不实，易导致肥胖，还可因刺激胃黏膜使胃酸分泌过多而诱发溃疡形成。

八忌狼吞虎咽

食物进入胃内，经储纳、研磨、消化，将食物变成乳糜状，才能排入肠内。如果咀嚼不细、狼吞虎咽，食物粗糙，就会增加胃的负担，延长停留时间，可致胃黏膜损伤；另外细嚼慢咽，能增加唾液分泌，而使胃酸和胆汁分泌减少，有利于胃的保护。

九忌咖啡浓茶

咖啡、浓茶均为中枢兴奋剂，都能通过反射导致胃黏膜缺血，使胃黏膜的保护功能破坏，而促成溃疡发生。

十忌滥用药物

容易损伤胃黏膜的药物主要有三类：一是乙酰水杨酸类，如阿斯匹林；二是保泰松、消炎痛、布洛芬等非甾体抗炎药物；三是皮质类固醇等激素类药物。故应尽量避免应用这些药物，如必须用时，要控制剂量和疗程，最好在饭后服用。

摘自“谓大夫网”

27. 辨证治疗胃溃疡

瘀血停滞型

瘀血停滞型胃溃疡的主症：胃脘疼痛有定处，如针刺或刀割，痛而拒按，食后痛甚，或见呕血、黑便，舌质紫暗，或见瘀斑，脉弦或沉涩。其病机为瘀血停滞，阻于胃络。治法宜活血化瘀，通络止痛。方药宜失笑散合丹参饮加味：丹参24克，檀香10克，砂仁6克，生蒲黄10克，五灵脂10克，赤、白芍各10克，党参15克，香附8克，元胡10克，乌贼骨30克，三七粉6克（冲），甘草6克。疼痛较剧者加九香虫、化瘀定痛；兼气滞者加柴胡、枳壳疏肝理气止痛；血瘀日久，正气渐耗者加黄芪、白术益气健脾；兼呕血、黑便者加白及粉、云南白药化瘀止血。

胃阴亏虚型胃溃疡

胃阴亏虚型胃溃疡的主症：胃脘隐痛或灼痛，午后尤甚，嘈杂心烦，口燥咽干，纳呆食少，大便干结或干涩不畅，舌质红，舌苔少或剥脱，或干而少津，脉细数。其病机为阴津不足，胃失濡养。治法益胃养阴。方药宜一贯煎加味：沙参15克，麦冬12克，当归10克，生地30克，川楝子10克，枸杞子12克，白芍15克，玉竹10克，佛手10克，生麦芽30克，甘草6克。胃脘灼热疼痛，吞酸嘈杂者可配用左金丸；舌质瘀暗有瘀血者加丹参、元胡、赤芍等化瘀止痛；气阴两虚，兼神疲乏力者加黄芪、太子参、山药健脾益气；大便干结者，加重生地用量，并加瓜蒌、火麻仁、紫菀以润肠通便。

湿热壅阻型胃溃疡

湿热壅阻型胃溃疡的症状：胃脘热痛，胸脘痞满，口苦口粘，头痛重着，纳呆嘈杂，肛门灼热，大便不爽，小便不利，舌苔黄腻，脉滑数。其病机为湿热内蕴，阻滞中焦，升降失常。治法宜清化湿热，理气和胃。方药宜连朴饮合半夏泻心汤加减：厚朴10克，栀子10克，清半夏10克，黄连10克，藿香15克，干姜3克，黄芩10克。如热象较重，大便秘结者，加大黄清热泻火，通便导滞；偏湿者加薏米、佩兰以增强芳香化湿之力；若湿热化燥，热迫血行者加犀角粉、生地、丹皮、三七粉等清热养阴，凉血止血；若脘痞较重，伴嗳腐吞酸者，为湿热兼有食滞，宜加槟榔、焦三仙消食化积，通降胃腑。

脾胃虚寒型胃溃疡

脾胃虚寒型胃溃疡的主症：胃脘隐痛，喜暖喜按，绵绵不断，遇凉痛甚，每于受凉、劳累后疼痛发作，空腹痛甚，得食痛减，泛吐清水，纳差，神疲乏力，四肢不温，大便溏薄，舌淡苔白，脉细弱。其病机为中阳不足，胃失温煦。治法宜温中健脾，和胃止痛。方药用黄芪建中汤合良附丸加减：黄芪30克，白芍15克，高良姜10克，香附10克，党参15克，白术12克，茯苓12克，广木香10克，煅瓦楞子30克，炙甘草10克，生姜10克，大枣12克。泛吐清水者加半夏、陈皮温胃化饮；泛酸者加吴茱萸、乌贼骨、温中制酸；大便潜血阳性者加炮姜炭、白及、仙鹤草以温中止血。

肝胃郁热型胃溃疡

肝胃郁热型胃溃疡的常见症状有：胃脘灼热疼痛，痛窜两胁，每因恼怒加重，面红目赤，口干口苦，舌红苔黄而干，脉弦滑数。其病机为肝郁化火，横逆犯胃，胃失和降。治法宜泻肝降火，和胃止痛；方药宜化肝煎加减：陈皮9克，青皮12克，丹皮12克，白芍18克，栀子12克，泽泻12克，黄连12克，吴茱萸6克。如两肋疼痛较重者宜加川楝子行气止痛。大便秘结，心烦头痛者加大黄通腑泻热。如舌红少津有热伤阴液趋向者加生地、玄参、麦冬等。

28. 胃痛的分证论治

寒邪客胃

症状：胃痛暴作，甚则拘急作痛，得热痛减，遇寒痛增，口淡不渴，或喜热饮，苔薄白，脉弦紧。

治法：温胃散寒，理气止痛。

方药：良附丸。

良附丸是治疗寒邪客胃，寒凝气滞的基础方。方中高良姜温胃散寒，香附行气止痛。若寒重，或胃脘突然拘急掣痛拒按，甚则隆起如拳状者，可加吴茱萸、干姜、丁香、桂枝；气滞重者，可加木香、陈皮；若郁久化热，寒热错杂者，可用半夏泻心汤，辛开苦降，寒热并调；若见寒热身痛等表寒证者，可加紫苏、生姜，或加香苏散疏风散寒，行气止痛；若兼见胸脘痞闷不食，嗳气呕吐等寒夹食滞症状者，可加枳壳、神曲、鸡内金、半夏以消食导滞，温胃降逆；若胃寒较轻者，可局部温熨，或服生姜红糖汤即可散寒止痛。

饮食停滞

症状：暴饮暴食后，胃脘疼痛，胀满不消，疼痛拒按，得食更甚，嗳腐吞酸，或呕吐不消化食物，其味腐臭，吐后痛减，不思饮食或厌食，大便不爽，得矢气及便后稍舒，舌苔厚腻，脉滑有力。

治法：消食导滞，和胃止痛。

方药：保和丸。

本方用山楂、神曲、莱菔子消食导滞，健胃下气；半夏、陈皮、茯苓健脾和胃，化湿理气；连翘散结清热，共奏消食导滞和胃之功。本方为治疗饮食停滞的通用方，均可加入谷芽、麦芽、隔山消、鸡内金等味。若脘腹胀甚者，可加枳实、厚朴、槟榔行气消滞；若食积化热者，可加黄芩、黄连清热泻火；若大便秘结，可合用小承气汤；若胃痛急剧而拒按，大便秘结，苔黄燥者，为食积化热成燥，可合用大承气汤通腑泄热，荡积导滞。

肝气犯胃

症状：胃脘胀满，攻撑作痛，脘痛连胁，胸闷嗳气，喜长叹息，大便不畅，得嗳气、矢气则舒，遇烦恼郁怒则痛作或痛甚，苔薄白，脉弦。

治法：疏肝理气，和胃止痛。

方药：柴胡疏肝散。

柴胡疏肝散为疏肝理气之要方。方中柴胡、白芍、川芎、香附疏肝解郁，陈皮、枳壳、甘草理气和中，诸药合用共奏疏肝理气、和胃止痛之效。若胀重可加青皮、郁金、木香助理气解郁之功；若痛甚者，可加川楝子、延胡索理气止痛；嗳气频作者，可加半夏、旋覆花，亦可用沉香降气解郁。

肝胃郁热

症状：胃脘灼痛，痛势急迫，喜冷恶热，得凉则舒，心烦易怒，泛酸嘈杂，口干口苦，舌红少苔，脉弦数。

治法：疏肝理气，泄热和中。

方药：丹栀逍遥散合左金丸。

方中柴胡、当归、白芍、薄荷解郁柔肝止痛，丹皮、栀子清肝泄热，白术、茯苓、甘草、生姜和中健胃。左金丸中黄连清泄胃火，吴茱萸辛散肝郁，以补原方之未备。若为火邪已伤胃阴，可加麦冬、石斛。肝体阴而用阳，阴常不足，阳常有余，郁久化热，易伤肝阴，此时选药应远刚用柔，慎用过分香燥之品，宜选用白芍、香橼、佛手等理气而不伤阴的解郁止痛药，也可与金铃子、郁金等偏凉性的理气药，或与白芍、甘草等柔肝之品配合应用。若火热内盛，灼伤胃络，而见吐血，并出现脘腹灼痛痞满，心烦便秘，面赤舌红，脉弦数有力等症者，可用《金匮要略》泻心汤，苦寒泄热，直折其火。

瘀血停滞

症状：胃脘疼痛，痛如针刺刀割，痛有定处，按之痛甚，食后加剧，入夜尤甚，或见吐血、黑便，舌质紫暗或有瘀斑，脉涩。

治法：活血化瘀，理气止痛。

方药：失笑散合丹参饮。

方中五灵脂、蒲黄、丹参活血化瘀止痛，檀香、砂仁行气和胃。如痛甚可加延胡索、三七粉、三棱、莪术，并可加理气之品，如枳壳、木香、郁金；若血瘀胃痛，伴吐血、黑便时，当辨寒热虚实，参考血证有关内容辨证论治。

脾胃湿热

症状：胃脘灼热疼痛，嘈杂泛酸，口干口苦，渴不欲饮，口甜粘浊，食甜食则冒酸水，纳呆恶心，身重肢倦，小便色黄，大便不畅，舌苔黄腻，脉象滑数。

治法：清热化湿，理气和中。

方药：清中汤。

方中黄连、栀子清热化湿，半夏、茯苓、白豆蔻健脾祛湿，陈皮、甘草理气和胃。热盛便秘者，加银花、蒲公英、大黄、枳实；气滞腹胀者，加厚朴、大腹皮。若寒热互结，干噫食臭，心下痞硬，可用半夏泻心汤加减。

胃阴亏虚

症状：胃脘隐隐灼痛，似饥而不欲食，口燥咽干，口渴思饮，消瘦乏力，大便干结，舌红少津或光剥无苔，脉细数。

治法：养阴益胃，和中止痛。

方药：益胃汤合芍药甘草汤。

方中沙参、麦冬、生地、玉竹养阴益胃，芍药、甘草和中缓急止痛。若胃阴亏损较甚者，可酌加干石斛；若兼饮食停滞，可加神曲、山楂等消食和胃；若痛甚者可加香橼、佛手；若脘腹灼痛，嘈杂泛酸，可加左金丸；若胃热偏盛，可加生石膏、知母、芦根清胃泄热，或用清胃散；若日久肝肾阴虚，可加山茱萸、玄参滋补肝肾；若日久胃阴虚难复，可加乌梅、山楂肉、木瓜等酸甘化阴。

脾胃虚寒

症状：胃痛隐隐，绵绵不休，冷痛不适，喜温喜按，空腹痛甚，得食则缓，劳累或食冷或受凉后疼痛发作或加重，泛吐清水，食少，神疲乏力，手足不温，大便溏薄，舌淡苔白，脉虚弱。

治法：温中健脾，和胃止痛。

方药：黄芪建中汤。

方中黄芪补中益气，小建中汤温脾散寒，和中缓急止痛。泛吐清水较重者，可加干姜、吴茱萸、半夏、茯苓等温胃化饮；如寒盛者可用附子理中汤，或大建中汤温中散寒；若脾虚湿盛者，可合二陈汤；若兼见腰膝酸软，头晕目眩，形寒肢冷等肾阳虚证者，可加附子、肉桂、巴戟天、仙茅，或合用肾气丸、右归丸之类助肾阳以温脾和胃。

参考《中医内科学》

29. 消化性溃疡的预后、预防

预后

（1）复发率

消化性溃疡易复发，大量资料表明5年内复发率可达50~70%，十二指肠溃疡复发率比胃溃疡更高。复发诱因与某些发病因素有相似，如吸烟、饮酒、精神紧张、劳累、饮食不当，某些药物都可能是复发诱因。

（2）病死率和死亡原因

本病是 种良性慢性过程，预后良好。病死率约1.07~3.5%，死亡原因主要是严重大出血或急性穿孔等并发症，尤其是老年的患者预后较差，由于诊断治疗的进展，国内外报导本病死亡率都显著降低。

此外，胃手术后发生残胃癌的可能性较一般人群高出一倍左右。残胃之所以易发生癌肿是由于：①幽门切除后，胆汁易返流至残胃，引起炎症，而在此基础上易发生癌肿；②胃窦切除后胃泌素分泌大为减少，影响到胃黏膜上皮的营养；③腔内细菌因酸减少而易繁殖，使胃内亚硝胺含量增加。

预防

注意精神情绪，锻炼身体，增强体质。养成良好的生活饮食习惯，节制烟酒，避免暴饮暴食及刺激性药物，食物，注意生活规律，劳逸结合，避免各种诱发因素。

30. 消化性溃疡病自我护理

消化性溃疡是一种反复发作的慢性病，病程长达一二十年或更长甚至终生，所以消化性溃疡病人学会自我调养显得特别重要。

祖国医学认为本病的发生与情志和饮食所伤有密切关系，属于“胃痛”、“胃院痛”、“心痛”范畴。要促使消化性溃疡病自我康复，必须做到：

（1）精神开朗，生活规律，劳逸结合。

（2）进食要定时定量，不可过饥过饱，养成良好的饮食卫生习惯，进食时须细嚼慢咽。

（3）饭菜要适口，易消化，饮食宜富含蛋白质和维生素，宜少吃多餐。

（4）忌食刺激性食物，如浓茶、咖啡、酒、香料等；忌过冷或过热食物；少吃过甜或过咸的食物；少吃粗粮、地瓜等易产酸和生葱、白萝卜等易产气的食物；戒烟。

（5）少量出血时，应进牛奶、豆浆、米汤、藕粉等无渣流质，但不宜多加糖；出血停止后，逐渐改用面糊、稀粥、蛋羹等；大出血、胃穿孔、幽门梗阻要禁食。

（6）平时宜参加适当的体育锻炼，以增强体质，改善胃肠道的消化机能，调节神经内分泌功能，有助于溃疡的愈合。

（7）若出现胃痛激烈、面色苍白、出冷汗；或解柏油样便、心慌心跳；或反复呕吐、不能进食；或疼痛规律改变，药物治疗无效等，应立即去医院就医。

摘自“谓大夫网”

31. 胃溃疡患者如何自我保健?

胃溃疡是多发病、慢性病，易反复发作，呈慢性经过，因而要治愈胃溃疡，需要一个较为艰难持久的历程。患者除了配合医护人员进行积极治疗外，还应做好自我保健。

(1) 必须坚持长期服药：由于胃溃疡是个慢性病，且易复发，要使其完全愈合，必须坚持长期服药。切不可症状稍有好转，便骤然停药，也不可朝三暮四，服用某种药物刚过几天，见病状未改善，又换另一种药。一般来说，一个疗程要服药4~6周，疼痛缓解后还得巩固治疗1~3个月，甚至更长时间。

(2) 避免精神紧张：胃溃疡是一种典型的心身疾病，心理因素对胃溃疡影响很大。精神紧张、情绪激动，或过分忧虑对大脑皮层产生不良的刺激，使得丘脑下中枢的调节作用减弱或丧失，引起植物神经功能紊乱，不利于食物的消化和溃疡的愈合。保持轻松愉快的心境，是治愈胃溃疡的关键。

(3) 讲究生活规律，注意气候变化：胃溃疡病人生活要有一定规律，不可过分疲劳，劳累过度不但会影响食物的消化，还会妨碍溃疡的愈合。溃疡病人一定要注意休息，生活起居要有规律。溃疡病发作与气候变化有一定的关系，因此溃疡病人必须注意气候变化，根据节气冷暖，及时添减衣被。

(4) 注意饮食卫生：不注意饮食卫生、偏食、挑食、饥饱失度或过量进食冷饮冷食，或嗜好辣椒、浓茶、咖啡等刺激性食物，均可导致胃肠消化功能紊乱，不利于溃疡的愈合。注意饮食卫生，做到一日三餐定时定量，饥饱适中，细嚼慢咽，是促进溃疡愈合的良好习惯。

(5) 避免服用对胃黏膜有损害的药物：有些药物，如阿司匹林、地塞米松、强的松、消炎痛等，对胃黏膜有刺激作用，可加重胃溃疡的病情，应尽量避免使用。如果因疾病需要非得要服用，或向医生说明，改用他药，或遵医嘱，配合些其它辅助药物，或放在饭后服用，减少对胃的不良反应。

（6）消除细菌感染病因：以往认为胃溃疡与胃液消化作用有关，与神经内分泌机能失调有关，因而传统疗法是制酸、解痛、止痛。近年据有关学者研究发现，有些胃溃疡是由细菌感染引起的，最常见的是幽门螺杆菌。这类病人必须采用抗生素治疗。

32. 胃溃疡的预防

胃溃疡的形成需两个条件：即胃黏膜屏障破坏和有相当数量的氢离子分泌，两者缺一不可，其中尤以胃黏膜的防御因素减弱最为关键。如果进一步深究，我们就司以发现导致胃黏膜屏障破坏的原因如下：

①胆汁返流，由于胆汁中的胆酸为脂溶性，可破坏胃黏膜表层细胞的脂蛋白层，胃黏膜屏障因之丧失，氢离子逆扩散至胃壁导致黏膜炎症、糜烂，进一步发展即形成溃疡。为什么胃窦部位最易致胃炎和溃疡，就与越近幽门返流胆汁越多这一原因有关；

②药物影响：如阿司匹林、非甾体抗炎药物就有直接破坏胃黏膜的作用；

③酒精；

④胃黏膜更新能力下降，如贫血、营养不良等；

⑤吸烟和浓茶、咖啡等刺激；

⑥精神因素，尤以紧张焦虑持续时易诱发溃疡病；

⑦幽门螺旋杆菌感染。

从以上可以看出，胃溃疡的发病与我们的生活方式、生活习惯有着重要关联！预防它的发生，应该纠正和改变自己不良的嗜好，如酗酒、嗜烟、滥用药物等。我们如果能够坚持正确生活方式，加强自我保健意识，注意科学合理安排饮食，避免精神紧张，则自己的健康就有了相当的保障！

33. 胃溃疡的预防和保健

胃溃疡患者辨证属气滞胃痛者，可用佛手泡茶饮，少吃滋腻碍气食物。脾胃气虚，泛酸过多，可用墨鱼骨 12 克、陈皮 6 克、瘦猪肉 100 克，合白米适量煮粥。脾胃虚寒胃痛，应注意脘部保暖，可用胡椒 5 粒炒鸡蛋 1 个或将胡椒研面，伴鸡蛋炒熟佐餐。胃阴不足者，宜煮食糯米红枣粥；胃络瘀阻者，可用饭汤送服田七粉 2 ~ 3 克。

胃溃疡的预防应作到如下几点：

（1）饮食有节：按时进餐，多素少荤，多餐少食，多嚼慢咽，多米面少烟酒，少油炸刺激食物。

（2）坚持锻炼：饭后摩腹，晨起散步等。

（3）和悦情志：少怒少恼，开豁大度。

（4）起居有常：按时起卧，尤忌熬夜不眠。

（5）有病早治：有病及时就医，治疗疾病，照顾脾胃。

34. 溃疡治疗用药禁忌

老年消化性溃疡的治疗应注意以下事项：

（1）错开服药时间　老年溃疡病患者并存症多，常同时服用多种药物，而治疗溃疡病常用的抗酸药物，可妨碍某些药物（如雷米封、四环素、地高辛、巴比妥、奎尼丁等）吸收，故应用上述药物时应注意将时间错开。

（2）服药量　宜少服用同样剂量的药物，老年人血中的浓度要高，容易出现毒副反应（特别是抗幽门螺杆菌药物）。

（3）慎用加重便秘的药物　老年人多有习惯性便秘，如一味服用氢氧化铝凝胶液（系一种制酸剂），会更加重排便困难。

（4）警惕用药禁忌症　老年人还多有前列腺肥大、青光眼等并存症，因此，要慎用治疗溃疡病的抗胆碱药物（如阿托品、654 - 2、莨菪碱等）。

（5）掌握手术指征　老年人因重要脏器储备功能减退，并存症多，免疫力差，故手术成功率低。但下列几种情况时，则应及早手术：溃疡病并发急性大出血或反复出血，内科治疗无效；并发穿孔；并发症过重，发作频繁，影响生活和情绪。

35. 预防溃疡病的复发

引起溃疡病复发的因素是多种多样的，依靠单一的方法不能防止溃疡病的复发，必须采取综合措施，才能有效地预防溃疡病的复发。

首先要保持良好的心理状态，建立良好的生活习惯，戒除不良的嗜好。

其次要做好饮食调节。消化性溃疡患者溃疡愈合后，还应定时定量进餐。食营养丰富、易于消化的食物，不宜进食刺激性食物和酸性食物，避免使用对胃有损害的药物。

再之，一定要坚持有规律的治疗。溃疡病是一种慢性病，应进行充分的、有规律的、长疗程的治疗，才能有效地降低复发。应根据患者实际情况，合理选择抗溃疡病药物，充足剂量、不间断地进行一年以上服药治疗，才能有效控制复发。

同时应积极治疗胃、十二指肠炎症，积极防治慢性肝炎、贫血等疾病。

此外，还须进行药物预防，定期服用维生素 A、维生素 C、维生素 E 等药物，促进上皮细胞及结缔组织的修复，增加机体抗病能力。

36. 溃疡病人的生活准则

溃疡病是指发生在胃及十二指肠的消化性溃疡，约占消化道溃疡的95%。20～30 岁的年轻人，以十二指肠球部溃疡多见；65 岁以上的老年人，则以胃溃疡居多。由于溃疡病会导致胃痛、胃出血等症状，因此，有些人就把这一切归罪于溃疡病。其实，胃炎、胃癌等其它疾病也会导致这些症状，如何细加识别呢？比如胃痛，有的描述为心窝处一阵阵地痛，有的则为刀割般的痛，有的感到像电闪般地灼痛，也有的是慢慢的胀痛。溃疡病的胃痛一般具有以下三个特征：慢性，周期性，节律性。胃痛有季节性发作特点，如春节前后或炎夏季节；一天之中也有规律性的疼痛，如凌晨或半夜空腹时，或在进餐之后半小时或1~2小时之后发生。凡有以上特征者，要警惕溃疡病的发作。

患了溃疡病，首先要进行常规治疗，坚持合理用药，以使溃疡尽早愈合，并减少复发。采取以下自我保健措施，以巩固疗效。

食有律

在衣食住行中，与溃疡病最有关的是饮食习惯。患者首先需按时用餐，避免食物粗糙、过冷、过热，切忌暴饮暴食。食物宜软、烂饭、稀粥最相宜，提倡少食多餐、细嚼慢咽。切莫贪恋烟酒、咖啡，并禁食辛辣调味品。同时患有骨关节炎的老年人，若服用一些非甾体消炎止痛药，例如阿司匹林、消炎痛等，更易导致胃出血，故应避免服用，或同时服用保护胃黏膜的药物，或喝些牛奶，因为牛奶是乳剂，可以覆在胃黏膜上，像屏风一样档住刺激性药品的损害。

居宜静

安静也是治疗的原则之一。居住环境要宽畅、安静，以使大脑皮质支配的迷走神经得到休息。因为迷走神经兴奋，会促进胃酸分泌，导致溃疡病发作。睡觉时，枕头可略抬高些，以防胃酸返流，还可减轻泛酸、嗳气等症状。居室内可布置一些清新的山水字画，以使精神彻底放松减少胃肠痉挛的发作性疼痛。

摘自“谓大夫网”

37. 请不要与胃溃疡病人共用碗筷

幽门螺旋杆菌是目前世界公认的胃部杀手，它在人的胃内长期大量繁殖，可导致终生感染并引起组织学胃炎，从而造成胃溃疡久治不愈。同时，它又具有较强的传染性，世界范围大规模流行病学调查证实，幽门螺旋杆菌在人群中的感染率可高达50%以上，而家庭集聚性的口口感染传播又是幽门螺旋杆菌的重要感染途径。美国医学研究最新发现，亚洲人共用饭碗、筷子和菜盘的习惯使得胃溃疡在家庭成员中极易交叉感染，其发病率要远高于分餐制的欧美国家。澳大利亚墨尔本一家医学中心调查表明，在被调查对象中，保留中国传统共餐制饮食习惯的华人比澳大利亚其它分餐制人群的幽门螺旋杆菌要高出一倍多，而此菌正是导致胃溃疡的主要元凶。

在日常生活中，人们对于肝炎等传染性疾病较为重视，对染病的家庭成员均会采取必要的防护措施，而对胃溃疡等细菌感染性疾病则往往比较忽视，共用碗筷进餐的现象较为普遍。其实，碗筷是最容易感染细菌的，据检测，人们常用的每个饭碗和每双筷子上感染的细菌可达 1600～3100 多个。当人们共用碗筷进餐时，唾液里的细菌可通过饭碗、筷子等餐具互相交叉传染、传播，因此在我国，这也是习惯与家人共用碗筷进餐的人胃溃疡感染率和发病率较高的重要原因。对此，国内外医学专家建议，有传统饮食习惯的人在与家人共同吃饭时应采用分餐制，而不要共用餐具。在家庭成员中应提倡最好个人专碗专筷。这是有效防治幽门螺旋杆菌交叉感染胃溃疡的一个重要措施。

38. 预防胃溃疡的复发

胃溃疡是一种慢性病，有反复发作的倾向，不少病人的病程可长达数十年。所以现在的观点认为，在胃溃疡愈合后，很重要的问题就是如何预防复发。有时这个问题甚至比治疗初发性溃疡更为重要，因为随着溃疡反复发作次数的增加，出现溃疡出血、穿孔及梗阻的机会也会增多，一般认为，胃溃疡愈合后，应给予小剂量药物的维持治疗，通常维持治疗时间要半年到 1 年，也有人主张维持治疗要 1 年半，但不管怎样，我们认为时间不应少于半年，而后在间断服药 1～2 年。药物的选择有多种，如甲氰咪胍类、胃速乐、胶体铋等等。选用那些药物可根据具体情况而定。另外，还有一个很重要的问题就是诱发因素的预防，如保持精神愉快，注意休息，劳逸结合，戒烟，少饮酒，避免生冷和有刺激的食物（如浓茶、浓咖啡、辛辣的调味品）摄入以及损伤胃黏膜的药物等。但同时也应注意，在溃疡的非急性期，不必规定特殊饮食，以免造成营养不良、贫血及体重减轻等不良后果。

39. 选择服用预防胃溃疡复发的药物

前面在如何预防胃溃疡复发的问题中，已经提到要用药物维持治疗，那么如何选用药物呢？

预防胃溃疡复发的药物与治疗实际要大体相同，也有两大类，一类是攻击因子抑制药，另一类是胃黏膜的保护药，它们是根据溃疡的发病机制而应用的。因为胃溃疡的发病是由于胃酸分泌过多对黏膜的侵蚀，及保护胃黏膜的因素由于某种原因削弱所引起的，从这两类药物种选择一种即可。前一类药物中用的有：甲氰咪胍、雷尼替丁、法莫替丁、泰胃美等。以甲氰咪胍为例，服药量为400毫克，每晚睡前服1次，但是甲氰咪胍的副作用限制了它的大剂量和长期使用，因长期应用可出现男性乳房发育，少数老年人及肾功能不全者还可出现精神错乱，此外粒细胞减少、间质性肾炎、血清转氨酶升高等也偶有发生。雷尼替丁和法莫替丁的抗酸作用比甲氰咪胍强，副作用也明显小于甲氰咪胍，如果有条件可以服用，雷尼替丁150毫克，每日1次；或法莫替丁20毫克，每日1~2次。在应用这类药物时，应注意定期观察肝、肾功能的变化。黏膜保护药中常用的有麦滋林－S，迪乐、得乐、胃泰宁等。以迪乐为例，服用剂量可从每日4次逐渐减至每日1次，但长期用药，也有引起铋剂中毒的可能。以上两类药物比较，从安全的观点看，以选择黏膜保护药为宜。在众多的粘泌保护药中，值得推荐的是麦滋林－S。

40. 胃溃疡合并幽门螺旋菌感染的治疗

幽门螺旋菌，简称HP（Helicobocton Pyloni），原来称幽门

弯曲菌，它是一种革兰氏染色阳性的螺旋状杆菌，有极强的过氧化酶活性。它的来源目前还不明确，但已证明此菌广泛存在，是一种致病菌。正常胃黏膜中26%阳性，胃炎中60%阳性，胃溃疡病人此菌的阳性率可达95%，自1983年以来就不断有人报道认为此菌与溃疡病有关。该菌呈世界性分布，与社会经济状况有关，人群中HP感染的阳性率随年龄的增加而增高，据报道，1~11岁儿童HP检出率为零，20岁人中阳性率10%，60岁时阳性率达50%。此菌在胃液中不易被发现，它存在于黏膜深层的碱性溶液中，多位于胃窦部及胃体上部的小弯侧，其致病机理可能与下列因素有关：①HP有蛋白水解酶样作用，能裂解胃内的粘蛋白，使胃黏膜的保护作用减弱。②由于该菌寄生于胃的黏液内，靠近上皮细脑，其鞭毛样运动可使胃黏膜受到损伤。该菌的尿激酶样作用能分解尿素而形成胺，从而改变了局部黏膜的酸碱度，使pH升高，影响氢离子进入胃腔，造成氢离子回渗，引起胃黏膜的损害。

如果胃溃疡与HP感染同时存在，在治疗时应加用抗该菌的药物。HP对许多药物很敏感，如氨苄青霉素、庆大霉素、灭滴灵、痢特灵等，人们对上述这些药物的药理作用及使用方法并不陌生。应该提出的是近几年来临床上应用的胶体铋剂（三钾二枸橼铬合铋），其商品名为Denol，对HP的治疗最为有效，其作用机制与硫糖铝相似，在酸性环境中形成由铋盐、黏液及氨基酸组成的凝结物，构成一层保护屏障。目前国内应用的迪乐、得乐都是Denol的类似产品，效果也很好，有报道说，它在酸性环境下可以渗透到黏膜层内而杀死HP。在治疗时可与抗溃疡药合用，也可以单独使用，但要注意服用时间不宜过长，以防铋剂中毒，这类药的使用以控制在8周之内较合适。现在临床上应用的铋剂冲剂，一般服用方法是每次1包，每日4次，3餐前半小时及睡前服用，服药时将药用30毫升温开水稀释，应注意服药时既不能不稀释直接吞服，也不能加水太多而稀释过度，因为这两种情况都可以影响药物的吸收和杀菌作用。最近，有些国外学者针对 HP 易于产生耐药性而提出联合应用抗菌药的观点，最常用的是灭滴灵，每日 3 次口服，1 次剂量为 0.5 克，一般服 2 周左右，或应用一些抗生素，如先锋霉素、庆大霉素、四环素或痢特灵等药物中的一种，与迪乐或得乐同时服用，均能收到较好的疗效。

41. 胃溃疡治疗应注意的问题

首先在治疗开始前，要明确是否为良性溃疡，现在一般在胃镜检查时看到溃疡时，都常规做活组织检查，取得病理证实。有时对胃镜可疑而病理报告阴性的病人，往往要重复活组织检查，以取得可靠的结果；另外，在治疗前应判定是高酸性溃疡还是低酸性溃疡，因为两者在治疗方案上有所区别。一般来说，良性溃疡经过严格的内科治疗，大都能取得良好的疗效，也就是说，经过治疗，胃溃疡是可以治愈的。但由于胃溃疡也容易复发，所以很重要的问题是如何预防溃疡的复发。现在的观点是在胃溃疡愈合后继续服用维持剂量的药物，时间是 1 年至 1 年半。对胃溃疡的病人应在溃疡愈合后的 3 个月、6 个月各复查 1 次胃镜，以观察疗效和溃疡的变化。

在治疗用药上，临床医生要充分了解药物的作用和副作用，从而在用药时尽量避免它的副作用，尤其在 2 种或 3 种药物合用时更为重要。

42. 胃溃疡的治疗应安排的时间

胃溃疡本身可以说是一个良性的病理过程，经过严格的内科治疗后，绝大多数病人是可以治愈的，但是如果不能及时、系统、正规地治疗，很有可能变成顽固性溃疡或引起溃疡的并发症，如出血、穿孔、幽门梗阻等，据临床观察及资料统计，大多数病人经过内科治疗，溃疡在 4～8 周内可以治愈，所以安排治疗的时间以 4～8 周为宜。在治疗 4～6 周时应胃镜复查或X线钡餐检查，以判定疗效，如果溃疡没有好转应及时修改治疗方案。当然这期间除了用药外，还应包括卧床休息、调整饮食、戒烟酒等一些辅助治疗。临床上常可见到一些病人脱离了紧张的工作环境，卧床休息几天后，虽然用药与门诊相同，但溃疡病很快好转，说明休息与环境因素对溃疡的愈合有很大影响。目前临床上常用的药物有 H_2 受体拮抗剂，如甲氰咪胍，每餐前半小时各服200毫克，晚睡前加服400毫克；雷尼替丁150毫克，每12小时服1次；法莫替丁20毫克，每日2次；以上3种药一般要连服4～6周。洛赛克，每日1次，每次服20毫克，一般在服药2周后要胃镜复查。此外丙谷胺、泰胃美等都可选用。但具体选用那种药，要因人、因当地的医疗条件而定，同时也应考虑患者的经济承受能力。

摘自“谓大夫网”

43. 胃溃疡的基础治疗

（1）常规治疗

药物疗法：常常采用2～3类药品联合治疗。

①胃黏膜保护剂，如硫糖铝，该药无明显副作用，偶见便秘。

②组胺 H_2 受体拮抗剂，如西米替丁、雷尼替丁、法莫替丁等。

③制酸剂，如氢氧化镁—氢氧化铝合剂。

④抗菌素，抑制幽门螺杆菌，如阿莫西林、甲硝唑和铋剂（得诺）等。

⑤质子泵抑制剂，如奥美拉唑（洛塞克）和兰索拉唑等。

手术疗法：适应于长期、严重、年龄较大患者、有大出血或穿孔倾向、瘢痕收缩梗阻、有癌变倾向的消化性溃疡，通常采取部分或大部分胃切除的方法，这种手术已经很成熟。

（2）保健疗法

发作期间注意安静休息和保证充足睡眠。保障合理的营养，定时有规则地进餐或少吃多餐，限制或禁止咖啡、茶、酒、烟等，谨慎服用牛奶、酸性食品或饮料。发作期可以考虑多食容易消化的食物，如有胃出血应考虑进食流质。保持心情舒畅，合理处理生活或工作压力。谨慎服用自备的各种解热镇痛药品。进行适度的身体锻炼。消化性溃疡是一种慢性疾病，还没有得到确切诊断之前，必须去医院明确诊断。疾病初期必须在医生的指导下进行合理治疗，待病情稳定或缓解后可以进行适当的自我治疗，但出现下列情况必须就医：

①曾经被诊断为消化性溃疡，最近出现下列症状之一都必须就医：身体虚弱乏力、面色苍白、黑色或柏油样大便、呕吐咖啡样物等；

②同样服药的情况下，病情（主要是疼痛）没有得到控制，反而加重；

③疼痛加重，并向背部转移；

④五十岁以上的患者应该定期就诊检查。

44. 胃溃疡出血采取的措施

胃溃疡病引起的上消化道出血，属于内科急症，必须马上采取措施处理。

发生呕血或便血的病人，应收入院治疗。病人应平卧，下肢抬高，注意保温，重病人要给予氧气吸入，每 10～30 分钟测脉搏、血压、呼吸 1 次，对于烦躁不安的病人，可给予镇静剂治疗，使病人能安静休息。如果是大出血，应立即进行静脉输液，如葡萄糖液、生理盐水、平衡盐液等，已经出现低血容量休克的病人，最好输全血，在查血型和配血的过程中可先输其它液体，开始输液的速度宜快，待血压回升后再调整输液的速度和种类，同时严格记录出入量。有条件的医院可做急诊胃镜检查，明确出血的部位和性质，并可采用内窥镜下止血，如电凝、微波、激光止血以及局部药物止血，常用的药物有孟氏液、去甲肾上腺素、凝血酶等，疗效比较确切，据报道止血效果可达 90%，可根据条件选用。也有用冰盐水反复洗胃的，每次由胃管注入 250 毫升，然后轻轻缓慢吸出。在采取这些措施的同时，应给予止血药物治疗，如甲氰咪胍、雷尼替丁有抗酸作用，可通过减少胃酸对溃疡的侵蚀作用而减少出血；安络血可减少毛细血管的渗透性并增进断裂的毛细血管断端的回缩；抗血纤溶芳酸、凝血酶等有对抗或抑制纤维蛋白溶解的作用；这些药都可以应用。小量出血、病情轻的病人可口服给药；出血量大、病情重的病人应静脉给药。对于有手术指征的病人，应及早进行手术治疗。

45. 顽固性胃溃疡的手术疗法

对于经过内科正规治疗失败的顽固性胃溃疡病人，应尽早行外科手术治疗，切除溃疡病灶，因为顽固性胃溃疡的癌变机会比其它溃疡要大。

目前的手术治疗多采取胃大部切除术和迷走神经切断术等，无论是哪种方法，其目的都无非是为了减少胃酸的分泌。胃大部切除术是切除大部分胃酸分泌的面积，迷走神经切断术是防止胃酸的产生，前者从解剖的角度解决溃疡病的致病因素，后者则从生理的角度消除溃疡病的发病原因。手术的方法有胃次全切除术、迷走神经干切断术加引流术、选择性迷走神经切断术加胃窦切除术及高选性迷走神经切断术。胃次全切除术一般是切除胃的远端的 2/3 ~ 3/4，残留的近端与十二指肠吻合，称毕罗氏Ⅰ式手术。胃的残端与空肠吻合，称毕罗氏Ⅱ式手术。从疗效和复发率来看，两种手术无明显差异。迷走神经干切断术就是切断左、右迷走神经干；选择性迷走神经切断术是只切断分布于胃的迷走神经；高选性迷走神经切断术是切断沿胃小弯的迷走神经干分出的分布于壁细胞或胃的近端 2/3 的神经分支。

还应强调的是，由于手术后可能出现许多早期或晚期的并发症，对机体产生不良影响，所以决定手术时要全面考虑，慎重选择。

46. 十二指肠溃疡与胃溃疡治疗有哪些关系?

十二指肠溃疡与胃溃疡同属上消化道溃疡。其发病机制上有很多相同之处，所以在治疗上有很多共同点。目前在治疗上消化道溃疡药物方面大致分为两大类：一类为黏膜保护剂。这类药物应用较多的有日本进口的麦滋林 - S；德国进口的胃必治、胃必妥；国产的乐得胃、胃速乐、胃康宁、三九胃泰、迪乐、得乐等。在黏膜保护剂的应用上，十二指肠溃疡与胃溃疡没有什么不同，服药方法、应用剂量大致一样。两者治疗上的不同点主要是在另一类药物，即攻击因子抑制药物上。这类药物的代表有：甲氰咪胍、雷尼替丁、法莫替丁，洛赛克等，它们都是通过抑制胃酸来达到治疗目的。我们知道由于胃溃疡有癌变的可能，特别是低胃酸的胃溃疡癌变的可能性更大，所以在胃溃疡病人应用攻击因子抑制药物时多采用短疗程的慎重态度，用药前后大都通过胃镜取活组织来验证是否有癌变。但十二指肠溃疡在应用这类药物时，其疗程可以延长。这是二者在治疗原则上的主要不同点。至于胃溃疡的预防期用药，一般也不用攻击因子抑制药，而主张用黏膜保护剂；十二指肠溃疡则无此限制，二者均可采用。

47. 胃溃疡的维持治疗

消化性溃疡治愈停药后复发率甚高，并发症发生率较高，而且自然病程可长达 8 ~ 10 年，药物维持治疗是一个重要的措施。有三种下列方案供选择。

（1）正常维持治疗：适用于反复复发，症状持久不缓解，合并存在多种危险因素或伴有并发症者。维持方法：选用甲氰咪胍 400mg、雷尼替丁 150mg 或法莫替丁 20mg，睡前一次服用；也可用硫糖铝 1 克，每日 2 次口服。正规长期维持疗法的理想时间尚难确定，多数主张至少维持 1 ~ 2 年，对于老年人、预期溃疡复发可产生严重后果者，可终身维持治疗。

（2）间歇全剂量治疗：在病人出现严重症状复发或内镜证明溃疡复发时，可给予一疗程全剂量治疗，据报道约有 2/3 以上病人可取得满意效果。这种方法简便易行，易为多数病人所接受。

（3）按需治疗：本法系在症状复发时给予短程治疗，症状消失后即停药。对有症状者，应用短程药物治疗，目的在于控制症状，而让溃疡自发愈合。事实上，有相当多的消化性溃疡病人在症状消失后即自动停药。按需治疗时，虽然溃疡愈合较慢，但总的疗效与全程治疗并无明显差异。下列病例不适用于本法：60 岁以上，有溃疡出血或穿孔史，每年复发 2 次以上，以及合并其它严重疾病者。

48. 什么时候决定胃溃疡病人手术治疗？

一般说，胃溃疡病人经过用抗酸剂、抗胆碱药物及 H_2 受体拮抗剂的治疗，溃疡是可以治愈的。但出现下列情况时要考虑手术治疗：

（1）胃溃疡合并出血，尤其是病人年龄在 45 岁以上的，往往有动脉硬化，一旦大量出血，不易停止，宜紧急施行手术。还有慢性溃疡的病人，曾多次大量出血而且间隔时间较短，或虽出血量不多但反复发作者，也可考虑手术治疗。另外持续出血，经 8 小时内输血 400 ~ 800 毫升，血压仍不平稳或情况仍无好转者，也应手术治疗。

（2）胃溃疡合并穿孔，尤其是以往频繁发作、症状严重或有并发症的病人，或在饱食下穿孔的病人，均应于发病 6 ~ 12 小时内施行紧急手术。

（3）溃疡久治不愈或反复发作者。

（4）巨大溃疡，一般指溃疡超过 3 厘米，同时伴有低胃酸，疑有恶性变者。

（5）溃疡合并幽门梗阻，经内科治疗不缓解者，因为这种梗阻多由于溃疡反复发作致幽门口瘢痕形成，药物治疗很难奏效。

应该指出，随着内科治疗的进展，需要手术治疗的胃溃疡病人越来越少，所以手术的选择要慎重，要掌握好适应证。

49. 多运动治疗胃下垂

对于体形消瘦者的胃下垂治疗，运动锻炼是最好的方法。经常锻炼身体可使肌肉，尤其是腹部肌肉保持一定的张力，对于胃下垂的恢复是非常有益的，但注意不宜做过分剧烈的运动，如跳高、跑步等。最适宜胃下垂治疗的运动项目是柔软体操、单杠、双杠、游泳等，这些运动有利于腹壁肌肉力量的增加和胃肠肌肉的紧张度加强，病人可根据自己的体力情况适当选择。在锻炼的过程中，应逐渐增加运动量，由少到多，长期坚持，持之以恒。

在运动锻炼的同时应加强饮食营养。因为胃下垂的人大多食量较小，所以选择的食物应富有营养，容易消化而体积又小。食物搭配上应注意动物蛋白和脂肪酌量多一些，蔬菜和米面类食物少一些，并可采用少吃多餐的方法，增加次数，减轻胃的负担。也可在医生指导下配合一些药物，如中药补中益气丸等进行治疗。

50. 怎样科学养胃

大家知道，一个人如果体质虚弱，就容易生病。生病光依靠药物是不行的，还要结合体育锻炼，才能增强体质，恢复健康。容易感冒的人，经常进行户外活动，冷水洗脸、冷水浴、冬泳等会使其皮肤逐渐适应寒冷的刺激，以后也就不容易患感冒了。

那么，胃肠道的各种功能，抵御疾病的能力，是否也需要经过“锻炼”而得到加强呢？我们回答：确实如此。

患者患病后十几年，从来不敢喝凉开水、吃瓜果、冷饮等，稍一进食冷物，立刻感到胃不舒服或疼痛。在一个特殊的时期（他的爱人坐月子），他喝不到热开水，只好硬着头皮饮用凉水。一段时间过后，他的胃痛竟然没有发作，并且食欲旺盛、体重增加了。他觉得奇怪，这段时间未服药治疗，又每天喝凉水，为什么胃病反而好转了呢？

道理其实很简单：胃肠道黏膜同体表皮肤一样，对寒冷的刺激是有一定适应能力的，这种能力随着寒冷的不断刺激而逐渐加强；相反，如果总是得不到寒冷刺激，这种能力自然会慢慢减退，表现为受不得一点点寒冷的刺激了。现代医学也认为，轻度适当的寒冷刺激，可使胃肠蠕动加快、胃肠液分泌增加，有助于胃肠道功能的发挥。

但是，我国一些地区由于气候较冷，昼夜温差大，因此形成了对腹部保暖十分注重的习惯：饮热水、热茶，一年四季都戴肚兜、穿背心，这样一味地溺爱自己的肚子，自然"惯"坏了自己的胃肠，那胃肠还能不娇弱吗?!

所以我们说，胃肠也需要经受锻炼。不但要经受寒冷刺激的锻炼，还要经受对富含植物纤维素的蔬菜和杂粮的锻炼，以及对腹部肌肉的锻炼等。

胃肠道适应性锻炼适合于处在稳定期、缓解期的慢性胃肠道疾病患者。要循序渐进，不可性急。比如，先从少量饮用温开水开始，开水温度逐渐下降，饮量逐渐增加，但一次不可超过250毫升；边服药治疗、边锻炼，效果更好，一旦出现胃肠不适，症状加重，暂停一段时间，待缓解后从头再来。但暴饮暴食、暴寒暴热、嗜酒贪杯、饮食不洁、嗜食异物等属于不卫生的饮食行为，不属于胃肠适应性锻炼的范畴，应当坚决杜绝。

摘自"谓大夫网"

51. 胃肠疾病的保养

胃肠道的活动，是有规律、有顺序的，包括蠕动，分泌等。规律的饮食，有利于主管消化道蠕动和分泌的植物神经系统有规律的活动，而当饮食不规律时，比如饮食不能定时、定量，饥一顿、饱一顿等，自然会引起消化道的运动和分泌机能失调，导致相应的胃肠疾病产生。临床上经常见到，胃肠道疾病因其职业、工种的不同，发病率也不一样。一般来说，从事商务、IT、司机、采购、推销、教练、医护人员等工作繁忙的人员，因生活不规律，不能按时进食，他们的胃肠道疾病的发病率明显地高于其它人。

正确的饮食规律，应该是一日三餐，饭吃八分饱，少吃零食，切不可暴饮暴食。一般的食物在胃中约4小时左右即被全部排入肠中，因此除晚餐至次日早餐外，每餐进食时间相隔在4～7小时为宜。间隔时间过短，胃中食物未消化尽而又进食，胃得不到休息，会影响胃的功能，久而久之容易得慢性胃炎和消化不良，而进食时间相隔过久，胃早已排空，过多的胃酸侵蚀胃和十二指肠黏膜，易发生消化性溃疡，还会使肠液分泌和肠道蠕动受到抑制，导致腹胀、便秘等症状。

患有胃肠道疾病，处在活动期、发作期时，饮食的频次、量和质等，就不能同正常人一样，必须严格按医生的指导进行，不能自行其是。

52. 进食注意事项

大家可能有这样的体会，在环境优雅、洁净安静的餐室中，伴随着美妙舒展的音乐进食，会感到心情愉快，同时胃口大开。确实，良好的环境和氛围能令人心情愉快，愉快的情绪又能促进食欲的增强。相反，处在恶劣环境中的人，心情自然不会好，在这种情况下，食欲会受到很大的抑制，久而久之，就可能患胃肠道疾病。

常见到一些人精神上有压力，经常情绪低落，他们总是诉说饭菜吃不出滋味，吃一口就饱了。由此可见，安排、布置一个良好的进食环境，可使他们在进食这段时间内心情愉快，从而增进食欲，预防胃肠疾病。在家吃饭时，要把饭厅布置得整洁、素雅、温馨；在外面吃饭，尽量选择安静、卫生的餐厅；进食时，要忘记当天的烦恼事，不谈工作、不谈能使人懊恼、气愤的话题，更不能在餐桌上论理、争辩；当家长的还要注意，不要在吃饭的时候批评、训斥孩子，孩子虽小不懂事，但也具有七情六欲，受了委屈一定会不想吃饭的；进食时，多谈一些与自己无关的、令人愉快的话题，能播放一些抒情的音乐更好，这样会使气氛活跃、心情愉快、食量增加。

同理，在进食时注意力过分分散，边进食、边阅读书报、打电话、看电视，或思考问题，不但会导致胃肠血液供给不足，易引起胃肠道疾病，而且还会伴随一些相应的负性情感，使人心情不愉快，自然会影响食欲和消化。

另外，在进食的时候，有人打扰，或有人催促、等候，也会使心情不快、急躁，从而影响食欲。在日常的饮食生活中，大家应尽量避免以上的情况。

53. 胃肠疾病日常护理

为了生存和繁衍，我们必须不断地从食物中摄取必需的营养物质，即蛋白质、脂肪、糖类（包括纤维素）、维生素、无机盐和水。利用这些营养物质来维持和满足身体的需求。某些营养物质的摄入不足，可引起一些胃肠道疾病。

不良的偏食习惯，是引起营养失调的主要原因之一。精米细面，比较爽口好吃，但这些食物、在加工时，其中的纤维素和 B 族维生素损失了很多，常吃这样的食物，会引起纤维素和 B 族维生素的缺乏。食物中的纤维素可刺激肠液分泌、肠道蠕动，使大便柔软、湿润，易从肠道中顺利排出。饮食中缺乏纤维素时，可引起腹胀、便秘，还容易得阑尾炎和结肠癌。B 族维生素，尤其是维生素 B_1 和 B_6，可促进胃肠蠕动，促使食物排空，增进食欲。如摄入不足，易产生慢性胃炎、消化不良、食欲不振等病症。因此，大家的日常饮食需要富含纤维素和 B 族维生素的食品。糙米、全面粉、谷类杂粮，如荞麦、燕麦、麦麸等，以及黄豆、粗纤维蔬菜等，其中的植物纤维素和 B 族维生素含量都很高，应多食之。

有些食欲不振的人，是由于体内缺乏微量元素锌，锌缺乏会削弱人的辨味能力，使饮食乏味，从而降低食欲。吃富含锌的食品，可防治厌食症。含锌量高的食品有：鲱鱼、黄豆、鸡蛋黄、动物肝脏、芝麻、羊肉、鸡肉、燕麦、全面粉、玉米、核桃等。微量元素镁，可帮助身体吸收维生素 B_6，缺镁的人，易缺乏维生素 B_6，引起消化不良，食欲不振等，应多吃海带、葵花籽、杏仁、黄豆、燕麦、糙米、香蕉、菠菜、桂鱼等镁含量高的食物。

另外，饮酒会影响人体对维生素 B_1、蛋白质和锌的吸收，因此，酒类最好少饮或不饮。

54. 学会保护自己的胃

经常处于快节奏的工作状态中，没有规律的生活作息和饮食，使得白领们经常会有胃部泛酸、绞痛等症状。专家认为其实这些症状都是因为胃酸分泌过多引起的，它会导致酸性物质不断腐蚀胃黏膜，引起胃黏膜糜烂等，并产生腹胀、食欲不振等症状。病因如不及时消除则可形成慢性胃炎，严重者发生胃或十二指肠溃疡，甚至穿孔。

大鱼大肉要减少

专家指出，大鱼大肉等酸性食品多吃了，会使体内的酸性物质积聚，进而造成胃酸过多，导致烧心、泛酸、胃溃疡。同时吸食烟酒都会刺激胃酸分泌，降低肠胃消化功能，使胃黏膜受到伤害。因此，都市白领在饮食中一定注意大鱼大肉之类要减少，特别是不要贪烟酒。

除此，饮食一定要有规律。要避免饥一顿饱一顿的情况，定时进餐，每日可定时进食 5～6 次，进食量少，能减轻胃的负担，避免胃部过度扩张，进餐次数多，可使胃中经常存有少量食物，减轻胃酸分泌过多带来的痛苦。另外，胃病患者平时不能多吃零食，否则会促进胃酸的分泌，加重胃壁的溃疡。

身体锻炼不放松

积极参加各项体育活动，有利于改善胃肠道的血液循环，减少脂肪堆积和胃酸的分泌，减少胃病发病的几率。

专家还指出，情绪不良、精神紧张都可以通过神经内分泌系统增加胃酸的分泌，又影响胃肠道黏膜的血液营养供应，而引起溃疡病。因此，要保持乐观，避免患得患失、紧张、忧伤等不良因素的刺激。

在现在乍暖还寒的季节，一定要注意保暖。要随气候的变化，适时增减衣服，睡觉时要盖好被子，以防腹部着凉而导致胃病发作。腹部受到寒冷的刺激，可引起胃肠道运动功能紊乱，分泌失调，产生恶心、呕吐、腹泻等急性胃肠炎的现象。

自我保健要坚持

现在人的健康意识越来越强，很多家庭都自己备有家庭小药箱，以免出现“药到用时方恨少”的情况。有研究表明，目前有六成以上的胃病是由胃酸分泌异常引起的。因此，如果你感到胃部有些“反酸”，或者有点“胃潮”、“烧心”的时候，可以服用一些抑制胃酸分泌的药，比如服用阿斯利康公司的 OTC 药物洛赛克 10 毫克，可缓解不适的症状。

腹部保健按摩法也可以助你健康。用掌心贴附肚脐，顺时针方向以画陀螺的方式柔和地边按边摩擦，由肚脐画圈至全腹，约 80～100 下，再倒回到肚脐，再按摩 80～100 下。腹部按摩能改善肠胃功能，让肠胃受到负载压力，如果长期坚持，肠胃排泄也能有所改善。按摩时，既不要空腹也不要胀肚。

摘自“谓大夫网”

55. 患胃病应注意四点

在我国，胃病患者的比例是相当高的。目前在治疗上还没有什么特效药，所以胃病的预防、自我调养就显得更加重要了。

首先，饮食规律化。有人在饮食上不能控制自己，遇到好吃的就猛吃一顿，不合口味的就饿一顿，这样就易造成胃的蠕动功能紊乱，进而使迷走神经和胃壁内的神经丛功能亢进，促进胃液的分泌，久而久之就会出现胃炎或胃溃疡。因此，饮食应该定时定量，千万不要暴饮暴食。

对于已经出现的胃病，在饮食上更应该注意。尽量做到定时进餐，每日可定时进食 5 ~ 6 次，进食量少，能减轻胃的负担，避免胃部过度扩张；进餐次数多，可使胃中经常存有少量食物，以中和胃内过多的胃酸。病重的人最好食用营养丰富、又易于消化的松软食品，如面条、米粥、牛奶等，如果有条件，还可多吃点蜂蜜，因为蜂蜜有抑制胃酸分泌、促进溃疡愈合的功能。

另外，胃病患者平时不能吃零食，否则会使胃蠕动增加，促进胃酸的分泌，加重胃壁的溃疡。

其次，注意饮食卫生。吃饭时一定要细嚼缓咽，使食物在口腔内得到充分的磨切、并与唾液混合，这样可以减轻胃的负担，使食物更易于消化。此外，应尽量少吃刺激性食品，更不能饮酒和吸烟。烟酒对胃的危害很大。烟草中的尼古丁对胃的刺激作用，它会使胃容物排出延迟，进而引起胃酸分泌增加，造成胃炎、胃溃疡的病情加重。饮酒，特别是空腹饮酒对胃病患者的损害就更大，因为酒中乙醇对胃黏膜有非常大的刺激作用，胃受到刺激后会出现较强的收缩、扩张等运动，这极容易造成胃出血或胃溃疡部位的穿孔，以致出现生命危险。

再次，少吃对胃有刺激性的药物。长期服用对胃黏膜有刺激性的药物，如红霉素、强的松等，都可造成胃黏膜损伤而出现炎症或溃疡。因此，不要长期服用对胃有刺激性的药物。如偶尔要吃这些药，也应该在饭后吃。如果条件允许，最好改用有相同作用的中草药。

第四，保持精神愉快。胃是否健康与精神因素有很大关系。过度的精神刺激，如长期紧张、恐惧、悲伤、忧郁等都会引起大脑皮层的功能失调，促进迷走神经功能紊乱，导致胃壁血管痉挛性收缩，进而诱发胃炎、胃溃疡。因此，平时要精神愉快、性格开朗、意志坚强，并善于从困境中解脱自己。

56. 萎缩性胃炎的护理

临床工作中我们常常接诊到一些患慢性萎缩性胃炎的患者，由于他们对病情缺乏了解和认识，思想上常出现一些不必要的猜疑和负担。

慢性萎缩性胃炎是临床工作中常见的消化系统疾病，它多见于中老年人。这种病的临床表现主要为：食欲减退、恶心、嗳气、上腹出现持续或间断性饱胀或钝痛，少数病人可发生上消化道出血、体质消瘦、贫血等营养不良症状。如果患者同时存在胃溃疡、胃息肉、胃黏膜脱垂等症，其症状往往会加重。据有关资料介绍，这种病的形成除一些社会因素（如环境、污染、情绪等）外，还与不良饮食习惯、吸烟、饮酒、胆汁返流、免疫力低、幽门螺旋杆菌感染等有关。

对慢性萎缩性胃炎的治疗，临床的许多疗法均采用对症处理。对患者来说，仅靠药物治疗不能完全奏效，应及时戒烟忌酒，饮食要规律，过热过咸及辛辣食物不宜食用。无返酸患者可适量使用蛋白酶及多酶片治疗，以改善消化不良症状。治疗应避免用损害胃黏膜的药物。再则，加强胃动力改善，也是消除症状的一个重要方面，可增加食道下段括约肌张力，增强胃蠕动，促进胃排空，协调胃和十二指肠运动，防止胆汁返流，调节和恢复胃肠运动，对消除饱胀感、腹胀、餐后不适、上腹烧灼感、恶心等有良好的效果，且无副作用。但对胃黏膜脱垂患者不宜使用。

此外，慢性萎缩性胃炎患者特别是中重度萎缩性胃炎伴有中重度肠腺化生或有不典型增生者，胃癌发生率比普通人群高，但与胃癌之间并无必然联系。因此，对中重度慢性萎缩性胃炎患者应定期复查，以防万一。

57. 秋季是胃病的多发期

秋天气温逐渐降低，许多人又犯了胃痛的老毛病。从上海市仁济、瑞金、长征、市六、同济等医院的统计数据分析，近一阶段就诊胃病的患者比平时增加了20%左右，而且大多数患者都是患急性胃痛。

医学研究发现，秋季气候变化较大，昼夜温差悬殊，人体受到冷空气刺激后，胃酸分泌大量增加，胃肠发生痉挛性收缩，因此，抵抗力随之降低。另外，由于天气转凉，人们的食欲旺盛，食量增加，使胃及十二脂肠的负担加重，容易引起胃病复发。此外，工作过度紧张、食无定时、吃饱后马上工作或运动、饮酒过多、吃辣过度、经常进食难消化的食物等也是导致胃病的原因。很多人一辈子吃药也治不好胃病，专家认为治疗的关键还是在于“饮食起居”四字。病者如不改变饮食恶习，即使不断吃药，胃病也会始终相伴左右。

医生告诫：胃病患者生活要有规律，避免过度疲劳和精神紧张。一般发作者，可边工作边治疗；若发作频繁、疼痛过剧，则应休息或入院治疗。

58. 老年人请保护好你的胃肠

胃部不适、隐痛、饱胀，或食欲不振、恶心呕吐、嗳气、胁肋部不适或疼痛，或排便习惯和次数改变等常见的胃肠道症状；甚至有的患者干脆就没有消化道症状，只是以乏力、精神不振、低热等症状而就诊的。他们及他们的家属和亲戚以及朋友们，甚至个别医生，认为只是一般的胃肠道疾病，不用做相关、必要的检查，吃一些药就会好的。孰不知，有些患者就是这样被耽误的。

老年人因为其机体各系统、脏器的功能，比起中青年来说，已经明显衰退，他们的反应能力也随之低下，因此，对疾病的反应就变得迟钝了，得了胃肠道疾病，也不一定能够完全、典型地反映出相应的症状和体征。

对疾病的反应迟钝在临床上表现为：患病后，不产生症状或所产生的症状相对轻微，症状表现也不典型，因此在临床上很容易误诊。比如老年人的消化性溃疡，常常不出现典型的、有规律疼痛的情况，有的只是上腹不适，有的甚至没有症状，直到出现消化道大出血、胃穿孔或幽门梗阻等严重合并症时，才送医院救治，此时往往为时已晚，常常出现不幸。

许多老年人患有心血管疾病，因此一些人需要经常口服小剂量阿司匹林肠溶片。小剂量阿司匹林肠溶片虽然对胃肠道刺激作用不是十分明显，但是由于该药需要长期服用，一吃就是半年、一年、三年，对胃肠长期的轻微刺激，逐渐积累，从量变到质变，最后引起急性胃黏膜病变、糜烂出血性胃炎、消化性溃疡，但是他们发生这样的病变时，往往没有什么典型的症状，以至发展到胃出血、胃穿孔、幽门梗阻等合并症，危及生命的时候，才去医院检查，有的人因此而不幸。我们胃镜室就经常遇到心血管科送来的这样的患者，往往都有连续服用半年以上小剂量阿司匹林肠溶片的历史。因此，我建议，需长期服用小剂量阿司匹林肠溶片的患者，服药不宜过量、需饭后服、同时服用胃黏膜保护剂（如硫糖铝、麦滋林等）、定期复查胃镜。消化道癌症，在早期，可以没有任何症状，或症状轻微，只感到上腹不适、隐痛、饱胀，或食欲不振、恶心、呕吐、嗳气、胁肋部不适或疼痛，或排便习惯和次数改变等常见的胃肠道症状；甚至有的患者干脆就没有消化道症状，仅出现乏力、精神不振、发热、淋巴肿大等非消化道症状，这常常被误诊为“功能性消化不良”、“胃肠功能紊乱”或其它而贻误了治疗时机。待症状发展的严重时，已经到了癌症晚期，失去了救治的良机。

由上可知，老年人应该定期进行体检，对于自己的一些消化道症状，哪怕是非常轻微，也应该提高警惕，尽早去医院看医生，进行相应的检查；无缘无故的消瘦、乏力、精神不振、低热，淋巴肿大也要及时地去看医生；老年人的家属和亲戚以及朋友，也应该密切观察老年人，如发现什么情况，要高度重视，积极地督促、安排老年人去医院做检查。

摘自“谓大夫网”

59. 扔掉你手中的毒品“烟”

吸烟危害健康是众所周知的。吸烟可影响呼吸系统，心血管系统，引起相应的病症，吸烟还会使人早衰，甚至压诱发癌症。

那么，吸烟对胃肠系统有没有危害呢？回答是肯定的。

首先，吸烟可引起味觉功能障碍和食欲减退。舌的作用，除了发音和帮助咀嚼外，还具有味觉功能。当我们进食时，食物作用于舌头表面主管味觉的味蕾，就可使人感觉到食物的滋味，而长期吸烟的人，由于烟雾直接经过口舌，在香烟中烟碱的反复刺激下，舌表面的味蕾会逐渐被破坏掉，从而产生味觉缺失，表现为进食时感觉不到食物的滋味，鲜香饭菜，食之无味，就不能有效地刺激大脑中的食欲中枢，于是产生了食欲减退。戒烟是治疗本病的根本方法。味蕾非常容易再生，戒烟后，味蕾迅速再生，味觉就会恢复正常，又能感觉到食物的香味了。

第二，吸烟会引起返流性食管炎。返流性食管炎是由于食管与胃的接口处括约肌松弛，医学上叫下食管括约肌松弛。这样，含胃酸和胃蛋白酶的胃液就容易返流进食管，刺激并损伤食管黏膜，引起食管炎。香烟中的主要成份尼古丁，就有作用于迷走神经，使下食管括约肌松弛的作用。因此，经常大量吸烟的人，非常容易诱发或加重返流性食管炎，产生烧心感和反酸，甚至造成吞咽困难。患有此病的人非常痛苦，戒烟可明显减轻病情，消除痛苦。

第三，吸烟能引起慢性胃炎和消化性溃疡病。香烟中的尼古丁能作用于迷走神经系统，使胃肠的功能活动紊乱，使胃与小肠的接口处，即幽门括约肌松弛，胆囊收缩，其结果是碱性的胆汁、肠液容易返流入胃，刺激、损伤胃黏膜，从而产生慢性胃炎和消化性溃疡。胡医生经治过这样一个典型的病例：一位大量吸烟达二十多年的编辑，慢性胃炎和消化不良也伴随他度过了二十多个春秋，经常胃胀痛、不想吃饭、消瘦，久治不愈。一次因感冒和咳嗽而住院，因为医院的禁烟制度和难忍的咽痛咳嗽，他一周未吸一支烟。住院期间，他的食量逐渐增加，胃痛等症状也渐渐好转。他突然醒悟到，大量吸烟是他慢性胃炎久治不愈的主要因素，从此他戒了烟，慢性胃炎和消化不良也很快消失了。

最后，吸烟还可使肠道运动功能紊乱，造成蠕动亢进或抑制，加重腹泻或便秘的症状。

近年来研究发现，吸烟还影响胃黏膜合成前列腺素。前列腺素能使胃黏膜微循环血管扩张，改善胃的血液循环，对保护胃黏膜的完整性有重要作用。前列腺素合成一旦减少，胃黏膜的保护因素也随之减少，这样就会给胃黏膜的修复增加困难。据统计资料表明：每日吸 10 支烟的人，20% ~30% 可患有胃炎，每日吸 20 支烟的人 40% 可患有胃炎。吸烟还能大大增加胃癌的发生率：据有人对国内吸烟人群的调查发现，在吸烟人群中胃癌的发生率为万分之 19.3，在不吸烟的人群中为万分之 4.3，两者相比，增高是很明显的。

既然吸烟对胃肠系统有那么多危害，那么，显而易见的，戒烟，就是保证身体健康、预防和恢复胃肠道疾病的最有效措施之一。希望有吸烟嗜好的胃肠道疾病患者们能够下决心，丢掉手中的香烟。

摘自“谓大夫网”

60. 坐在电脑旁的你保护好自己的胃肠

或许你是个编程员、网页制作者，或许是电脑迷、游戏迷、网虫，但不管你愿意还是不愿意，自觉或是不自觉，有一点是肯定的，你会经常长时间地坐在电脑前，右手握持鼠标，双眼紧盯屏幕……也许你已经知道了，自己的眼睛经常干涩模糊、面部皮肤干皱不适、脊柱背腰疼痛手发麻等诸多的症状，是由于长时间操作电脑造成的。但是，你有没有发现，近来经常感到胃痛或胃中不适，总想打嗝（嗳气），烧心，吐酸水，不觉得饿，吃一口就胃部饱胀，嘴里干、苦、涩，并伴有不好的味道，大便不是稀就是干，要不就是不痛快……？噢……，难道说，长时间操作电脑，会影响胃肠道的消化吸收不成？

医生在近几年的临床工作中发现，经常长时间操作电脑，对胃肠道消化吸收有不良的影响。对这个问题的一些认识，概括为：长时间操作电脑，导致不良情绪、饮食失节（包括“洁”）、作息混乱和运动减少，从而直接或间接地影响了胃肠道消化吸收功能。

61. 为了你的胃别让自己太累

过度劳累，不管是脑力劳动过度的大脑疲倦，还是形体活动过量的身体疲乏，对于慢性胃肠道疾病患者来说，都有可能加重其病情。

过度的脑力劳动，大脑神经持续兴奋，会抑制其饥饿中枢，同时引起交感神经兴奋、迷走神经抑制，进而可产生腹胀、食欲不振、消化不良以及腹泻、便秘等，加重病情。中医也认为，过度思虑会伤脾气，导致脾气郁结、脾胃功能失调。

过度的活动和体力劳动，可使人体胃肠道系统的免疫抗病能为和代偿能力下降、应激反应失调，有慢性胃肠道疾病的患者在此种情况下，很容易诱发加重病情。中医也认为，形体劳累可先伤人体的元气、进而损伤脾气，引起气弱。

因此，应该劳而有度、劳逸结合、脑力劳动和体力劳动相结合。脑力劳动者，在稍觉大脑疲倦时，应该起来适当做些活动，散散步、做做操，对于脑力的恢复和神经的调节很有好处；体力劳动不宜进行的时间过长，体育锻炼和其它活动也不宜过于剧烈。

62. 好心情才有好胃

大家可能都有这样的体会：在愉快、高兴、心情舒畅的时候，往往感到食欲旺盛，胃口好，吃得香；而当工作压力大、不顺心、精神紧张、与人争吵，或出现关系重大的突发事件时，往往是茶不思、饭不香，没有食欲；有胃肠疾病的病人在这种情况下，还会诱发或加重他们的病情。这充分说明，精神因素与胃肠道有着十分密切的关系。

的确，人在心情愉快时，可使神经系统正常地活动，正确、有序地指挥支配着胃肠道的分泌和运动，十分有利于食物的正常消化和吸收，对胃肠系统起着保护和促进作用，并有助于慢性胃肠道疾病的康复。

相反，在工作节奏明显加快，精神和心理压力越来越大，人们的情绪经常处于一种持续紧张状态的今天，如果长期精神紧张、情绪低落、忧愁、悲哀、焦虑、气愤等不良情绪，再加上自身心理承受力又不强的话，非常容易导致植物神经系统功能紊乱，从而导致胃肠道黏膜缺血，运动和分泌失常，易发生形形色色的胃肠道疾病。伴有不良情绪的慢性消化道疾病患者，受着心身两重的折磨，非常痛苦：情绪十分低落，学习、工作效率降低，生活质量下降。

因此，慢性胃肠道疾病患者，必须保持心情舒畅，树立战胜疾病的信心，避免能引起不良情绪的环境刺激。这对于疾病的恢复是至关重要的。有资料表明，消化性溃疡患者多有不良的心理特征：焦虑、疑病、惊慌、胆小、内向、自卑等；有人调查研究后认为，76.6%的消化性溃疡病人均实际存在着精神性损害；俄罗斯医生梅罗雷切夫等人的研资料显示，54%的消化性溃疡患者的病因是精神创伤。消化性溃疡患者在发病前常有心神不安、敏感多虑、忧愁焦虑等。生活节奏或环境改变、工作繁重、劳心过度、事业不顺心、与上司或同事关系紧张，尤其是家庭的变故（离婚、亲人重病或亡故等）所导致的不良情绪和失眠，常导致或加重消化性溃疡。

不良的情绪，可通过心理应激，引起胃和十二指黏膜局部血管痉挛和营养障碍，进一步发展成为溃疡缺损形成。这个过程，我们叫做“因郁致病”；而溃疡形成后，由于疼痛和消化不良症状，又可加重抑郁、恐惧、疑病等不良的情绪，这叫做“因病致郁”。就这样，形成“心身”恶性循环，给治疗增加了困难，也使溃疡容易复发。此时，仅仅给予抗消化性溃疡的联合用药是不够的，要配合心理疏导治疗，效果才好。知道了以上道理，我们就知道了怎样预防消化道疾病和治疗消化道疾病应该注意什么，那就是——保持心情舒畅。

另外，在治疗期间，医患良好的配合，对治疗是十分有利的。有些患者自己翻看医学专业书刊及病历、化验单等，对其中的道理似懂非懂，将自己的某些症状、体征与书上的生搬硬套，对号入座。这样很容易加重自己的心理负担，引起精神紧张，产生疑病性神经症。再者，注意力不要总是集中在自己的病痛上，如果经常回忆自己疾病的前前后后，反复体会自己痛苦的感觉，会使自己的情绪更加低落。

中医也认为，不良的情绪会影响肝的疏泄，肝的疏泄失调，又会引起脾胃升降失调。如人在大怒（生气）后，立刻感到胃部胀痛、嗳气频繁等肝气犯胃的症状，就属于这种情况。肝气疏泄失常，反过来又会影响情志，如肝气郁滞的人，经常心情烦躁，动不动就发脾气，胃病反复发作，日子一久，因郁而致病，而病又加重郁，造成恶性循环，病情加重。

摘自“谓大夫网”

63.“老胃病”为何迁延不愈?

这里说的“老胃病”，是指消化性溃疡、慢性胃炎等病程长、易于反复发作的慢性胃病。慢性胃病迁延不愈，应从以下几方面寻找原因：

（1）幽门螺旋杆菌是否清除？幽门螺旋杆菌与慢性胃病的密切关系已为医学界所公认。症状虽已控制，但幽门螺旋杆菌并未清除，是复发的重要因素。应在医生指导下，使用有效的抗菌药物杀灭幽门螺旋杆菌。

（2）疗程是否足够？有些患者用药后症状消失，也就随之停药，过不久又复发。因此，用药不能满足于症状消失，而应坚持疗程，才可望痊愈。

（3）用药方法是否得当？慢性胃病的疗效多与用药方法密切相关，有的药必须在空腹时胃酸的作用下，才能发挥最好的疗效，还有粉剂稀释的水量多少，也与疗效有关。有的药临睡前服用一次，与胃酸分泌高峰时间同步，疗效最佳。此外，用药期间还有一些禁忌食物等，这些都要严格遵从医嘱。

（4）饮食是否合理？胃病与饮食的关系也很密切，因此在药物治疗的同时，应配合以科学的饮食。饮食勿过饱过饥，以软质易消化食物为主，生冷、热性及凉性食物均不宜，刺激性食物如酸、甜、辣及味浓的食物也不宜。有些患者边用药边乱吃，以致疗效欠佳，或引起复发。

（5）有否不良嗜好？烟、酒、咖啡、浓茶等都对慢性胃病十分不利，均属禁忌。有些患者以饮酒来止胃痛，更是十分错误的。

此外，注意作息规律，劳逸有度，保持心情愉快，适当参加文体活动，注意气候变化，适时增减衣服，避免腹部受凉，配合使用外治法（如元气袋）和气功等，都有助于慢性胃病的治愈。

64. 胃痛自我护理

胃痛虽可由多种疾病引起，但最为常见的疾病是慢性胃炎和消化性溃疡，由于这两种疾病是一个慢性发展的反复波动、迁延难愈或易复发性疾病，因此对胃痛者的饮食调理尤为重要，胃痛病人的饮食要求如下：

（1）首先要纠正不良的饮食习惯。多食清淡，少食肥甘及各种刺激性食物，如含酒精及香料的食物。谨防食物中的过酸、过甜、过咸、过苦、过辛，不可使五味有所偏嗜。有吸烟嗜好的病人，应戒烟。

（2）饮食定时定量。长期胃痛的病人每日三餐或加餐均应定时，间隔时间要合理。急性胃痛的病人应尽量少食多餐，平时应少食或不食零食，以减轻胃的负担。

（3）注意营养平衡，平素的饮食应供给富含维生素的食物，以利于保护胃黏膜和提高其防御能力，并促进局部病变的修复。

（4）饮食宜软、温、暖。烹调宜用蒸、煮、熬、烩，少吃坚硬、粗糙的食物。进食时不急不躁，使食物在口腔中充分咀嚼，与唾液充分混合后慢慢咽下，这样有利于消化和病后的修复。要注意四季饮食温度的调节，脾胃虚寒者尤应禁食生冷食物。肝郁气滞者忌在生气后立即进食。

65. 慢性萎缩性胃炎生活保健

人们常说，病从口入，因为吃进的东西，首先影响的就是胃，胃具有对食品的贮存、消化和运送功能，所以饮食不调是引起胃病的重要因素，慢性胃炎是一种十分常见的消化道疾病，以胃黏膜的非特异性炎症为主要病理变化，根据胃黏膜的组织学改变，可分浅表性、萎缩性、肥厚性，临床上共有的症状为：上腹部闷胀，疼痛、嗳气频繁、泛酸、食欲减退、消瘦、腹泻等症。

其中最应该引起注意的就是慢性萎缩性胃炎，慢性萎缩性胃炎患者特别是中重度萎缩性胃炎伴有肠腺化生或有不典型增生者，胃癌发生率比普通人群高，约有5%～10%的患者最终可转变为胃癌，但萎缩性胃炎与胃癌之间并无必须联系。而且，对于胃黏膜的化生和不典型增生，如治疗得当的话，病变是可以逆转的。因此，慢性萎缩性胃炎患者定期复查就显的异常重要了。

对慢性萎缩性胃炎的治疗，主要采用对症处理。同时避免用损害胃黏膜的药物，如阿斯匹林、消炎痛、红霉素、可的松等。尤其是一些治疗感冒的药物也可能对胃黏膜产生刺激，根据个人的经验，如果那种感冒药服用后，上腹部不适，嗳气，返酸症状加重，在下次感冒是应该尽量避免服用此种药物。

另外，改善胃动力，也是治疗的关键。增强胃蠕动，促进胃排空，协调胃和十二指肠运动，防止胆汁返流，调节和恢复胃肠运动，对消除饱胀感、腹胀、餐后不适、上腹烧灼感、恶心等有良好的效果，且副作用小。

此外，由于在慢性胃炎发病中饮食因素占有重要地位，因此养成良好的饮食习惯是防治胃炎的关键，这也是与其它疾病不同的地方。总的来说进食时做到以下几点。

（1）细嚼慢咽，减少食物对胃黏膜的刺激。

（2）饮食应有节律，忌暴饮暴食及食无定时。

（3）注意饮食卫生，杜绝外界微生物对胃黏膜的侵害。

（4）尽量做到进食较精细易消化、富有营养的食物。

（5）清淡少食肥、甘、厚、腻、辛辣等食物，少饮酒及浓茶。

66. 胃炎病人自我保养

我们知道，各种胃炎在胃镜下改变不一，临床症状也不尽相同，治疗方面也各有其特点。但是各种胃炎病人的生活保健却基本一致。那么怎样注意生活保健呢?

（1）注意适当的休息、锻炼，保持生活规律。生活不规律，工作过于劳累，精神高度紧张，睡眠不足，是慢性胃炎发生的重要原因。每个人可根据自己的工作性质，制定出一份作息时间表，尽可能保持生活规律。如司机，中午往往不能返回驻地按时就餐，那么就可经常准备些面包、饼干之类的食品放在身边，中午时就可按时吃饭。

（2）保持精神愉快，乐观。精神抑郁、低沉，顾虑重重，往往会引起或加重各类胃炎。大家都有这方面的生活经验，当发生争吵或同家人、同事闹别扭时，吃饭是不会香的，并常有腹胀感。这是因为，当发生上述事情时，人的注意力转移，对食物的兴趣下降，各种消化腺分泌减少，胃肠蠕动也相应减少。这时若进食，食物往往不易完全消化，患者就产生腹胀不适等症状，当胃肠活动发生障碍时，则出现腹痛。所以，我们在进餐时，注意力应放在食物上；避免谈及不愉快或关系个人切身利益的事情；不要在吃饭时训导孩子，而造成饭桌上的紧张心理。注意了以上这几点，有些胃炎不需服药就可痊愈。

（3）饮食卫生：谈到胃，就必然要联系到饮食。患慢性胃炎时，我们要避免暴饮暴食、酗酒，注意凉拌菜的卫生。存在上腹不适等症状时，要防止摄入有刺激性的食物，如生蒜、生大葱、芥末等，以免加重病情。养成细嚼慢咽的习惯，定时定量。这里还需指出的是，现在有许多人养成不吃早饭的习惯，这是不好的。统计资料表明，长期不吃早饭者易患胃炎，并且空腹上班，易产生身体疲劳，影响工作效率，故大家都要重视早上这一餐。

（4）自我按摩：是指用手掌在相应穴位的部位揉摩。按摩是我国特有的传统保健方法，近代实验研究表明，按摩脘腹部，能促进胃肠蠕动和排空，使胃肠分泌腺功能增强，消化能力提高，并有解痉止痛作用。具体方法为：用手掌或掌根鱼际部在剑突与脐连线之中点（中脘穴）部位做环形按摩，节律中等，轻重适度。每次10～15分钟，每日1～2次。

（5）气功：是防治胃病的一种有效保健方法。气功有放松、安静的作用，可调节大脑皮层的功能状态，抑制兴奋灶。对精神因素引起的胃炎效果最好。慢性胃炎病人，可练内养功或致松功。具体方法可参考有关书籍，最好是在气功师指导下进行。

摘自“谓大夫网”

67. 急性胃炎需要注意什么

急性肠胃炎是入夏后最常见的疾病，一旦细菌、病毒侵入肠胃，常会导致患者上吐下泻、腹痛不已，很是难受。看消化科医生时，医生通常会建议禁食半天或一天，并多多补充水分。

不过，医生也提醒，补充水分并非一味喝白开水，最好饮用含适当盐分、水分的电解质水溶液，如果拼命喝白开水恐怕会导致体内电解质不足，引发抽筋现象。药店里能买到的补液盐也可买回自己冲服。

炎夏渐近，每年夏天除了呼吸道感染外，就属急性肠胃炎最常见，致病源包括沙门氏菌或腺病毒、肠病毒等等，患者会出现上吐下泻、腹痛、发烧等症状，甚至会出现厉害的腹部痉挛性疼痛、高烧畏寒、厌食倦怠等现象。一般来说，治疗急性肠胃炎约需三至七天，除了服药、禁食十二至二十四小时外，患者因为拉个不停，可能会脱水，因此禁食期间必须补充足够的水分。值得注意的是，孩子上吐下泻除了流失水分，还流失电解质，因此最好补充药店出售的“补液盐”冲服，而非纯粹的白开水。有些家长只是一味给小孩喝白开水，结果反而稀释掉体内的电解质，造成抽筋等“水中毒”。市场上的运动饮料虽然也有盐分，不过饮料中的糖分也高，会让腹泻的小孩持续腹泻。至于“补液盐”则含有适量的糖分与盐分，既可补充上吐下泻流失的水分、盐分，又不会因糖分过高造成持续腹泻。

此外，急性肠胃炎患者在恢复期间食欲不振，可吃些清淡、易消化的食物。幼儿可吃稀粥、面食、苏打饼干、苹果、香蕉等。至于一岁以下的孩子，以婴儿配方奶粉为主食的婴儿，可将奶粉冲稀一些，或改用不含乳糖的特殊配方，待症状改善再将奶粉调回原来的浓度。

68. 胃痛的治疗原则

胃痛的治疗，以理气和胃止痛为基本原则。旨在疏通气机，恢复胃腑和顺通降之性，通则不痛，从而达到止痛的目的。胃痛属实者，治以祛邪为主，根据寒凝、食停、气滞、郁热、血瘀、湿热之不同，分别用温胃散寒、消食导滞、疏肝理气、泄热和胃、活血化瘀、清热化湿诸法；属虚者，治以扶正为主，根据虚寒、阴虚之异，分别用温中益气、养阴益胃之法。虚实并见者，则扶正祛邪之法兼而用之。

69. 胃痛的中医辨证施护

(1) 气滞胃痛型

①气遇寒则凝，得热而散。故应注意气候、时令的变化，随天气的冷暖增减衣服，勿使患者复寒感邪而加重病情。

②情志不畅，气恼郁怒均可诱发胃痛和加重病情，故应重视调节情志，避免精神刺激，以胸豁达，减少发作机会。

③针灸治疗效果明显，常用穴位有中脘、内关、足三里、太冲、阳陵泉，有舒肝解郁的功效。

④胃脘部用水袋热敷或用盐 1 斤炒热加葱白数段，装入布袋，在局部做熨贴疗法。亦可采取胃脘部拔罐、照射红外线等疗法。

⑤饮食和中药宜温热服，少食生冷及甜粘食品。大蒜、韭菜、香菇、萝卜、柑橘等有行气开胃作用，可适当食用。

⑥鼓励患者适当进行体育锻炼，如散步、做保健操、练气功等，并指导患者注意陶冶情操，保持稳定情绪。

（2）血瘀胃痛型

①根据气行则血行的理论，宜注意保持患者心情舒畅，劝慰患者树立战胜疾病的信心，消除紧张和恐惧心理。尤其是对病情较重或有大出血表现者，更应加强情志护理。

②密切观察病情变化，及时发现并发症和危重症，如见患者黑便时，应立即留取标本送验，鉴别是否胃出血。患者呕血时，一般胃出血，血量较多，为暗红色或棕黑色，多随胃中食物一起呕出，且在呕吐前患者有胃脘嘈杂不适，恶心等症状。患者发生胃出血时应立即通知医生，并严密观察其血压、脉搏、神志等变化。如果出血量多，伴冷汗出，面色苍白，烦躁不安，血压下降，脉微欲绝，乃气随血脱之危象，应立即配合医生进行抢救。

③若患者出现剧烈胃痛、寒战、高热或全腹硬满，疼痛拒按时，可能是急腹症，不要滥用止痛剂而贻误病情，并注意发生阳脱之证。

④指导患者饮食，在除外并发症的前提下，可选用有健胃活血作用的食品，如山楂、酒酿、山药、茴香、桃、荔枝等。

（3）食滞胃痛型

①若进食不久即发生胃痛，可选择探吐法；尽量使积食吐出，胃痛得以缓解。

②严格控制饮食，必要时暂禁食，待症状缓解后，先给予清淡流食，半流食，逐渐过渡到正常饮食。指导患者多食萝卜、金桔、苹果、山楂等有宽中理气作用的食品，有助于消化。控制油腻厚味食物，以免引起食复。

③加强卫生宣教工作，使患者养成饮食有节、定时定量、

勿暴饮暴食的习惯。

④做好口腔护理，用淡盐水漱口，或口含槟榔、豆蔻、桔饼等芳香健胃之品。

（4）虚寒胃痛型

①胃痛遇寒加重，故应加强防寒保暖的护理。病室应光线充足，室温可略偏高（20～22℃），衣被适当。可选用护胃保健品。

②饮食和中药宜偏温热服，胃痛时可用各种温热疗法止痛。

③空腹胃痛时可进少许糕点，以缓解疼痛。可嘱患者多食有补中益气温胃作用的食品，如桂圆、莲子、大枣、南瓜、扁豆、蕃茄、牛奶、鸡蛋、瘦肉、黄鱼、鳝鱼、河虾、胡桃等，并适当用葱、姜、芥末、胡椒、大蒜、韭菜作调料，有温胃散寒的作用。

④在胃脘部、胃俞拔火罐和脊柱两侧用梅花针治疗，均能减轻症状。

⑤神阙穴隔姜、隔盐灸，可治大便溏薄。

（5）阴虚胃痛型

①因患者有胃脘灼痛，烦躁等阴虚内热的表现，故病室应在阴面，环境要清静，避免噪音和强烈阳光的刺激。

②饮食和中药宜偏凉服，可多食润燥生津之品，如雪梨、莲藕、荸荠、甘蔗、菠萝、百合、银耳、甲鱼、花生、杨梅、柿子、蕃茄、蜂蜜等；禁忌辛辣、煎炸、烟酒、浓茶及咖啡类刺激之品。

③便秘时可用麻仁润肠丸、番泻叶通便；亦可按摩腹部（沿脐围顺时针按摩5分钟，再逆时针按摩5分钟，反复1～2次）。

④本证型患者不宜用温热疗法。

（摘自“谓大夫网”）

70. 胃痛的中医养生指导

脾胃为“后天之本”，胃主受纳，脾主运化，输布水谷精微，升清降浊，为生化之源，故应善加保护。

（1）急性患者出院后，仍需注意饮食，不可过食生冷和饥饱无度，以免因饮食不节而致再发。同时，避免外感寒邪。

（2）慢性患者迁延反复，饮食调护尤为重要，必须养成饮食规律、起居有节的良好习惯，还应注意劳逸适度，情绪平和，勿使七情内伤而加重病情。

（3）胃痛发作时应立即到医院诊治，不可拖延时间和随意服药，以免贻误病情。

71. 胃痛的转归预后

病之初多属实证，表现为寒凝、食积、气滞之候；病情发展，寒邪郁久化热，或食积日久，蕴生湿热，或气郁日久化火，气滞而致血瘀，可出现寒热互结等复杂证候；且日久耗伤正气，则可由实转虚，而转为阳虚、阴虚，或转为虚劳之证。某些病例尚可因气滞血瘀，瘀久生痰，痰瘀互结，内生积块；或因血热妄行，久瘀伤络，或脾不统血，引起吐血、便血等，皆属胃痛的常见转归。胃痛预后一般较好，实证治疗较易，邪气去则胃气安；虚实并见者则治疗难度较大，且经常反复发作。若影响进食，化源不足，则正气日衰，形体消瘦。若伴有吐血、便血，量大难止，兼见大汗淋漓，四肢不温，脉微欲绝者，为气随血脱的危急之候，如不及时救治，亦可危及生命。

72. 胃痛的预防与调摄

对胃脘痛患者，要重视生活调摄，尤其是饮食与精神方面的调摄。饮食以少食多餐，营养丰富，清淡易消化为原则，不宜饮酒及过食生冷、辛辣食物，切忌粗硬饮食，暴饮暴食，或饥饱无常；应保持精神愉快，避免忧思恼怒及情绪紧张；注意劳逸结合，避免劳累，病情较重时，需适当休息，这样可减轻胃痛和减少胃痛发作，进而达到预防胃痛的目的。

第五篇　胃炎胃溃疡饮食宜忌篇

1. 急性胃炎日常饮食

（1）去除病因，对症治疗。大量呕吐及腹痛剧烈者应禁食，卧床休息。

（2）急性发作时最好用清流质饮食，如米汤、杏仁茶、清汤、淡茶水、藕粉、薄面汤、去皮红枣汤，应以咸食为主，待病情缓解后，可逐步过渡到少渣半流食，尽量少用产气及含脂肪多的食物，如牛奶、豆奶、蔗糖等。

（3）严重呕吐腹泻，宜饮糖盐水，补充水分和钠盐。若因呕吐失水，以及电解质紊乱时，静脉注射葡萄糖盐水等溶液。

（4）腹痛剧烈时，应禁食水，使胃肠充分休息，待腹痛减轻时，再酌情饮食，应禁用生冷、刺激食品，如醋、辣椒、葱姜蒜、花椒等，也不要用兴奋性食品如浓茶、咖啡、可可等，烹调时，以清淡为主，少用油脂或其它调料。

2. 喝酸奶治疗慢性胃炎

据了解，中国人患胃部疾病的比例远远高于全球平均值。胃病，尤其是慢性胃炎，除了进行及时有效的治疗外，还有很重要的一点就是在饮食方面要多加注意。

适当增加营养，多吃高蛋白食物及高维生素食物，以保证机体的各种营养素充足。同时要增加高维生素的食物和带有深色的新鲜蔬菜及水果的摄入，如绿叶蔬菜、西红柿、茄子、红枣等。除此之外，每餐最好吃 2 ~ 3 个新鲜山楂，以刺激胃液的分泌，增强胃的消化能力。

当患有萎缩性胃炎时，应当多喝一些酸奶，因为酸奶中的磷脂类物质会吸附在胃壁上，对胃黏膜起保护作用，使已受伤的胃黏膜得到修复。另外，酸奶中特有的成分乳糖，分解代谢所产生的乳酸和葡萄糖醛酸能增加胃内的酸度，抑制有害菌分解蛋白质产生毒素，同时使胃免遭毒素的侵蚀，有利于胃炎的治疗和恢复。当口服抗菌素治疗某些炎症性疾病时，饮用酸奶，既补充了营养，又避免了抗菌素对人体产生的副作用。因为酸奶中含有大量的活性杆菌，可以使抗菌素药物引起的肠道菌群失调现象重新获得平衡，同时保护了胃黏膜。

3. 胃病的人禁忌食用醋

喝保健醋的潮流源于欧美国家和日本。国外的保健醋种类很多，包括橙、柠檬、桂圆、提子、香蕉、苹果等几十种水果；喝法也多种多样，可像调制鸡尾酒一样调出不同的口味。

但保健醋虽有营养，喝时要注意以下几个方面：一是不能大量饮用。喝醋的好处在于帮助消化，喜欢吃肉的人可在每餐之后饮用一杯水果醋，吃素或平时消化功能就很好的人，则没有太大必要。从量上说，每天最好不要超过20毫升浓缩汁。二是尽量不要空腹喝，或是不经开水稀释，这会对胃造成一定伤害。三是患胃溃疡、胃酸过多的人、糖尿病患者不宜多喝。四是对水果过敏的人在喝之前要详看说明，避开相应的水果醋。

4. 禁忌米饭与肉类同吃?

胃癌是一种常见的消化道恶性肿瘤，男性比女性容易患上这种癌症。专家指出，消化系统的毛病，如：胃癌、胃炎、胃溃疡、肠癌等，主要是因为吃太多动物性食物和加工食品（所谓“加工食品”就是去除纤维、矿物质、维他命的食品，白糖、白米和白面包等）。

通常肉食动物需要较多的胃液来消化吃下去的肉类，它们的肠道也比较短，以便能够迅速将腐化的肉食排出体外。很多人和肉食动物一样爱吃肉，但是，由于人类没有肉食动物的先天功能——我们的胃液酸度只有肉食动物的一半，无法迅速消化肉食；肠道也比肉食动物的长许多，无法迅速排出腐化的肉食。

从以上分析不难理解：人的消化系统其实与草食动物比较接近，是比较适合消化高纤维食物的。

因此，专家认为，保健的第一原则是多吃高纤维的植物食品，也就是素食。

如果无法放弃肉食，饮食也应以清淡为主，每餐的食物种类不要太多。吃的食物太复杂，对胃部和整个消化系统都是负担。例如：消化碳水化合物和蛋白质食物，需要的消化液不同，如果同时食用，两者都不能完整消化，会造成胃功能透支。没有完整消化的食物也容易积存在肠内腐化，提供有害细菌生长的环境，这是致癌的原因之一。

所以最好的方法是高蛋白质食物不要和碳水化合物同时吃，例如：肉类不宜和米饭、面包同时吃。

蔬菜可和碳水化合物或豆类配搭，但水果则宜单独吃。

如果遵守这些原则，就不会对胃部造成太大的负担，导致消化不良，最后引发各种消化系统的疾病。

每餐最好进食一些新鲜、没有烹煮过的水果、蔬菜和芽菜。它们的维他命对预防胃癌有帮助。

5. 胃溃疡及十二指肠溃疡的饮食保健

(1) 改善饮食习惯，消除过度的精神紧张

胃液分泌增多，黏膜变弱，造成胃或十二指肠的内壁溃烂或受伤，就是胃或十二指肠溃疡，原因是不规律的饮食习惯或过度紧张等。主要症状是上腹疼痛。此外，还会感到胸口闷烧、胃消化不良，若因溃疡而出血时，大便会呈黑色，也有吐血或贫血现象。

十二指肠溃疡最明显的症状是空腹或夜间时腹痛，而胃溃疡是在饭后2~3小时内，心窝处会疼痛。同时，胃会有勒紧的不适感及胸口闷烧等。溃疡恶化出血时，大便会呈黑色。胃出血时也会吐血，此时的血如同咖啡渣滓的颜色。出血量多时，会导致贫血。

若有由溃疡转成出血性的征兆时，要马上接受医生诊断治疗，胃溃疡或十二指肠溃疡穿孔（胃或十二指肠的壁上开孔）致内容物溢出可演变成为腹膜炎。腹部会突然剧烈疼痛，肚子变硬。此外，若有恶心、呕吐或心窝四周有胀满及消化不良的感觉时，可能是胃和十二指肠之间的幽门溃疡，也可能是幽门狭窄致食物无法通过。

溃疡大多不会演变成癌症，不过，两者初期的症状都很类似。因此须接受精密的检查和诊断。治疗时，大都不须开刀，而是制酸剂的药物治疗。不过，停止服药后很容易复发，所以必须长期服药。

日常的饮食也要注意，以易消化的食物为主，避免刺激性物质，吃七分饱，维持规律、正常的饮食习惯。溃疡虽然容易治疗，但是出容易复发。除饮食要注意外，烟、酒，都要限制，保持充足的睡眠、适度的运动及消除过度的紧张，是基本有效的方法。

（2）含丰富的维生素C，可强化胃壁的马铃薯

马铃薯含丰富的维生素C、钾、钙均衡的矿物质，而且有淀粉，即使加热，维生素C也不易被破坏，方便摄取。

（3）南瓜有助于健胃整肠

南瓜有丰富的维生素C及胡萝卜素（即维生素A），其果实、花、种子、叶子都有药效，淀粉多，煮食后仍含丰富的维生素C。要想充分发挥药效，用蒸的方法较理想。胃隐隐抽痛进，可煮南瓜浓汤，有助消化。南瓜花可煮汤，有降热、止下痢的效果。

（4）可促使胃壁黏膜再生的高丽菜

高丽菜含维生素 C 及 K，可促使胃或十二指肠的黏膜再生，治疗溃疡。生吃或加热都很可口，平时常食用，可调整体质。不过，煮、炒会破坏维生素 C，所以要治疗溃疡，还是以生吃或稍为加热再吃较好。将高丽菜放进果汁机搅拌成汁，再稍微加热，在饭前饮用，大约持续喝 10 天，效果就会显现。

（5）可强健疲弱胃肠的无花果

无花果可治溃疡及强健疲弱的肠胃。将干燥的无花果切碎，煮成半干，加入少许蜂蜜和水，即可饮用。保存无花果，可先使其干燥，放在火上煮再磨成粉，使用时，加开水或水泡即可。

（6）可健胃的蒲公英及龙胆草

早春盛开的蒲公英有健胃的功用，可当药用或食用。最简单的使用方法是洗净其叶子，含在口中，慢慢咬碎；叶和花也可当配菜或做沙拉吃。龙胆草的根有药效，但很苦，比熊胆更苦，所以中药名为龙胆。

胃酸过多和过少时，首要改善饮食胃酸过多与过少，症状类似。胃酸过多或过酸症指的是胃液分泌过多，胃液中的胃酸浓度偏高的状况，可能因情绪、神经紧张引起，或患有消化性的溃疡、胆囊炎的疾病。

相反地，胃液中胃酸浓度低，即为胃酸过少，可能是恶性贫血、热带性脂肪下痢、慢性胃炎引起。当有这两种情况时都要接受胃液检查。胃酸过多和过少的症状类似，主要的症状是胃消化不良、打嗝及胸口烧痛等。若是胃酸过多，打嗝时也会出现酸的胃液；若是低酸症，因胃酸不足，会产生消化不良及下痢。

食物对胃酸的影响

蛋白质：能短暂中和游离酸，但半小时后，却比糖类、脂肪更易刺激胃酸分泌。

脂肪：抑制胃酸分泌，当进入十二指肠，分泌肠抑胃激素，而减少胃酸分泌及延缓胃排空。肉汁、丹宁酸、咖啡因、酒精等化学性刺激，会使胃酸分泌。

药物：如组织胺会刺激胃酸分泌。

情绪：如快乐或可口食物皆会刺激胃酸分泌。

（7）胃酸过多要多摄取蛋白质，节制刺激性食品

胃酸过多的人在日常生活中要注意抑制胃酸分泌，避免暴饮暴食和刺激性食品。除禁烟、禁酒或节酒外，消除过度紧张也很重要。遵照医生指示，服用控制胃酸分泌的制酸剂。

在食物方面，因胃液分泌过剩，为保护胃壁，要多摄取蛋白质。蛋白质丰富又不刺激胃的食品有豆腐、白肉鱼及牛奶等。豆类中也含有许多上等的蛋白质，但豆类不易消化，必须煮软后再食用。豌豆煮清淡、松软些，也可健胃整肠。要使胃的黏膜强健，维生素也是不可缺少的，要多吃水果及蔬菜等含维生素丰富的食品。使用油煮食时，若能善用橄榄油或胡麻油，也能抑止胃酸分泌；不过，不可过量。应该节制的则有虾子、贝类等不易消化的鱼贝类，多脂肪的肉类、笋子、地瓜等，纤维多的蔬菜及过酸过甜的食品。蔬菜类要尽量煮软再食用。

咖啡、红茶及香辣调味料会强烈刺激胃，平时就要节制食用或调淡些食用。不过，病情严重时绝对禁止。民间疗法中有使用蛋壳的，先将其洗净，磨成粉末，每次 2～3 克加白开水饮用。

摘自“中国胃病网”

6. 胃溃疡患者的饮食误区

胃溃疡是一种常见病。长期以来，人们对胃溃疡病人的饮食认识存在误区，以下所列均属误区。牛奶疗法近年研究表明，胃溃疡病人常饮牛奶并不利于胃溃疡愈合。牛奶中含有丰

富的蛋白质和钙质，均能促进胃酸分泌。有报告说，饮牛奶后胃酸分泌增加30%。

少吃多餐 不少患者常少吃多餐，以进食来止痛。其实，这不仅不能减轻溃疡病的症状，反而会加重病情。因为食物进入胃内，虽能中和一部分胃酸，但又会刺激胃酸分泌，因而少吃多餐会使溃疡面不断受到胃酸侵蚀，不利于溃疡的愈合，所以溃疡病人平时饮食还是定量定时为好。

只吃细软食物

研究表明，食物中纤维素不足也是引起溃疡病的原因之一。有人对溃疡病人随访，发现饮食富含纤维素的，胃溃疡复发率为45%，饮食过分细软者，胃溃疡复发率为80%。同时细软食物在口腔中咀嚼时间较少，未能使唾液充分分泌。唾液不仅能帮助消化，还有中和胃酸、提高胃黏膜屏障作用。所以胃溃疡病人只要病情稳定，可以食用普通饮食。

忌吃辛辣食物

其实，辣椒会增加胃黏膜的血流量，并会刺激胃黏膜合成和释放前列腺素，能有效阻止有害物质对胃黏膜的损伤，对胃有保护作用；大蒜能杀灭胃内的幽门螺旋杆菌，该菌是消化性溃疡主要致病原因之一。可见，胃溃疡可以根据自己喜好来适当食用辣椒、大蒜等辛辣食物，只是注意不要过量。

至于茶、咖啡、盐，胃溃疡病人确实不宜多饮多食，它们会刺激胃酸分泌。

7. 从饮食上防治溃疡

如何从饮食上防治溃疡病呢？

(1) 应吃营养丰富、易于消化的食物。平时以营养丰富、含渣滓少、易于咀嚼、容易消化的食物为宜。如果溃疡严重或有少量胃出血时，则应以流质饮食为宜，如牛奶、面糊、米粥等，这样不仅可供给病人较多营养，而且牛奶可中和胃酸，有利止血。但要忌食肉汤、鸡汤和甜食，因为它们能促使胃酸分泌，对溃疡的愈合不利。

（2）少吃或不吃油炸食物，忌食生冷、过硬过热的食物。油煎或油炸的食物或生冷、过硬、过热的食物不仅不易消化，而且还会促使胃酸过度分泌，直接损伤溃疡面。另外，太热的食物还会使血管扩张，容易引起胃出血。而刺激性的食物如辣椒、咖喱、过量的食盐、酱油、香料以及醋、酸等，糖果、咖啡、浓茶、烟类等，均可刺激溃疡和胃黏膜，增加胃液酸度，所以也应尽量避免食用。

（3）应定时进餐，避免过饥过饱；养成良好的饮食习惯。每天要按时就餐，每餐进食量要有一个基本定量，吃得太饱会使胃负担过重。吃得过少，食物不能充分中和胃酸，有可能引起胃壁自身消化或因溃疡受胃酸刺激而引起疼痛。进食时要细嚼慢咽，以利消化。

8. 溃疡病患者禁忌

溃疡病患者忌饮茶

对健康人来说，饮茶是有益的，但对溃疡病患者，饮茶则有害无益。

因为茶作用于胃黏膜后，可促使胃酸分泌增多，尤其是对十二指肠溃疡患者，这种作用更为明显。胃酸分泌过多，便抵消了抗酸药物的疗效，不利于溃疡的愈合。因此，为了促进溃疡面的愈合，奉劝溃疡病患者最好是不饮茶，特别是要禁饮浓茶。

溃疡病患者忌饮牛奶

牛奶鲜美可口，营养丰富，曾被认为是胃和十二指肠溃疡病人的理想饮料。但最近研究发现，溃疡病人饮牛奶，可使病情加剧。

因为牛奶和啤酒一样，可以引起胃酸的大量分泌。牛奶刚入胃时，能稀释胃酸的浓度，缓和胃酸对胃、十二指肠溃疡刺激，可使上腹不适得到暂时缓解。但过片刻后，牛奶又成了胃黏膜的刺激因素，从而产生更多的胃酸，使病情进一步恶化。因此，溃疡病患者不宜饮牛奶。

9. **饮食起居宜忌**

消化性溃疡病饮食上宜食易消化又有健脾益胃作用的食物，发作期宜少食多餐，以软食为主，如软饭、面食、稀粥、藕粉、豆浆、橘子等。平时饮食应有规律，忌食生冷、干硬和煎炒油炸的食物，如：生萝卜、柿子、油炸花生米、炸焦鱼、烧鸡等，亦不宜饮酒、浓茶和咖啡，这些可使胃酸增多，影响溃疡愈合。胃酸过多者，不宜食过酸的食物，如醋、话梅、柠檬、酸苹果，辣椒、芥末、胡椒等刺激性食物也不宜食之，它们可刺激溃疡病，引起上腹痛。过去认为牛奶餐可缓冲胃酸，曾经作为一种治疗的方法，但目前认为牛奶的缓冲作用不强，而且，由于其含蛋白质多，可刺激胃增加胃泌素的分泌，餐后反而使胃酸的分泌增加，故牛奶餐或高蛋白质饮食对消化性溃疡是不适宜的。此外，生活要有规律，避免过度疲劳和精神紧张，一般发作者，可边工作边治疗。若发作频繁、疼痛过剧，则应休息或入院治疗。

10. **胃溃疡患者饮食**

在 H_2 受体拮抗剂问世以后，大量事实证明，消化性溃疡病人无必要应用限制性饮食。饮食治疗的目的在于避免胃酸过多分泌和直接刺激胃黏膜。一般认为只要稍微变更一下普通饮食即可。

过去主张多食牛奶，目前已不主张，因牛奶仅有暂时性缓冲作用，却明显刺激胃酸分泌，服用牛奶不能促进溃疡愈合，同时大量服用牛奶和制酸剂可引起乳碱综合征等严重并发症。

不主张限制食物中纤维素。某些高纤维饮食可能具有阻止溃疡发生和复发的作用。

应尽量戒酒，至少不饮烈性酒；咖啡可强烈刺激胃酸分泌，应忌服；去咖啡因咖啡也有类似作用，亦不宜多饮；辣椒等刺激性食物应尽可能少吃。

虽然饮食疗法对胃溃疡作用不大，但如短期应用平衡溃疡饮食，对病人有一种心理安慰作用；但长期应用是不必要的。伴有溃疡相关性消化不良者，调整饮食可能有助于改变症状。

11. 胃溃疡的饮食护理

饮食疗法是预防和治疗溃疡病的重要环节。患者在饮食上应注意做到以下几点：

加强营养应选用易消化、含足够热量、蛋白质和维生素丰富的食物。如稀饭、细面条、牛奶、软米饭、豆浆、鸡蛋、瘦肉、豆腐和豆制品；富含维生素 A、B、C 的食物，如新鲜蔬菜和水果等。这些食物可以增强机体抵抗力，有助于修复受损的组织和促进溃疡愈合。泛酸多的患者应少喝牛奶。

限制多渣食物应避免吃油煎、油炸食物以及含粗纤维较多的芹菜、韭菜、豆芽、火腿、腊肉、鱼干及各种粗粮。这些食物不仅粗糙不易消化，而且还会引起胃液大量分泌，加重胃的负担。但经过加工制成菜泥等易消化的食物可以食用。

不吃刺激性大的食物禁吃刺激胃酸分泌的食物，如肉汤、生葱、生蒜、浓缩果汁、咖啡、酒、浓茶等，以及过甜、过酸、过咸、过热、生、冷、硬等食物。甜食可增加胃酸分泌，刺激溃疡面加重病情；过热食物刺激溃疡面，引起疼痛，甚至使溃疡面血管扩张而引起出血；辛辣食物刺激溃疡面，使胃酸分泌增加；过冷、过硬食物不易消化，可加重病情。另外，溃疡病人还应戒烟，烟草中的尼古丁能改变胃液的酸碱度，扰乱胃幽门正常活动，诱发或加重溃疡病。

烹调要恰当，以蒸、烧、炒、炖等法为佳。煎、炸、烟熏等烹制的菜不易消化，在胃内停留时间较长，影响溃疡面的愈合。

制订合理的饮食制度吃饭定时定量，细嚼慢咽，少说话，不看书报，不看电视；保持思想松弛，精神愉快。在溃疡活动期，以进食流质或半流质、易消化、富有营养的食物为好。以前有学者为溃疡病人制定了少吃多餐制，以避免过饱或过饥。近年来研究认为，尽管进食可暂时缓解疼痛，但少食多餐不断地刺激胃酸分泌，使胃酸分泌整日处在活跃状态，显然不利于溃疡病愈合。因此，除急性发作期并发出血、呕血时短期少食多餐外，平时应坚持一日三餐规律进食。

开水冲鸡蛋疗方：鸡蛋1个，打入碗中，用筷子搅匀，用滚烫的开水冲熟后即可食用。现代医学认为，开水冲鸡蛋质地柔软，容易被胃消化吸收，可大大减轻胃的负担，有利于溃疡病灶愈合。鸡蛋黄中含有卵磷脂，可在胃黏膜表面形成一层薄的疏水层，对胃黏膜有很强的保护作用和抵抗有害因子入侵的防御作用。

为避免病人大便干燥，还需常吃些琼脂、香蕉、蜂蜜等能润肠的食物，这对溃疡病人很重要。

12. 适度饮红酒预防胃溃疡

英国研究人员在最新一期《胃肠学杂志》上撰文指出，适度饮红酒可能会降低一个人感染幽门螺旋菌的风险，而幽门螺旋菌被认为是胃溃疡的罪魁祸首。

但研究人员同时警告，已经患了胃溃疡的病人不应该饮酒，因为酒精可能刺激溃疡部位的神经，增加疼痛感；另外，对有些人来说，酒精可能会促进胃酸的产生。

幽门菌是人体内很常见的一种细菌，一般不会对人体的内部器官造成伤害。但医学专家认为，胃溃疡的最大罪魁祸首恰恰是这种细菌，另外，儿童时期营养不良也是导致胃溃疡的一个因素。

研究人员对4902名成年男女的吸烟、喝酒、喝咖啡等许多生活习惯，进行了长期跟踪调查，结果发现，有1634人被测出幽门菌阳性。那些每天饮红酒3到6杯的人，与那些滴酒不沾的人相比，感染幽门菌的概率下降11%，饮酒量再适度增加，感染的概率又下降了6%。

另外，每天喝一杯啤酒的人与一点啤酒都不喝的人相比，也有类似的效果。而吸烟与喝咖啡与感染幽门螺旋菌之间没有必然的联系。研究人员分析，可能是红酒与啤酒中的抗菌成分发挥了作用。但一个健康的成年人每天到底应该喝多少酒，研究人员并未提出建议。

13. 溃疡病人宜多食藻类食物

海带、裙带菜、紫菜、羊栖菜等藻类食品里的藻朊钙纤维质，能使从伤口流出的黏液中的钠离子变为易溶解物——钠藻朊，使伤口表面形成凝胶体，加速伤口表面结痂，缩短伤口愈合时间。海藻类食品可以促进溃疡伤口愈合，所以，溃疡患者宜多食些海藻类食物。

但海藻类食物多属坚硬不易消化之物，所以胃溃疡患者应慎食，食时加大火煮烂。

14. 浮萍果胶治疗胃溃疡

俄罗斯专家最近研究发现，从浮萍里面提取出来的一种果胶能够增强胃黏膜的能量交换，有助于治疗并预防胃溃疡。

俄罗斯科学院乌拉尔分部科米科学中心生理学研究所的专家，用从干浮萍里分离出的果胶做了胃溃疡治疗与预防实验。他们将患上胃溃疡的实验鼠分为三组，并给前两组老鼠中的一半注射了浮萍果胶，给第三组老鼠中的一半连续服用该果胶一周。结果发现，与未进行浮萍果胶试验的老鼠相比，接受浮萍果胶试验的老鼠其胃溃疡的程度要低1/3～1/5。

研究发现，浮萍果胶能够增强胃黏膜的能量交换，并降低老鼠血液中皮质甾酮含量，减缓老鼠的神经紧张，使胃能抵抗引起胃溃疡的不良因素，防止产生胃溃疡。

研究人员认为，浮萍果胶可作为一种基础治疗手段用来治疗并预防胃部疾病。

15. 饮食营养与胃肠病的关系

（1）饮食营养与消化系统癌肿

许多癌症（80～90%）是由环境中的致癌物质所引起。特别是胃肠道的恶性肿瘤与食物中的致癌物质关系更为密切。

胃癌 霉变物质、熏肉、烫食、不洁水源的水以及盐渍食品是胃癌发病的危险因素；而黄绿色蔬菜中含有大量维生素C，可抑制癌细胞的繁殖，有一定的抗癌作用。

食管癌 食品单调，缺少新鲜蔬菜和水果，多食发霉食物以及霉菌很多的蔬菜、酸菜，食管癌的发病率较高。

肝癌 主要与长期摄取被黄曲霉菌污染的食物（如霉变的花生、大米等），黄曲霉菌也可引起肺癌和胃癌。

肠癌 根据结肠癌的流行病调查，发现肠癌与摄入脂肪过多、纤维素过少、维生素不足的食物有一定关系。

（2）进食不当与消化系统疾病

急性出血坏死性胰腺炎 平素健康的中青年人由于大量饮酒，并进食过多的油腻饭菜，使胰腺大量分泌消化液，导致急性出血坏死性胰腺炎。病人往往在暴饮暴食后几小时突然发生剧烈腹痛，随着胰腺的出血、坏死而后休克，如不及时治疗则可导致死亡。

食管自发性破裂 青年和小孩常常进食时间不定，有时饥不择食，狼吞虎咽，尤其吃粗糙食物，在口腔内未经咀嚼而用力咽下时，易引起食管破裂，治疗不及时可招致死亡。粗糙食物进入胃后，常常损伤胃黏膜或加重胃负担，导致各种胃疾病。

急性心肌梗塞 过分饱餐，大量不易消化的食物可使心脏负担增加40%以上，对于冠心病来说，承受如此巨大的负荷量是困难的，十分容易引起急性心肌梗塞。

（3）高脂肪的危害

肠癌 高脂肪膳食与肠癌发病率高有关。

脂肪肝　当脂肪摄入过多或者进食热量超过消耗量，多余的物质以脂肪的形式存储于肝脏，形成脂肪肝，使肝肿大，肝功能不良，肝区痛，食欲不振及血脂升高等。

（4）消化系统疾病对营养的影响

神经性厌食　发病与精神因素有关。顽固性厌食导致明显营养障碍，使血浆白蛋白、维生素低，并有低血钾及低氯性碱中毒等。

吸收不良综合征　是脂肪、蛋白质、电解质、维生素的吸收障碍，以脂肪泻为突出。化验检查可发现血清胡萝卜素、脂溶性维生素、B族维生素、脂质及铁等均减低。

胃结肠瘘　胃部分切除后、胃肿瘤、肠肿瘤有时可并发本病。特点是食物排空迅速，粪性呕吐，营养不良，消瘦，浮肿，贫血等。

失蛋白性胃肠病　由于胃肠黏膜的炎症、糜烂、溃疡或淋巴阻塞，使大量蛋白质渗入肠道而丢失，导致水肿和低蛋白血症。

胃肠道恶性肿瘤　由于进食障碍、食欲不振、恶心呕吐及肿瘤的消耗，使营养明显缺乏。

16. 食物纤维与肠道疾病

食物纤维是指食物中所含的蔬菜、各种粗粮及其它在人体肠道内不易被消化的植物性物质，如纤维素、半纤维素、果胶、藻类及木质素等一类以往曾被人们认为“不能利用”的多糖类物质。

食物纤维具有促进肠管蠕动、增高结肠渗透压及促进排便等作用。根据法国一国际癌症研究机构对结肠癌发病率的调查表明，饮食中以动物（肉食）为主的地区结肠癌的发病率显著高于以进食植物为主的地区。可能是由于纤维素缩短食物残渣及致癌物质在肠道内的停留时间。因此多吃蔬菜及粗粮具有预防结肠癌的作用。

流行病学的调查也表明，饮食过分精细，纤维素成分含量过少，而脂肪、肉类含量过多是结肠癌的致病因素之一。由于饮食中纤维素含量不足，易致便秘发生，而便秘则可使肠内容物通过时间延迟，导致肠内压增高，使致癌物质容易在肠内发生致癌作用。

食物中纤维含量的多少，可因其种类和加工方法不同而异。粗粮的纤维素含量比细粮多，尤以麦麸和米糠中含量最高。蔬菜中的鲜豆类、胡萝卜等的纤维素含量比西红柿、茄子及瓜果类多；菠萝、花生中所含纤维素比香蕉、苹果含量高。同一种类中食物纤维含量也有老嫩之分；不同部位纤维素含量也不同，如外层菜叶所含纤维素就比菜心为高；而水果的外皮较果肉含量高约2～3倍。因此，去果皮食物可失掉许多食物纤维，煮烂的食物可使部分纤维软化，在食用方法上应多加注意。

17. 胃肠疾病日常生活应注意

首先，要特别注意个人卫生和饮食卫生，常洗手，勤刷牙，餐后漱口，勿进食被污染的食品，蔬菜水果清洗干净；最好避免合吃的进食方式。合吃的进食方式是不科学、不卫生的。大家合吃，每个人都用沾满自己唾液的筷子或勺子在同食的汤、菜中翻搅，若其中一个人有传染病，非常容易发生交叉感染。许多传染病，比如肝炎、急性胃肠炎、肠伤寒、痢疾等，都是这样传染的。还有一种叫幽门螺杆菌的细菌，常寄生于人的胃幽门部位，使人产生慢性胃炎，消化性溃疡、胃癌的发生也与此有一定关系。幽门螺杆菌，就是通过口传染的，合吃就有可能感染到幽门螺杆菌。因此，我们应该打破传统的进食习惯，搞分食制，一人一份饭菜，分开吃，这样，可以大大减少胃肠道传染性疾病的发生。

其次，进食需要细嚼慢咽，让食物在口腔中充分地咀嚼。一方面，咀嚼使食物与唾液充分混合，变成细碎的食团，易通过食管送入胃腔，进入胃肠后，也容易被消化和吸收；另一方面，充分的咀嚼可反射性地刺激迷走神经中枢，使胃肠液分泌，促进胃肠道有序的蠕动，有利于食物的消化和吸收。若食物不经过充分细致的咀嚼，粗大的食团经食管进入胃腔，对食管和胃黏膜有机械性的刺激作用，并难于消化和吸收，日子一久，易患食管炎、消化不良、慢性胃炎和消化性溃疡。另外，细嚼慢咽，也是减肥的一种行之有效的方法之一。

第三，进食需均匀、缓慢，避免急促进食。急促进食一方面会使食物得不到充分的咀嚼，另一方面，会因此而吃得过多、过饱，从而易引起急性胃扩张、消化不良、急慢性胃炎等。这是因为人的大脑中有一个主管控制人进食量的饱感中枢，在一定时间内，充分的咀嚼和胃腔逐渐的容受性膨胀，可刺激饱感中枢，当刺激达到一定程度的时候，饱感中枢就发出指令，使人产生“饱”的感觉，随之停止进食。若进食过快，在信息尚未传递至大脑，饱感中枢还来不及发出“饱”的指令时，胃腔已被食物充填得满满当当的了，待感到饱了的时候，已经吃得过多了。

最后，少吃零食。经常吃零食，会打乱胃肠道正常的消化规律，使胃肠液分泌和胃肠蠕动功能紊乱。零食吃多了，暂时充了饥，正顿饭就不想吃，但很快又饿了，又靠零食充饥，这样形成恶性循环，不但影响食物的消化吸收，还会增加胃肠负担，久而久之，易患消化不良、慢性胃炎、消化性溃疡和营养不良。另外，随时随处用手来送吃零食，容易因手和零食的不卫生而染上急性胃肠炎、痢疾等肠道传染病，还容易感染幽门螺杆菌。

18. 晚餐不宜吃太多

医生在这里所说的晚餐太“重”，是指吃得过饱或进食肉类、油腻食物比重过大，或辛热刺激性调料用量过大，浓香有余、清淡不足，晚餐距睡眠时间过短，睡觉时胃中还存留着过多食物。

由于现在生活节奏加快，人们工作、学习较忙，很多家庭因为早晨、中午没有充裕的时间做饭，而晚间家人团聚在一起，又有较充裕的时间，于是就在晚餐上狠下功夫。你看，要好好犒劳肚子，自然少不了鱼呀肉呀的；要想做得味道好，就多放一些辛辣刺激的调味佐料……结果，因烹制晚餐占用过多时间而吃得太晚，因饥饿过度又吃得过饱，当把胃塞满后，就差不多该睡觉了。第二天早晨起床，就可能会觉得口苦口干，嘴里有臭味，舌头上还长了厚厚的一层黄腻苔，更感到胃中不适、不想吃饭。于是，早餐免了吧，午餐对付着吃，到了晚餐时间，又感到饥肠辘辘了，怎么办呢？再同昨天晚上一样，大鱼大肉的好好犒劳自己的胃肠吧……如此恶性循环，日子一久，胃肠就要出问题了！

中医认为，经常食用肥腻的肉食、辛热的调料，会使人的胃中产生湿热，湿热向上熏蒸口舌，就会产生口臭、口苦、舌苔黄厚腻等现象；湿热损伤胃络，影响胃的功能，就会出现胃痛、纳食不香等症状。

现代医学也认为，过多地进食肉类食品，会增加胃肠负担，导致胃肠功能明显下降。肉类食品还可使胃液分泌减少、胃肠蠕动减慢、腹腔压力增高。这样，食物滞留胃中，使胃黏膜和口腔黏膜抵抗力下降，某些细菌，容易在胃内和口腔内滋生。上述因素，均可导致消化不良、慢性胃炎、消化性溃疡、食管裂孔疝和口臭症。另外，晚餐过重，活动又减少，必然有一部分蛋白质不能消化，还有小部分消化产物不能吸收。这些物质在大肠内受到厌氧菌的作用，会产生胺酶、吲哚等有毒物质。这些有毒产物可增加肝肾的负担和对大脑的毒性刺激。睡眠时肠蠕动减慢，相对延长了这些物质在胸腔内停留的时间，故促使大肠癌发病率增高。

根据以上道理，我们就需要科学、合理地配用晚餐。晚餐总的原则是：少食、清淡。具体地说：首先，不宜过饱；其次，可少量食用瘦肉，不宜肥腻、油炸、烧烤之品；少吃辛辣食物，少用或不用辛热刺激性调料，白酒性热，也宜少饮；做菜不要过甜、过咸，汤不要过浓；多吃蔬菜、粗粮、杂粮；餐毕45分钟后可做一些适当的活动，如做家务、散步等；最后，晚餐不要吃得过迟，晚餐至睡觉时间要保持在两个半小时以上，以保证睡眠时胃中一半食物已经排空。

摘自“谓大夫网”

19. 饮料不宜多饮

炎热的夏天，人们在工作、活动后，出汗较多，容易口渴。此时如果喝些冰镇饮料、吃点冷饮，会感到暑气顿消，凉爽惬意，疲劳也得到了缓解。但是，如果贪图一时的痛快，吃入或喝入过多雪糕、冰淇淋或是冰镇汽水、可乐等，会使人发生胃痛、腹痛、甚至呕吐和腹泻；经常吃冷饮、喝清凉饮料的人，还会引起食欲不振、消化不良等。

正常人的胃肠道有一定的张力，并保持着一定的有节律的蠕动，血液循环也随着其活动增减。如果突然吃进大量的冷饮，胃肠道表面受到寒冷的刺激，使胃部产生痉挛性收缩，肠道蠕动亢进，从而导致胃痛、腹痛、恶心和腹泻。同时胃肠道血管也因受寒凉的刺激而收缩、胃肠道血液供应减少，导致胃肠道的分泌、蠕动等生理功能失调，加重了上述症状，从而发生胃肠功能紊乱、急性胃肠炎等。

随着人们生活水平的提高和生活方式的改变，冰茶、可乐、果茶、果露等清凉饮料已成为常喝的饮品。但是，清凉饮料中的主要成份是白糖，人们在口渴时，为了补充水分，更为了追求清凉饮料凉爽的口感，不知不觉中就摄入了过多的糖份。经常喝清凉饮料的人，糖摄入过多，在血糖浓度升高达到一定量的时候，就会刺激大脑中的饱食中枢，这时饱食中枢就发出“饱”的信号，使人感到饱或不感到饥饿，从而不想进食。这种现象，即使是在只喝了饮料而并未进食的情况下，也一样发生。时间一长，就使人食欲减退、营养失调。这种情况，多见于孩子们。此种食欲减退和营养失调，用不着特殊的治疗，少喝或不喝清凉饮料，是根本的解决办法。

另外，人在吃饭的同时或者在饭后喝饮料，大量的饮料充满胃腔，冲淡了胃液，饮料中的二氧化碳还会中和胃酸。这两种因素可使胃液原有正常的消化功能大大下降，导致消化不良；再者，除消化功能外，胃酸还有杀菌作用，若胃酸被饮料冲淡、中和，容易造成一些细菌在胃肠道中滋生，可引起急性胃肠炎、细菌性痢疾等消化道传染病。

有慢性胃肠道疾病的患者，胃肠道分泌、蠕动本身存在着障碍或失调，胃肠黏膜防御功能低下，由于上述的几种因素，吃冷饮、喝饮料，更容易导致病情恶化。因此，这些人不宜吃冷饮、喝饮料。健康人平时也要做到少吃冷饮、少喝饮料。有时可适量享用，但不能在进餐时和餐后饮用，避免暴饮过量，还要选择符合卫生条件的产品。

20. 科学服用保健品以远离胃病

食物的消化和吸收，全靠脾胃功能的正常发挥，使用口服的药物治病，也需经过脾胃的正常消化和吸收后，才能达到治疗的效果。同样，保健补品也需通过脾胃的消化和吸收，才能发挥其补益的作用。

慢性胃肠疾病患者，大都有脾胃失调、脾胃虚弱的症状，在这种情况下，盲目地滥用保健补品，会加重脾胃的负担，影响脾胃的消化吸收功能。

补品，尤其是滋肾养肝、补血之品，味厚而滋腻，最易阻碍脾气运化、影响胃的消化。我们在临床上经常见到一些脾胃虚弱患者，自做主张服用一些补品，结果是“越补越堵”，越吃不下饭。因此，脾胃虚弱、脾胃失调者不宜使用补品。即便是身体虚弱，确实需要服用这些补品的话，也要先调理脾胃，待脾胃功能恢复后再服用，但仍要顾护脾胃，同时加入理气健脾和胃的砂仁、木香，陈皮等药，以增强脾胃的消化吸收功能，达到补而不滞的目的。

对于脾胃本身的虚弱，是应当调补的，使用健脾补气的方法来补脾胃之气，但必须佐入具有通、降、运作用的枳壳、陈皮、砂仁、槟榔、木香等药。这是因为胃宜降，以通为补，脾宜升，以运为健。若是只用补气健脾之品，则补而不通，容易上火，治不了病，反而加重病情。

补品多属于中草药，因此进补还需要以中医的理论为指导，辨证进补。要“辨证施补”、“辨证施膳”，对不同证候施用不同的补药；其次是“因人因地施补”，必须根据个人体质，选择适宜的种类。中药补益之品有四类，补气、补血、补阳、补阴，必须确定自己属于哪方面不足后，选用针对这方面不足有相应补益作用的补品，否则，长期偏食一种，就可能影响体内的阴阳平衡而导致疾病；同时，还要依照当地气候的不同，选择适宜的补药，如应用补肾养阳类药膳，在中国西北严寒地区药量宜重，而在东南温热地区，药量则宜轻；最后，要做到“因时施补”：一年中存在春温、夏热、暑湿、秋凉而燥以及冬寒等特点，要根据不同的季节选用相应的补药，根据季节的冷热特点分别进行“清补”、“温补”、“平补”和“热补”。若是本无虚弱，却想以补品强身，就有可能因此而上火，或引起消化不良，不但未能强身，反而破坏了自己身体原有正常的平衡，导致疾病。

目前市场上保健补品名目繁多、鱼目混杂，个别产品的药物组成不清，功能主治含糊，或夸大其作用和适应范围，使患者难以辨别真伪，因此，需进补的患者最好去看正规医院的中医，在中医师的指导下使用补品，才会安全和有效。

21. 冷热交作胃不适

说到胃痛的防治与调养，首先要知道胃痛是怎样产生的。胃痛的出现常因受风寒、饮食生冷、饥饱失常、暴饮暴食、过度饮酒、情绪激动、进食或服用刺激性食物和药物，使胃受到刺激，引起胃壁平滑肌痉挛，胃内压增高，肌纤维紧张度增强，刺激神经感受器而发生。因此，对胃痛进行预防与调养，应注意以下五点——

饮食节制不喝浓茶和浓咖啡；忌食辛辣刺激性食品，戒烟、戒酒等。因为这些食物及烟酒都是促使胃酸分泌的强烈刺激物。

注意天气寒冷的冬春季是胃病活跃的季节，胃痛病人应注意保暖，减少发作的诱因。

调适精神避免精神紧张、焦虑、恐惧，同时注意避免过度疲劳。因为长时间的精神紧张可使大脑皮质功能失调，使胃酸与胃蛋白酶分泌增多，平滑肌痉挛，黏膜下血管痉挛缺血。

预防相关疾病要积极预防与治疗上呼吸道疾病、五官疾病（鼻窦炎、咽喉炎）、口腔疾病（龋齿、牙龈炎），勿将痰液、鼻涕等吞入胃。同时要避免服用对胃有损害的药物，如水杨酸盐、保泰松、消炎痛、利血平、皮质激素等，以免胃黏膜受损，如必须服用以上药物，应遵医嘱，并在饭后服用，以减少对胃部的刺激。

适当用药品如果是溃疡活动期，或胃黏膜糜烂，胃酸分泌过多，可服用一些对胃黏膜有较好保护作用的药物。例如，中药瓦楞子、乌贼骨、珍珠母、煅牡蛎、凤凰衣、浙贝母、五倍子、田七、黄芪等。

合理适用药膳对胃痛患者，平时的饮食调养是相当重要的。一般来说，主张少食多餐，食物清淡而易消化，脂肪及糖要偏低。在药膳方面，则应根据个人体质情况进行选择。

胃寒者可选用——

良姜粥：高良姜15克研成粉，粳米100克，煲粥。

胡椒猪肚汤：鲜猪肚1个、胡椒30粒、生姜3片、红枣3个去核，煲汤。

姜汁牛肉饭：牛肉100克剁碎，生姜30克去皮，大米150克。

胃气滞者可选用——

青皮麦芽饮：青皮10克、麦芽30克，煮水饮用。

佛手猪肚汤：鲜猪肚1个、鲜佛手15克、延胡索10克、生姜3片，煲汤。

五指毛桃瘦肉汤：五指毛桃50克、佛手12克、鲜瘦肉100克，煲汤。

胃热者可选用——

石仙桃猪肚汤：鲜石仙桃60克或干品30克、鲜猪肚1个，隔水炖服。

红糖煲豆腐：鲜豆腐500克、红糖60克，加适量清水，煮20分钟后食用。

胃阴不足者可用——

萝卜藕汁：鲜萝卜、鲜藕汁各1杯，和匀饮用。

胃病患者平时还可选择针灸、推拿等疗法，也有较好的效果。如能注意上面几点，胃痛将会远离你。

22. 浓茶咖啡不利于你的胃

大家知道，茶与咖啡，是世界上最为普及的两种饮料，它们都有醒脑提神的作用。

茶与咖啡中含有茶碱、咖啡因，可兴奋人的中枢神经、兴奋心肌，并有松弛平滑肌和利尿作用。而对消化系统来说，茶碱、咖啡因能刺激胃的腺体，使胃酸和胃蛋白酶分泌增加。在慢性胃病，如胃炎、消化性溃疡等，饮用浓茶、浓咖啡，能引起胃酸分泌增多，使病情加重。

另外，患有慢性胃病的患者，有一些伴有神经衰弱，常常有睡眠欠佳，如入睡困难、多梦、早醒等等，而茶与咖啡兴奋中枢神经，可以加重失眠，导致休息不够、情绪不佳，并间接地影响到慢性胃病。

所以，患有胃病的患者，应忌饮浓茶、浓咖啡。

23. 饮酒可导致胃病

我国有着悠久的酒文化历史。酒的作用，最初是用来补充营养和治疗疾病的。而如今，酒类以其甘甜爽口的口感、芬芳清馨的醇香以及饮后欣快、飘飘然的感觉，被人们迅速、广泛地接受了，成为供人享受的一种饮品。

酒类与人的健康关系密切。健康人适当饮酒，对身体有益。但有胃肠道疾病的患者，不宜饮酒。常见一些年轻人的食管、胃或十二指肠黏膜高度充血水肿，伴有糜烂、溃疡甚至出血。查完之后经常和他们开玩笑：昨晚是不是又喝酒去了？喝了半斤还是一斤？有趣的是，不少被问者惊奇地：胃镜看出来了？真神！酒类中的主要成份是酒精。长期或过量饮酒，酒精可使食管黏膜受刺激而充血，水肿，形成食管炎；还可破坏胃黏膜的保护层，刺激胃酸分泌、胃蛋白酶增加，引起胃黏膜充血、水肿和糜烂，引起急、慢性胃炎和消化性溃疡。大量饮酒的患者在胃镜下可以看见他们的胃黏膜高度充血发红、水肿、糜烂和出血等现象。患有慢性胃炎、消化性溃疡病的患者，由于他们的胃黏膜本身的自我保护、防御功能就差，即使饮用少量的或低度的酒，也足以破坏其胃黏膜，加重病情。因此，慢性胃病患者需要忌酒。

啤酒富有营养，酒精含量也低，被称做是理想的“营养饮品”。一些人认为啤酒能“健胃”，可能就是基于这种认识。但是，啤酒的度数再低，总也含有一定量的酒精，饮啤酒的量一般都多于烈性酒数倍至数十倍，从这个角度看，所摄入的酒精量并不比饮烈性酒的少，再加上啤酒的大量饮入，冲淡了胃酸，影响了正常的消化和吸收，所以饮啤酒对于慢性胃病患者来说，也是不合适的，饮啤酒对慢性胃病的不良影响，是不亚于饮烈性酒的；还有，啤酒中含有某种特殊成分，它能减少或阻止胃黏膜合成前列腺素 E（前列腺素 E 有保护胃黏膜的作用），使胃酸损害胃黏膜。因此，经常大量饮用啤酒，就有可能诱发慢性胃炎。特别是某些已患有慢性胃炎的人，饮啤酒就会加重胃黏膜的损害；另外，饮啤酒过量还会导致消化道癌症。美国癌症专家发现，大量饮啤酒的人患口腔癌和食道癌的危险性要比饮烈性酒的人高 3 倍。澳大利亚专家调查发现，每天饮 5 升以上啤酒的人最容易患直肠癌。

在中医来讲，慢性胃肠病一般都有不同程度的“脾虚”现象。中医认为，脾虚患者不宜饮啤酒。这是因为，啤酒的原料之一啤酒花，味苦、辛香、性凉，具有苦而沉降、凉而泻热的作用，而脾气主升而不宜降、喜燥喜温而不宜寒，因此，脾是“不喜欢”啤酒的。尤其是在脾虚的情况下，饮用啤酒，更会伤脾气，影响其消化、吸收功能，加重病情。再有，啤酒属于“饮”，是液体，而中医的脾，负担着对饮的消化吸收和转输任务，饮用量过大，超过了脾所能负担的限度，自然会损伤脾气。一般人平时的饮水量，每次也就是一杯，约 250 毫升，而饮啤酒的人，常常一饮就是半升、一升甚至更多，饮量大大地超过了脾所能负担的限度，这样当然会加重脾虚而使胃病恶化。

啤酒和白酒不能同饮。啤酒虽然是低酒精饮料，但其中含有二氧化碳和大量水分，与白酒混喝后，会加速酒精在全身的渗透作用，对肝脏、胃肠和等器官发生强烈的刺激和严重的危害，影响消化酶的产生，使胃酸分泌减少，导致胃痉挛、急性胃肠炎、十二指肠炎等。因此，啤酒与白酒不宜同时饮用。啤酒也忌与汽水混合饮用。汽水中含有一定量的二氧化碳，而啤酒中原本就含有少量的二氧化碳，对入汽水后，过量的二氧化碳，会更加促进胃肠黏膜对酒精的吸收。因此，啤酒不能与汽水混合饮用。

由上可知，慢性胃病患者，不宜饮酒，无论是白酒还是啤酒、烈性酒还是低度酒。因饮酒而导致的胃病，戒酒是最好的治疗方法。健康人也不宜长期、过量地饮酒，以免诱使胃病发生。

24. 畅谈豆制品对胃病影响

豆腐，细软洁白，鲜嫩可口，是人们餐桌上经常可以见到的一道莱肴。豆腐多以黄豆制成，蛋白质含量很高，故有“植物肉”的美称，被营养学家一致推荐为“人类理想的营养食物”。

豆腐除营养价值外，还有许多药用功能。豆腐味甘，性凉，有清热，润燥、解毒、补中、宽肠、降浊等功效。利用这些功效，中医以豆腐的“清热解毒”和“生津”的作用，经常治疗胃肠热证和阴证，作为食疗的方法，效果不错。但是，胃肠寒证、虚证患者，就不应该吃豆腐，吃后会感到明显的不适，如腹胀、腹泻等。

一些有脾胃虚寒的胃肠病患者，看到豆腐细软柔嫩，就想像它一定很容易消化，对胃肠不会有什么副作用，于是，豆腐就成了他们膳食中主要的食品了，你看：早晨吃豆腐脑、喝豆浆，中午吃虎皮豆腐、晚上小葱拌豆腐。结果呢，一天到晚总是感到胃部饱满、腹部憋胀，大便稀泻，不想吃饭；而一旦停止吃豆腐后，症状就会缓解。

一般来说，腹胀、腹泻、食欲不振在中医属于脾虚、脾寒的范畴。中医认为，具有寒凉之性的药物与食物，可治疗热证；但是将它们用于虚证和寒证，就会起到相反的作用，使病情加重。豆腐正是具有寒凉之性的食品，胃肠虚证或寒证的人吃了它，自然会加重病情、引起腹胀和腹泻。现代营养学的研究也发现：豆制品（包括豆腐、豆浆、豆腐脑、植物蛋白肉等黄豆制品）中有数种抗营养因子，其中两种是与胃肠道有关的，一种是胰蛋白酶抑制素，是能抑制体内蛋白酶活动的一种物质，如摄入过多，会影响对蛋白质的消化，并对胃肠有刺激作用，出现恶心呕吐等中毒症状；另一种是肠胃胀气因子，它能使人产生腹胀、腹泻以及消化不良等现象（请参看胃肠道胀气）。

以上说明：豆腐鲜嫩可口、营养丰富，对于正常人来说，是一种很好的营养食品。但对于慢性胃肠病，尤其是脾胃虚寒的患者，则不太适合食用豆腐，因为会引起胃肠道症状。所以，这些人在患病期间应该少食或不食豆腐。

豆腐的制作和烹调也很有学问。胰蛋白酶抑制素和肠胃胀气因子较耐高温，因此以高温对豆腐蒸、煮或炖的时间长一些，上两种物质才能被破坏掉。俗话说“千滚豆腐万滚鱼”，不但说明了豆腐的烹调方法，更是科学烹调的经验之谈。

摘自“谓大夫网”

25. 让你的胃远离辛辣

辛辣食物，像辣椒等食物，少量食用有开胃、助消化的作用。用辛辣食物做调味品，比如花椒、胡椒、干姜等，在我国是非常普遍的。适量食用辛辣食物，还可以增加胃黏膜血流量，加快胃黏膜代谢。因此，健康人可适量进食辛辣食品。

就拿辣椒来说，它不但营养丰富（维生素 C 的含量很高，在蔬菜中名称前茅，100 克辣椒中就含维生素 C105 毫克），还有健胃、助消化的药用功能。吃饭不香，饭量减少时，在菜里放上一些辣椒，就能改善食欲，增加饭量。单独用少许辣椒煎汤内服，可治因受寒引起的胃口不好、腹胀腹痛。用辣椒和生姜熬汤喝，又能治疗风寒感冒；对于兼有消化不良的病人，尤为适宜。辣椒健胃、助消化的功能，是因为它含有一种叫辣椒素的成分，对口腔及胃肠有刺激作用，所以能增强胃肠蠕动，促进消化液分泌，增加胃黏膜血流量，加快胃黏膜代谢，从而改善食欲，并能抑制肠内异常发酵，排除消化道中积存的气体。

但是，过多的辣椒素会剧烈刺激胃肠黏膜，使其产生充血、水肿、甚至糜烂溃疡、蠕动加快、胃液过多的分泌，从而引起胃疼、腹痛、腹泻，并使肛门烧灼刺疼，诱发胃肠疾病；辛辣食物刺激食管黏膜，还会加重食管炎、食管溃疡的病情，引起烧心、泛酸等；辛辣食物还会使大肠吸收水份的作用增强，以致粪便过于干硬，引起便秘，并促使痔疮出血。

辛辣调味品对于胃肠道的利弊双重作用也与辣椒基本相同。

中医也认为，辛辣食物味辛辣、性温热，对于胃肠有寒的患者来说，适量食用可帮助祛寒、健胃；但对于胃肠热证患者，如口苦口臭、胃中烧灼、口渴心烦、大便干燥、小便短黄、舌苔黄腻者，辛辣食品只能加重其病情。

所以说，辛辣食品不能过多的食用，尤其是食管疾病、胃部疾病、习惯性便秘、痔疮以及胃肠热证患者更需注意，避免辛辣食物的刺激。

26. 慢性萎缩性胃炎病人生活饮食

慢性萎缩性胃炎分为轻、中、重度 3 型。轻度萎缩性胃炎，临床症状轻，多无胃酸缺乏，饮食疗法可参考慢性浅表性胃炎的饮食。

中、重度萎缩性胃炎，胃黏膜萎缩明显，常可引起胃酸缺乏，而胃酸的作用对人体相当重要，除了能激活胃蛋白酶，分解食物等助消化作用外，还能协助铁、维生素 B_{12} 的吸收。所以在饮食上，除了要避免坚硬、过于刺激的食物，饮食按时定量外，宜食较丰富的蛋白质而较低脂肪的饮食，以及山楂、橘子、苹果等，以刺激胃酸分泌，提高胃酸浓度。进食时还可以用少许醋类以助消化。

对无明显症状的萎缩性胃炎患者，可少量饮酒，或食适量的辣性物品（以不引起胃部不适为限），以增加胃的血液供应，促进胃的正常活动。

27. 慢性胃炎饮食需注意?

食用温和饮食。

以少量多餐方式供应饮食。

进餐时要放松，保持心情愉快。

何谓温和饮食?

温和饮食是一种无刺激性，含低纤维质，易于消化且具有足够营养的饮食。

无刺激性：不会促使胃液分泌或是使胃黏膜组织受到损伤的食物。

低纤维质：纤维质大都来自植物性食物，在人体中不易被消化吸收，如：麸皮、水果的皮及种子、豆类的外皮、蔬菜中的粗组织等，这些比较粗糙的物质，容易使胃肠受损，应该避免摄食。但若口腔、牙齿健全的人，能够充分咀嚼食物，并与唾液完全混合，则并不需要完全限制不吃。

易于消化：除了纤维质不易消化外，一些动物的筋和胶也不易消化。烹调方法也很重要，蒸、煮、炖、糊泥状的食物，比较容易消化。煎、烤及油炸的食物较不易消化。

足够营养：虽然因为疾病的关系，在饮食上有所调整，但所供给的营养素一定要足够，在饮食摄取上仍以六大类食物为主，尽可能广泛的选择各种食物，以获得各类营养素。

28. 胃病日常战役之健康饮食

饮食疗法指的是通过饮食的调节、合理的营养膳食，以提高机体抗病能力、促进疾病康复的一种治疗方法。消化性溃疡患者应用饮食疗法进行康复保健，可以减少饮食对胃黏膜的不良刺激，促进溃疡的愈合。通常，可采取以下措施：

（1）有规则的定量进食，避免暴饮、暴食。在急性发作期，白天可每隔 2 小时进食 1 次，症状控制后改为 1 日 3 餐。

（2）进食时切勿狼吞虎咽，宜细嚼慢咽，因咀嚼时可增加唾液分泌，能中和胃液酸度。

（3）进食不宜过饱，以免胃窦部扩张而增加促胃液素的分泌。

（4）一般睡前不宜进食，以避免夜间胃酸分泌增加。

（5）提倡消化性溃疡患者的主食要以面食为主，特别是十二指肠溃疡患者的主食更应注意，尽量不采用米饭为主食。

（6）尽量少饮咖啡，少饮茶，以免增加胃酸的分泌。

（7）尽量不吃或少吃辛辣食物，以避免胃黏膜损害，并防止胃酸、胃蛋白酶分泌增高。

（8）尽量不进食过酸的食物，以防止对胃黏膜的损害。

（9）提高饮食中粗纤维膳食的比例，可使胃扩张的时间缩短，降低胃酸的分泌。食物纤维分可溶性与非可溶性两种，可溶性纤维包括果胶（含水果等软组织的物质）、藻胶、豆胶等；不可溶性食物纤维包括纤维素、半纤维素和木质素等，是细胞壁的组成成分，来源于谷类、豆类种籽的表皮和植物茎叶。

（10）增加膳食中亚油酸等必需脂肪酸的含量。植物油是人类必需脂肪酸的主要来源。因必需脂肪酸可以在胃黏膜内迅速地转化为前列腺素 E，增强胃黏膜的防御功能。故应提倡食用植物油，少食或不食动物性脂肪。

（11）限制饮食中的食盐摄入量，尽可能采取低盐饮食。

29. 了解宜食与忌食帮助缓解你的胃

宜食与忌食，是中医饮食疗法中比较通俗的一种叫法。凡是具备一定治病的性能作用，可以用来防治某种病证的一类食品，我们把它们叫做是这种疾病的宜食食品，简称宜食，应该经常吃；而能使您身体不适，诱发疾病，加重病情的食品，就是您的忌食之品，应该避免吃。

一种食品，可能对一些人来说，是宜食食品，而对另一些人来说，却是忌食食品。如果一种食品对您是宜食食品，那么与这种食品性能作用相反的食品就必然是您的忌食食品了。比如对寒证有治疗作用的食品，一般都具有味辛性温热的性能作用，热证患者吃了它，就象火上浇油，会加重病情。这种对寒证有利的宜食食品，而对热证病人来说则是忌食食品。

宜食和忌食，是中医辨证用食的具体体现，按照这一原则，挑选针对自己病证有治疗保健作用的食品用来烹制，并经常在这一类食品范围内变换花样，日日食之，同时避免进食可诱发、加重自己病证的忌食食品，将会帮助您很快地恢复健康。

30. 食物对胃酸的影响

蛋白质：能短暂中和游离酸，但半小时后，却比糖类、脂肪更易刺激胃酸分泌。

脂肪：抑制胃酸分泌，当进入十二指肠，分泌肠抑胃激素，而减少胃酸分泌及延缓胃排空。

31. 同病异食与异病同食治疗的区别

同病异食，是指在同一种疾病中，由于其发生发展的阶段不同以及个体差异的因素，反映出了不相同的证，对于这些虽为同种疾病，但出现了不同的证，需要根据中医辨证施治（辨证用食）法则，进行不同的治疗。比如慢性胃炎这一种疾病，可表现为肝气犯胃证，也可表现为阴虚胃热证，还可以表现为其它类型的证。对于肝气犯胃证，用疏肝理气和胃的方法，而阴虚胃热证，则用养阴、清胃的方法调配饮食，其它证也同样。总之，出现什么证，就用相对应的方法调配饮食，决不能因其是同一种疾病而不加辨证地施用同一种饮食去治疗。

异病同食，是指不同的疾病，在其发生、发展的过程中，出现了相同的病机，产生了相同的证，对此，仍需本着辨证用食的法则，以同样的方法治疗。比如消化性溃疡和慢性胃炎虽然不是同一种疾病，但如果两者都出现了脾胃虚寒证，我们就要以补虚祛寒这种同样的治法来对这两种不同的疾病调配饮食，这种情况下，不能因其两者是不相同的疾病而不敢施用同样的饮食物去治疗。

32. 食物性能特点大比拼

（1）四气五味

①四气：又称四性，是食物寒、热、温、凉四种不同的性质。其中寒与凉，热与温有其共性，只是程度上有所不同。温次于热；凉次于寒。寒、热、温、凉四种性质，是与疾病性质的寒热相对而言的。属于寒性和凉性的食物，同具寒、凉性质的药物一样，食后能起到清热、泻火、甚至解毒的作用，对热证、火证有治疗作用。如荞麦、糜子米、绿豆、苋菜、冬瓜、苦瓜、西瓜、梨等食物都具有微寒、寒或者凉的性质，因此都能起到清热泻火的作用。与此相反，凡属于热性或温性的食物，食后能起到温中、补虚、祛寒的作用，可以治疗寒证、虚证（阴虚证除外）。如狗肉、羊肉、鲫鱼、栗子、荔枝、花椒、小茴香、红糖等食品，都具有温、热的性质，能起到补虚、除寒、温中的作用。寒凉性质的食品，可治疗热性疾病，适宜于热性疾病患者食用，但不宜于寒性及虚证疾病的患者，会加重其病情；热性食品却相反，适宜于寒证和虚证，不宜于热证。

②五味：是指食物的酸、苦、甘、辛、咸五种味道，其中还包括淡味和涩味，因淡附于甘，涩常伴有酸，并且酸涩作用基本相同，因此按习惯仍称为五味。食物的五味同中药一样，不同的味，有不同的药效作用。

一般而言，具有辛辣味道的食物有宣发、发散、行气血，润燥作用，对于表证、气血阻滞证或肾燥等病证食之为宜。例如，胡椒辛、大热，花椒辛、热，有发散祛寒，温里行气的作用，适用于腹部冷痛，腹胀等症。

具有甘甜味道的食品有补益、和中、缓急的作用，多用于滋补强壮及缓和拘急疼痛，适宜于虚证、痛证。如，用红糖、饴糖、红枣治疗脾胃虚寒的胃痛，不但可补益脾胃，还有缓解胃痛的作用。

味道酸或者酸涩的食物，有收涩、固涩的作用，适用于虚证多汗、泄泻、尿频、遗精等症。如乌梅、石榴是酸涩的果品，它们有涩肠止泻的作用，适合于久泻患者食用。

味道发苦的食物，有泻热、燥湿、坚阴的作用，多用来治疗热证、湿证、气逆等病证。如苦瓜味苦性寒，具有泻热作用，多用来治疗口苦、口臭、胃中灼痛、大便干燥等胃肠燥热证。

味道发咸的食品，有软坚、散结、泻下的作用，常以此治疗热结便秘、瘿瘤、瘰疬等证。如用咸味的海参配木耳，取其泻下的作用，可治疗便秘。

如果食品什么味道也没有，那就是淡味了。淡味的食物，有渗湿、利水的作用，能治疗湿盛或水气为患的病证。如用淡味的生薏米治疗脾运失常，水湿内盛，脾虚水停于胃的病证。

（2）升、降、浮、沉

升、降、浮、沉是食物在人体内作用的趋向。升和浮的趋向是向上、向表、向外，降和沉的趋向是向内、向里、向下。

升、降、浮、沉是根据食物的气味厚薄和质地轻重而定的。一般来说，凡味属辛、甘，其性温热，质地较轻的一类食品，大多有升和浮的作用，具有升阳、益气、发表、散寒等功效。如粉葛，质轻味辛，有升阳举陷的作用，用来治疗因脾气不足，中气下陷的胃下垂；相反，凡味属酸、苦，咸，其性寒凉，质地较重的一类食物，大都有滋阴、潜阳、清热、降逆、收敛、渗湿、泻下等功效。如鲍鱼味咸，性凉，有清热利湿的作用，常用于湿热胃痛或者湿热泄泻的食疗。

（3）归经

由于各种食物的性味不同，升、降、浮、沉的趋势也各异，因此它们对人的五脏六腑的作用也就各显其能。一种食物对人体不同的脏腑有一定的选择性，有一定的作用范围。一般来说，酸味食物多入肝，对肝所起的作用比其它脏腑明显，辛味食物入肺，苦味食物入心，甘味食物入脾，咸味食物入肾。这说明了食物的五味和人的五脏有特殊的选择性和亲和性，这就是归经的道理。因为食物被食入后，需要通过经络通道才能归入其所选择的脏腑，所以叫做“归经”。

归经可以提示食物作用的具体脏腑和其所属的部位及器官，有利于针对有病的脏腑或所属的器官来选择食物。如梨、香蕉、桑椹、猕猴桃都是常吃的一些水果，它们的性味都是甘寒，都有清热、生津，润燥的作用，但梨归肺经，偏于清肺热，润肺燥；香蕉归大肠经，偏于清大肠热、润肠；桑椹归肝经，长于清肝热，滋肝阴；猕猴桃入膀胱经，善于清膀胱热。如果现在有一位肠燥热结便秘的患者需要食物治疗，应选择上述哪种水果呢？当然是选择归大肠经的香蕉合适。

摘自“谓大夫网”

33. 溃疡病人食疗的三大注意

（1）注意不要吃使胃有记忆的东西

溃疡第一要注意不要刺激受伤的黏膜，但这不吃，那不吃，又无法摄取营养，反过来倒成为另一种精神疲劳。另外，即使限制严格又不能坚持多久。由于溃疡易复发，食疗期也应尽可能延长。即使医生说完全好了，也要注意，最少6个月，最好为1年。因长期坚持，所以应控制住根本，不要局限于细节，随机应变。溃疡的食疗中最重要的一条是不要吃使胃有记忆的东西。胃和十二指肠的黏膜表面没有感觉神经，但是却经常可以“记住”一些感觉。如吃甜食过多时，胃消化不良；喝凉的东西时，胃刺痛等。这样，使胃有记忆的食物可刺激黏膜、增加胃蠕动或胃液分泌亢进、胃负担加重。这样的食物，除刺激性食物外，有冷的东西，热的东西，极硬的东西及油腻性食物等。吃什么会成为胃的负担，应根据当时的病情而各不相同。

(2) 注意竭力避免酒精、香辛料、碳酸饮料、咖啡因和烟

虽说不必受制于食品选择，但也不能吃对胃不好的东西。其代表性食刺激性食物，特别是酒精、烟和碳酸饮料。酒精被胃黏膜吸收，破坏黏膜，促进胃酸分泌，恶化溃疡；烟可恶化血液循环，降低胃黏膜的抵抗力；碳酸饮料也促进胃酸分泌，成为刺激胃黏膜的原因。对喜欢烟酒的人来说，全面禁止会引起精神疲劳，但与一定程度的疲劳，饮后、吸后的破坏力更成为问题。所以，这时一定要禁酒、禁烟。此外，香辛料、咖啡因、鲜汤也是促进胃液分泌的刺激性食物。去除肉腥时，少量使用的香辛料一般不会成为问题，但也应避开咖喱、辣白菜及作为辣味使用的胡椒、芥末、大蒜、辣根香辛料。咖啡因以咖啡为首，包括绿茶、红茶，特别是咖啡，会促进胃液分泌，须严禁。绿茶也要尽可能不喝。淡红茶中加入大量牛奶，在不是空腹时，饮用无妨。鲜汤是肉、鱼味美的成分，就像西餐中最先被端出的清汤一样，要避免空腹时大量饮用。炖肉等也须好好撇去浮油，减少汤，多吃一些菜。

(3) 注意吃一些营养价值高的食物

不仅是溃疡，得了其它消化系统疾病的人，在吃饭时也易消极。蓄养与疾病斗争的气力，吃是根本，特别是溃疡，为使受伤黏膜再生，提高黏膜抗力，有必要充分摄取营养。首先、优先摄取的是蛋白质，无需说，人体是由蛋白质构成的，胃黏膜、黏液、各种酶的主要成分为各种蛋白质。正因为这样，溃疡患者有必要摄取比普通人多的蛋白质。富含蛋白质的食品为肉、鱼、大豆制品、鸡蛋、乳制品等，选择蛋白质含量多的食品，可确保必要的蛋白质又不给胃增加负担。

参考“谓大夫网”

34. 溃疡病的辨证食疗法

（1）气滞证的饮食方法

气滞证是由于情志不畅、饮食失调、安逸过度等原因引起人的某部位或某脏腑气机运行滞涩不畅的病证。胃肠属腑，以通降为宜，气滞则通降障碍，发生胀、痛等症状。食管炎、慢性胃炎、胃黏膜脱垂、消化性溃疡、结肠易激惹综合征以及习惯性便秘者都可出现或伴有气滞证。

气滞证的临床表现及宜忌食物

临床表现：

主要表现为闷胀和疼痛。如气滞于胃则胃痛，气滞于腹则腹痛。疼痛的性质为胀痛，常常是胀重于痛；疼痛的发作时重时轻，部位不固定，表现为窜动作痛；气滞证往往与精神因素有关，情志不畅时症状加重，嗳气或矢气后症状减轻，脉象多为弦脉。

宜食食物：

具有疏肝理气作用的食物，都有止痛、消胀、除满的功效，如玫瑰花、玫瑰花露、茉莉花、白梅花、茉莉茶等，其有疏肝的作用；豌豆、刀豆、荔枝、橘子、橘饼、橘皮、小独蒜（薤白）、大头菜、芥菜、甘蓝、荞麦、胡萝卜、砂仁、白蔻等具有理气的作用。

忌食食物：

滋腻味厚而阻滞气机的食物，如糯米、栗子、鸡蛋、红枣、花生、龙眼肉、蜂蜜等。

产气而助胀生满的食物，如扁豆、豇豆、黄豆、蚕豆、豆腐、山药等。

具有收涩作用，防碍气机升降和运行的食物，如莲子、芡实、石榴、乌梅等。

食疗参考方：

a. 豌豆粥：豌豆 80 克，用少量水煮烂后，加玫瑰花露

100毫升，煮沸后即可。

b. 牛肉炖胡萝卜：瘦牛肉100克，切小块，加水、适量盐、橘皮、山楂，先以文火炖煮至熟烂，再加入胡萝卜条200克、砂仁6克，待胡萝卜炖熟即可。

c. 甘蓝荞面条：甘蓝（卷心菜、元白菜）100克切细丝，爆炒后加咸牛肉汤、味精再煮沸，置碗中作汆；以荞面粉100克用开水烫和成硬面团，用削刀削成薄条入沸水锅，熟后捞起置入汆中，点数滴香油，撒十几片洗净的鲜玫瑰花瓣于面上。

（2）脾虚证的饮食方法

脾虚证是因素体脾虚或饮食不节、情志因素、劳逸失调等原因引起脾的功能虚衰、不足的病证。因为脾对食物的消化和吸收起着十分重要的作用，因此几乎所有的胃肠道疾病都可出现或伴有脾虚证。

脾虚证的临床表现及宜忌食物

临床表现：

精神疲倦、少气懒言、疲乏无力，食后困倦、食欲不振，食后或午后腹胀，大便稀；舌体胖或有齿印，脉虚弱。

宜食食物：

具有补脾益气、醒脾开胃消食的食品，如粳米、籼米、锅巴（焦锅）、薏米、熟藕、栗子、山药、扁豆、豇豆、牛肉、鸡肉、兔肉、牛肚、猪肚、桂鱼、葡萄、红枣、胡萝卜、马铃薯、香菇等。

忌食食物：

性质寒凉，易损伤脾气的食品，如苦瓜、黄瓜、冬瓜、茄子、空心菜、芹菜、苋菜、茭白、莴笋、金针菜、柿子、香蕉、枇杷、梨、西瓜、绿豆、豆腐、莜麦等。

味厚滋腻，容易阻碍脾气运化功能的食品，如鸭肉、猪肉、甲鱼肉、牡蛎肉、牛奶、芝麻等。

利气消积，容易耗伤脾气的食品，如荞麦、山楂、萝卜、香菜等。

食疗参考方

a. 粳米粥：粳米 50 克，葡萄干 10 克，以适量清水先煮粳米至九成熟，加入葡萄干，共同炖煮至稀烂即可。

b. 香菇牛肉汤：香菇 10 克泡好，瘦牛肉 30 克先用粉面裹好，汤沸后入香菇，再拨进牛肉片，同时点入适量味精、食盐、香油，煮沸后即可。

c. 炒牛肚土豆丝：熟牛肚 50 克切丝，土豆（马铃薯）80 克，切丝后以清水淘洗掉表面淀粉，油锅热后加入少许葱丝和碎蒜，遂入肚丝、土豆丝爆炒，并点入适量牛肉汤和盐、味精，土豆丝丸成熟即可。

d. 扁豆馅包子：鲜扁豆两份，鸡肉一份，剁碎后加盐、味精、鲜姜汁和花椒水拌匀作馅，以小麦粉起面作皮，捏成包子后，置笼中，旺火蒸 20 分钟。

35. 烹调要保留食物自身营养

烹调是在食物初步加工的基础上，按照一定的工艺要求，进一步加热和调味，制作成莱肴的过程。烹调的方法多种多样：炖、焖、煮、蒸、煨，熏、烤、炸、煎等，内容十分丰富。烹调方法除了应符合烹饪色、香、味、形的一般要求外，还要特别注意保留食物的原有性能，使其能够发挥养生治病的作用。

在烹调方法上应多以水为传热媒介，进行炖、焖、煮、蒸、煨等，这不仅可以充分保留食物性能，还有利于脾胃的消化吸收。特别是补养类食物，更应文火久炖。而熏、烤、炸、煎等烹调方法易破坏食物性能，增加其燥热之性，因此应少用或不用这类烹调方法。

在制作形式上应以汤、羹、粥为主，这不仅便于制作，而且食物中的有效成份容易溶解于其中，有利于脾胃的消化吸收。

在调味上，以和为主，调味品少用，这样可尽量保持食物的原汁原味，以充分发挥食物自身的效用。

此外，对食物进行不同的加工处理（炮制），能改变食物的性能，使之适应于养生和治疗的需要。常用的炮制方法是炒、炙、煨、煮、蒸。如山药炒黄后烹食，可增强其健脾补气止泻的作用，生藕性寒，作用是清热凉血，而煮熟后性变温，用作补益强壮。

36. 烤馒头也能护胃

日常我们吃下去的食物淀粉，在淀粉酶的作用下，首先被分解成糊精，糊精再进一步分解成麦芽糖，麦芽糖进一步分解为人可以吸收利用的葡萄糖。可见糊精是消化分解淀粉的首要步骤。

而淀粉在 180 ~ 200℃ 的高温下，它的分子链会断裂成“碎片”，即变成糊精。馒头烤后形成的焦黄部分就是由大量的糊精构成的。同样，焦黄的面包皮、焦黄的炒面、烤黄的窝头等也都含大量糊精，所以也都容易消化。

烤馒头中还夹杂着不少的黑点，这是淀粉受热过度形成的炭。这些细小炭粒其中充满了空隙。人吃了以后，它们能在胃肠里吸附大量水分、气体、胃酸、细菌和毒素，最后随同粪便一道排出体外。这样一来，胃酸过多的人吃了烤馒头，就会因过多的胃酸被吸附掉而感到舒服；胀肚的人就会因肠中过多的气体被部分吸附掉而感到轻松；消化不良而致腹泻的人，就会因有害细菌和毒素被吸附掉而减轻症状或获得痊愈。

37. 有害于胃健康的八大恶习

据统计，急慢性胃炎和溃疡病等胃病患者中，青壮年占多数，而且青年的发病率有上升的趋势。究其原因，主要与许多青年进食不科学有关。以下几种吃法，有害于胃的健康：

（1）吃得过快：狼吞虎咽，囫囵吞枣，食物咀嚼不充分，消化液分泌不足，食物难以充分消化，久而久之，易致胃病。

（2）吃得过饱：暴饮暴食，不仅使胃的消化能力难以承受，造成消化不良，有时还可导致急性胃扩张、胃穿孔等严重疾患。

（3）边读（玩）边吃：有些人喜欢一边看报，一边吃饮，或边玩边吃。这样，由于阅读或玩时大量血液供脑，供胃肠消化吸收的血液相对减少，影响消化吸收，长期下去，易致慢性胃病。

（4）常吃零食：经常吃零食，会破坏胃消化酶分泌的正常规律，使胃经常“打无准备之仗”，得不到正常合理的休息，容易“积劳成疾”。

（5）蹲着吃饭：我国部分农村地区，尤其是北方农村，不少人有蹲着吃饭的习惯。这种进食方式，使腹部及消化道血管受挤压，不利于血液供应；而进餐时，恰需大量血液入胃用于消化。调查表明：这些地区胃病高发，与此不良进食姿势有关。

（6）多吃冷食：有些人偏爱冷食，尤其在夏天边喝冷饮边吃东西，这样对胃岂能无害呢？多食冷食品会降低胃的温度，使胃的抗病能力下降；一般冷食致病性微生物含量也往往较多，因此多食冷食容易导致胃病。

（7）烟酒过度：吸烟可增加溃疡病和胃癌的发病率。而饮酒过度，则可损伤胃黏膜，造成胃出血、胃穿孔等；经常大量饮酒，可影响胃液分泌，降低胃酸活性，使人食欲下降。

（8）食物过辣：经常进食辛辣食品，可刺激胃黏膜充血，久而久之，可导致慢性胃炎。

38. 胃病的饮食禁忌

中医的忌食与忌口不完全是一回事，忌食的应用范围较大，可以是健康人，也可以是病人，忌食包括忌口的部分内容。中医的忌口一般是指患者在疾病期间的病中忌口，即可加重疾病的食物是这种疾病的忌口食物。除此之外，忌口还有几种特殊内容：

发物忌口：有些食物可引起疮疡、疹毒、风疹、癣疥以及咳嗽、哮喘等病症的复发和加重，这种食物就称做“发物”。有一部分发物，相当于现代医学所说的“致敏食物”，易诱发或加重某些过敏性疾病，如荨麻疹、支气管哮喘等病。常见的发物食品有：带鱼、鲤鱼、鲫鱼、蛤子、蛤蜊、螃蟹、虾、羊肉、狗肉、鸡肉、驴肉、马肉、韭菜、香菇、芹菜、茴香等，这些食物多味甘、性温、香燥，食后易助热生火，是上述疾病的忌口食物。

食物之间或食物与药物相配的忌口：古人对食物与食物、食物与药物之间的配伍也有一些忌讳，就象药物有十八反，十九畏一样，它们之间也存在着不相宜的情况。其道理虽然不充分，但在调配食物中仍宜慎重从事，将它们作为参考。常见的食物间或食物与药物的配伍忌口有：鳖甲忌苋菜，鳝鱼忌犬肉，鲫鱼忌鹿肉，猪肝忌芥菜，鲤鱼忌猪肝，雀肉忌白木耳，荆芥忌鱼蟹，天冬忌鲤鱼，白术忌桃、李子、大蒜，滋补药忌莱菔子等等。

此外，忌口还讲究具体情况具体分析，如不同的体质有不同的忌口，称作“体质忌口”不同的季节也有不同的忌口，称为“时令忌口”；还有妇女怀孕期间的“妊娠忌口”；婴幼儿和儿童的“小儿忌口”等等。

39. 中医调配饮食帮助养好你的胃

了解了食物的性能特点后，我们可以利用这些特性去调配饮食，防治疾病。那么，应该按照什么原则去调配饮食呢？具体方法又是什么呢？

调配饮食与处方用药一样需要以中医理论作指导，遵守中医的治病法则，即利用食物的性能属性，去克服与纠正病证属性。打个比方说，如果患者属于热性病证，就要以与热的性质相反的性寒或凉的食物去克服、纠正其热证；假如疾病有上升的趋势，象恶心呕吐、嗳气那样胃气不降的病证，就要用与上升趋势相反的，具有沉、降作用的食物去克服其上冲，如此等等。中医治病，就是要以药物或食物性味和升降浮沉的偏性，去纠正相反的病证偏性，使自身内部各部分的功能恢复原有状态，达到治疗的目的。

掌握了中医调配饮食的原则，不同的病证就可以用不同的食物去调配饮食。如：寒证用热性食物，热证用寒性食物，实证用泻实食物；虚证用补益食物；湿证用燥性食物；燥证用滋润食物；气血滞涩证用通利食物；通利滑脱证用收涩食物；有上升趋势的病证用沉降食物；有下降趋势的病证用升浮食物等等。

调配饮食的具体方法还有几点要掌握：一是根据病证所在不同部位去用食。如寒证，在表在外的叫表寒证，在里在内的称里寒证，表寒证需选择温散祛寒的食物，象香菜、葱白、鲜姜等；里寒证要用温里祛寒的食物，如辣椒、草鱼、干姜等。再如虚证，有阳虚、阴虚、气虚、血虚之分，阳虚证常用羊肉、猪肉、胡桃仁等补益阳气；阴虚证多以银耳、百合、牛乳等滋补阴液；气虚证以马铃薯、香菇、鸡肉补气；血虚证用胡萝卜、龙眼肉、葡萄来补血。如同时有两种以上的病证出现时要兼顾。如虚证和寒证同时出现的虚寒证，则既用补益食物，又用祛寒食物。

上面我们大致介绍了调配饮食的原则和具体方法，如果能很好地掌握应用这种方法去调膳用食，就能起到预防和治疗疾病的作用。否则，治不了病，还可能诱发或加重疾病。比如，胃肠实热的病人若食用辛辣热性食物或嗜酒（酒味辛性热），则更容易上火，好比火上浇油，引起口苦口臭，胃中灼痛，大便干燥等胃肠燥热证；脾胃虚寒证的腹泻病人，若再吃性寒凉的西瓜、莴苣、荞面或具有沉降下沉作用的花生、白萝卜等食物，岂不是雪上加霜吗？病情自然会加重。

40. 养好你的胃吃上有讲究

俗话说“人不可一天不吃”，肠胃病患者如不注意饮食，肠胃病的症状将不断恶化。首都医科大学朝阳医院消化内科副教授尚占民认为，不同的胃肠疾病饮食也应有所差别。那么，不同类型的胃肠病患者宜于吃哪些食物，不宜于吃哪些食物呢。

胃溃疡患者少喝咖啡

胃或十二指肠溃疡，上腹部疼痛是消化性溃疡的主要症状，疼痛为钝痛、灼痛或饥饿感，偶尔剧痛。其发作诱因有受寒、精神刺激、劳累、饮食不当及感染等。

这种胃病的患者不宜食用粗糙、过冷过热的食物，并避免刺激胃酸分泌的食物，包括酒、咖啡、浓茶、辛辣调味品和太甜、太酸、高油脂的食物。

为减少胃酸对胃肠黏膜的刺激，可吃一些易消化、营养丰富的食物中和胃酸。五谷杂粮、豆浆、豆腐、蛋、鱼、嫩瘦肉、动物肝脏等都很适合。

消化不良少吃汉堡

非溃疡性消化不良的症状主要是上腹部和胸骨胀闷、疼痛、腹胀和肠鸣。进食后往往可使胀闷或疼痛加重。此外，还有厌食、恶心、排便不畅以及焦虑或抑郁等症状。功能性消化不良的发病诱因很多，其中精神因素常为发病诱因。精神紧张或抑郁状态下，胃的运动与分泌减弱，甚至可能停止。

不宜食用的食物包括油腻食物（油炸物、汉堡、薯条），应尽量减少易产生气体的食物，如豆类、番薯、芋头以及会改变肠蠕动的食物，如巧克力、甜品（蛋糕、饼干），粗纤维多的蔬菜（竹笋、芹菜），含皮、籽、纤维多的水果（香蕉、龙眼、柠檬、凤梨）。

平时的食物应以清淡为主，可选择喝鲜果汁、麦片和小米粥来帮助消化，少量多餐。

胃酸过多应少吃巧克力

患有胃食道逆流性疾病患者，胃内的食物或胃液会返流（逆流）至食道，而造成不适。患者的症状大多是饮食后弯腰或躺下时会有泛酸、烧心、吞咽困难、口腔酸苦等感觉。造成胃食道返流性疾病的主要原因是下食道无法适当地发挥功能，胃液返流到食道。

不宜食用的食物：巧克力、咖啡、辛辣、薄荷、柑橘、蕃茄、全脂牛奶及洋葱等。

宜食用的食物：高蛋白（禽蛋）、含纤维食物（蔬菜、谷类）、易于消化的米粥等。

41. 胃炎患者少吃蔗糖

急、慢性胃炎是指各种原因所致的急性或慢性胃黏膜的炎性变化。患急性胃炎时胃黏膜发生充血、水肿，甚至糜烂、出血。所以，急性胃炎患者的饮食应以流质食物为主，少食多餐。若伴有肠炎或腹泻，膳食中应少用或不用蔗糖，以免产生或加重肠胀气，同时还应禁食一些生的蔬菜、水果以及粗纤维含量较多的食物。

慢性胃炎患者常有食欲不振、饭后上腹部感觉饱胀等消化不良的表现。如患者有贫血、食欲不振等现象应多吃些补血的食品，如动物内脏、有色的新鲜蔬菜等。

42. 保胃十不要？

胃病，是一种常见疾病，它包括各种胃炎，如浅表性胃炎、萎缩性胃炎、溃疡病，以及胃部的良、恶性肿瘤。临床经验证明，胃病是可以预防的，这就是要在生活中注意十戒。

一戒长期精神紧张

长期精神紧张会通过大脑皮层影响植物神经系统，使胃黏膜血管收缩，胃功能紊乱，胃酸和胃蛋白酶分泌过多，导致胃炎和溃疡发生。临床所见长期紧张焦虑和精神抑郁者，胃溃疡和十二指肠溃疡的发病率明显增高。

二戒过度劳累

无论从事体力劳动还是脑力劳动，都不能过度劳累，否则就会引起消化器官供血不足，胃黏膜分泌失调，从而导致种种胃病发生。

三戒饮食饥饱不均

饥饱不均对胃有很大的伤害，饥饿时胃中空空，胃黏膜分泌的胃酸和胃蛋白酶很容易伤害胃壁，导致急、慢性胃炎或溃疡发生。暴饮暴食会使胃壁过度扩张，食物在胃中停留时间过长，这也容易造成急、慢性胃炎或溃疡，甚至发生急性胃扩张、胃穿孔。

四戒酗酒无度

酒精会使胃黏膜发生充血水肿、甚至糜烂出血而形成溃疡。长期饮酒还损害肝脏，会引起酒精性肝硬化，胰腺炎的发生也与酗酒有关，这些损害反过来又会加重对胃的伤害。

五戒嗜烟成癖

吸烟会引起胃黏膜血管收缩，使胃黏膜中的前列腺素合成减少，前列腺素是一种胃黏膜保护因子，它的减少会使胃黏膜受到伤害。吸烟又会刺激胃酸和胃蛋白酶的分泌，所以嗜烟成癖是引起各种胃病的重要诱因。

六戒浓茶咖啡

浓茶和咖啡都是中枢兴奋剂，能通过神经反射以及直接的影响，使胃黏膜发生充血、分泌功能失调、黏膜屏障破坏，促成发生溃疡病。另外，对胃刺激性强的食物要注意适量食用。

七戒进食狼吞虎咽

细嚼慢咽有利于食物的消化，进食时狼吞虎咽，食物未经充分咀嚼，势必增加胃的负担。研究还发现，细嚼慢咽时唾液分泌增多，在保护胃黏膜的作用，可避免不良刺激物对胃黏膜的损害。

八戒睡前进食

睡前进食不仅影响睡眠，而且会刺激胃酸分泌，容易诱发溃疡。

九戒不讲卫生

现已查明，幽门螺杆菌感染是导致胃炎、溃疡和胃癌发病的元凶，它可以通过餐具、牙具、接吻等相互传染。因此，讲究卫生，不用他人餐具、牙具，可以预防幽门螺杆菌感染，从而可以预防各种胃病。

十戒慎用药物

不少药物久服都会损伤胃黏膜，导致糜烂性胃炎和出血性胃炎以及胃溃疡发生。其中，常用的能损伤胃黏膜的药物有三类：一类是解热镇痛药如阿司匹林、保泰松、消炎痛等；一类是激素类药如强的松、地塞米松；还有一类是抗菌药如红霉素等。注意应用这类药物时，要严格遵医嘱慎而用之，以避免对胃造成损伤。

43. 别让剩饭伤了你的胃

许多人以为，为了避免浪费，剩饭可以加热后再吃。但研究发现，剩饭重新加热以后再吃难以消化，时间长了还可能引起胃病。

我们常吃的米饭中所含的主要成分是淀粉，淀粉经口腔内的唾液淀粉酶水解成糊精及麦芽糖。经胃进入小肠后，被分解为葡萄糖，再由肠黏膜吸收。淀粉在加热到60℃以上时会逐渐膨胀，最终变成糊状，这个过程称为“糊化”。人体内的消化酶比较容易将这种糊化的淀粉分子水解。而糊化的淀粉冷却后，会产生“老化”现象。老化的淀粉分子若重新加热，即使温度很高，也不可能恢复到糊化时的分子结构。人体对这种老化淀粉的水解和消化能力都大大降低。所以，长期食用这种重新加热的剩饭，容易发生消化不良甚至导致胃病。凡消化功能减退的老人，婴幼儿或体弱多病者以及患有胃肠疾病的人，最好不吃或少吃变冷后重新加热的米饭。

另外，含淀粉的食品最容易被葡萄球菌污染，这类食品又最适合葡萄球菌生长、繁殖，因此，吃剩饭易引起食物中毒。轻者出现恶心、呕吐、腹痛、腹泻；重者会剧烈腹泻、脱水，因此休克的现象也曾发生过。

那么应该如何处理剩饭呢？首先将剩饭松散开，放在通风、阴凉的地方，待温度降至室温时，放入冰箱冷藏。剩饭的保存时间以不隔餐为宜，早剩午吃，午剩晚吃，尽量将时间缩短在 5 ~ 6 小时以内。吃剩饭前要彻底加热，一般在 100℃ 下加热到 30 分钟即可

44. 吸烟者不要再折磨你得胃

老王 50 多岁，但吸烟的历史已有 30 多年。最近，老王总觉着上腹部隐痛、饭后饱胀、食欲不振、嗳气，到医院检查发现得了慢性浅表性胃炎。医生告诉他此病与吸烟有很大关系，因为有统计证明，每天抽烟 20 支以上的人群，胃黏膜炎症发生率达 40% 。

只听说吸烟容易得支气管炎、肺癌，怎么又会得胃炎呢？老王满腹疑云。

吸烟者容易患上胃炎，的确有许多人不了解。其实，吸烟导致慢性浅表性胃炎的原因有四个方面，医生向老王娓娓道来。

（1）尼古丁可使胃黏膜下血管收缩、痉挛，使黏膜缺血、缺氧，胃黏膜血流量减少是破坏胃黏膜完整性的重要因素之一。

（2）尼古丁可使幽门括约肌松弛，运动功能失调，胆汁返流。返流到胃内的胆汁能破坏胃黏膜的自我保护屏障，造成黏膜糜烂，导致炎症。

（3）吸烟还能增加胃蠕动和促进胃酸分泌，在胃黏膜屏

障被破坏的基础上，胃酸又加重了胃黏膜的损害。

（4）吸烟能抑制胃黏膜合成前列腺素。前列腺素可增加胃黏膜的血流量，促进毒素的清除，抑制胃酸分泌，有利于损伤的胃黏膜修复。而前列腺素的合成减少，导致胃黏膜的保护因素减弱，容易使胃黏膜屏障遭到破坏而发生胃炎。

45. 慢性胃炎的食疗

慢性胃炎是中老年的常见病，其症状是上腹疼痛、食欲减退和餐后饱胀，进食不多但觉过饱。症状常因冷食、硬食、辛辣或其它刺激性食物而引发或加重。故生活调理对慢性胃炎患者是很重要的治疗方法。

首先要避免有害因素的侵袭：即戒烟、不饮烈酒、浓茶、咖啡等。少吃辛辣及粗糙的食物，不暴饮暴食，少服对胃肠有刺激性的药物等。其次，对于慢性胃炎患者的饮食提倡一日三餐，每顿不可过饱，不主张多餐，以免增加胃的负担。因此胃病患者饮食应遵循下述原则：

宜少宜精：宜少指不可过饥再吃东西，且吃东西一次不可过饱，不宜极渴时饮水，饮水一次不宜过多。晚饭宜少。宜精指少吃粗糙和粗纤维多的食物，尤其对于有消化不良的病人，要求食物要精工细作，富含营养。

宜温宜洁：宜温指胃病患者不可过食冷瓜果，也不能因畏凉食而吃热烫饮食，这对食道和胃的损伤也很大。宜洁是指有胃病的人胃抵抗力差，应防止食物被污染，并注意食用器具的卫生。

宜鲜宜淡：宜鲜是指吃适量新鲜蔬菜和水果，新鲜蔬菜水果可防癌。

宜软宜缓：宜软指饭食、蔬菜、鱼肉之品宜软烂，不宜食油煎、油炸、半熟之品及坚硬食物，既难于消化，而且有刺伤胃络之弊端。宜缓指细嚼慢咽，充分地咀嚼，唾液大量分泌，既有利于食物的消化吸收，又能有防癌和抗衰老的效果。

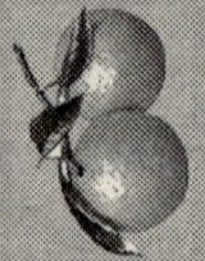

第六篇 胃炎胃溃疡食疗方

（一）胃炎

1. 白胡椒猪肚汤

材料：白胡椒15克、猪肚1个。

制作方法：取白胡椒略打碎；猪肚反复用盐或生粉洗净，然后把打碎的白胡椒放入猪肚内，再将首部、尾部用线扎紧，加入适量清水，慢火煲炆，调入适量食盐便可。

功能主治：白胡椒性辛味温，入胃、大肠经，功能温中散寒、醒脾开胃，《本草纲目》认为它“暖肠胃，除寒反胃，虚胀冷积，阴毒”，《唐本草》亦认为它“主下气”，温中，去痰，除脏腑中风冷”，《海药本草》指出它可“去胃口气虚冷，宿食不消，霍乱气逆，心腹卒痛，冷气上冲”；猪肚是广东人的叫法，实为猪的胃部，性微温、味甘，入胃经，功能健脾胃，补虚损，通血脉，利水，除疳，《别录》说它“补中益气，止渴”，《本草图经》记载它能治“骨蒸热劳，血脉不行，补羸助气”，《御院药方》里记载它可治男子“肌瘦气弱，咳嗽渐成劳瘵（即肺结核）”，《日华子本草》亦说“以猪肚酿黄糯米蒸捣为丸，治劳气以及小儿疳积黄瘦病”。二者配合，更具祛寒暖胃之功。此量可供2～3人用，猪肚可切片状，拌入生油和酱油供餐用。

白胡椒煲猪肚气味浓香，具有祛寒暖胃的功效，同时能辅助治疗胃寒，心腹冷痛，吐清口水，或虚寒性的胃、十二指溃疡等疾患。

2. 益脾饼

原料：红枣500克，煮熟去皮核，取枣肉250克，鸡内金60克、生白术120克、干姜粉60克。

制作方法：将鸡内金、白术洗净，以文火焙干，研成细末，加入干姜粉和枣内，同捣如泥，制成小饼，放入烤箱内烘干，取出放入塑料食品袋内备用。该饼色、香、味俱佳，空腹当做点心，餐后充当零食，细嚼慢咽，有滋有味，不仅病者爱食，小儿也喜欢吃。

功能主治：大枣味甘，能温补脾、益气养血。现代医学证明：大枣富含蛋白质和维生素C，蛋白质是溃疡创面修复所不可缺少的材料；维生素C能增强机体对疾病的抵抗力。鸡内金甘涩性平，能健胃消食。白术补脾益气，燥湿利水。综观全方，具有补脾温中、健胃消食的功用。

适应症或禁忌：仅适用于消化性溃疡病尚无出血，中医辨证为脾虚寒型者，表现为：胃痛绵绵，喜温喜按，纳食减少，神疲乏力，大便溏薄，四肢不温。若脾脘灼热疼痛，烦躁易怒，泛酸嘈杂，口干口苦，属于肝胃郁热型者，则不宜食本饼。

3. 桃仁粥

原料：桃仁、生地各10克，桃仁浸泡后，去皮弃尖。

制作方法：二药洗净后加入适量冷水，武火煮沸，改文火慢煎。30分钟后，除去药渣，将100克粳米洗净加入药汁中煮粥。粥熟加入桂心粉（药店有售）2克，红糖50克。粥的稀稠可根据个人嗜好掌握。每次食1小碗，每天3至4次，该粥汤色红亮，米烂出油，香甜可口，口感滑利。

功能主治：中医认为："痛则不通，通则不痛"。桃仁可活血化瘀，润肠通便；生地能滋阴清热、养血活血；桂心、红糖能温通血脉而止痛；粳米味甘性平，能益脾和胃，含有蛋白质、脂肪、糖类、钙、铁和维生素 B_1 等；红糖不仅能供给热量，又富含铁质。蛋白和铁质是造血的主要原料。综观全方具有祛瘀通经、活血止痛、滋养脾胃之功效。

适应症和禁忌症：本粥适用于消化性溃疡出血停止后或无发生出血者，中医辨证为瘀血内停型，表现为胃脘痛如针刺，痛处固定不移，舌质紫暗或有瘀斑。若溃疡活动出血时，则禁食本粥。

4. 鲜芦根粥

原料：新鲜芦根 100 克、青皮 5 克、粳米 100 克、生姜 2 片。

制作方法：将鲜芦根洗净后，切成一厘米长的细段，与青皮同放入锅内，加适量冷水，浸泡 30 分钟后，武火煮沸，改文火煎 20 分钟。捞出药渣，加入洗净的粳米，煮至粳米开花，粥汤粘筒。端锅前 5 分钟，放入生姜，一日分 2 次温服。该粥粳米的醇香与芦根的清香结合，食起来滑利可口，另有一番滋味。

功能主治：芦根清热养阴，青皮行气止疼，生姜和胃止呕，粳米养胃益脾。以上诸药配伍得当，共达泄热和胃，养阴止痛之功效。

适应症和禁忌症：该粥适应于消化性溃疡病。中医辨证为肝胃积热型者，表现为胃脘灼热疼痛、烦躁易怒、泛酸嘈杂、口苦口干。若胃脘痛畏寒喜暖，大便溏泄，则不宜服此粥。

5. 豆腐腐竹粥

原料：全粥 250 克，嫩豆腐 100 克，腐竹（干）1/3 张，酱油 2/3 大汤匙。

制作方法：豆腐切成 1 厘米块。腐竹泡软复原，切碎。在煮好的粥中加入，再煮一下，倒上酱油轻轻搅和。

功能主治：用于治疗急慢性胃炎伴有嗳腐吞酸者。

6. 人参煨猪肚

原料：猪肚1个，人参15克，干姜6克，葱白7根，糯米150克。

制作方法：将猪肚洗净，葱折去须切段，糯米洗净，一起放入猪肚内，用线缝合。砂锅内加水，将猪肚放入锅内，先用武火烧沸，撇去汤面上的浮泡，改用文火煮至极烂熟。空腹温食。

功能主治：具有治疗胃虚寒症，胃脘冷痛，食欲不振，大便泻泄。

7. 莲子粥

原料：莲子50克，糯米50克，红糖一匙。

制作方法：莲子用开水泡胀，削皮去心，倒入锅内，加水，小火先煮半小时备用。再将糯米洗净倒入锅内，加水，旺火10分钟后倒入莲肉及汤，加糖，改用小火炖半小时即可。作早餐或下午当点心吃。

功能主治：有补中燥湿、健脾暖胃、止泻敛汗、安神固精之效。适合于胃炎胃寒怕冷，遇冷则泻，睡眠不佳的患者。

8. 瑞香汤

原料：山药120克，乌梅、甘草各30克，陈皮、木香各3克。

制作方法：将以上诸药为末，每次取适量做汤服食，每日2次。

功能主治：主治胃炎肝脾不和、胃脘胀痛，大便溏薄等。

9. 桂圆石斛汤

原料：桂圆5~10个，石斛10克，白糖少许。

制作方法：桂圆去壳，同石斛一起放锅中，加水，加白糖，小火烧沸一刻钟即可，不可久煮。作点心吃。

功能主治：具有补脾健胃、补心益智、除烦热的功能。胃热重出现舌苔黄者，可加入洗净的竹菇6克同煮。

参考“中国食疗网”

（二）急性胃炎小偏方

1. 桂花心粥

原料：粳米50克，桂花心2克，茯苓2克。

制作方法：粳米淘净。桂花心、茯苓放入锅内，加清水适量，用武火烧沸后，转用文火煮20分钟，滤渣，留汁。粳米，汤汁放入锅内，加适量清水，用武火烧沸后，转用文火煮，至米烂成粥即可。每日1次，早晚餐服用。

功能主治：用于急性胃炎。

2. 鲜藕粥

原料：鲜藕适量，粳米100克，红糖少许。

制作方法：将鲜藕洗净，切成薄片，粳米淘净。将粳米、藕片、红糖放入锅内，加清水适量，用武火烧沸后，转用文火煮至米烂成粥。每日2次，早晚餐食用。

功能主治：用于急性胃炎。

3. 桔子蜂蜜饮

原料：橙子1只，蜂蜜50克。

制作方法：将橙子用水浸泡去酸味，然后带皮切成4瓣。橙子、蜂蜜放入锅内，加清水适量，用武火烧沸后，转用文火煮20~25分钟，捞出橙子，留汁即成。代茶饮。

功能主治：用于急性胃炎。

4. 枸杞藕粉汤

原料：枸杞25克，藕粉50克。

制作方法：先将藕粉加适量水小火煮沸后，再加入枸杞，煮沸后，可食用。每日2次，每次100~150克。

功能主治：用于急性胃炎。

5. 桔皮粥

原料：鲜桔皮25克，粳米50克。

制作方法：先将鲜桔皮洗净后，切成块，与粳米共同煮熬，待粳米熟后食用。每日1次，早餐食用。

功能主治：用于急性胃炎。

6. 蜂蜜桃汁饮

原料：蜂蜜20克，鲜桃1个。

制作方法：先将鲜桃去皮，去核后压成汁，再加入蜂蜜和适量温开水即成。每日1~2次，每次100毫升。

功能主治：用于急性胃炎。

急性胃肠炎的中医饮食治疗

急性胃肠炎是胃肠黏膜的急性炎症。多发于夏秋季节。以上吐下泻、脘腹疼痛为主要临床症状。在中医属于呕吐、泄泻范围，中医认为本病的发生，系受暑湿之邪或贪凉感受寒湿，过食生冷肥腻，以致损伤脾胃，运化失常而致病。

7. 鲜藕方

原料：鲜藕1000~1500克洗净。

制作方法：开水烫后捣碎取汁，用开水冲服，每天2次服完；或用去节鲜藕500克，生姜50克，洗净剁碎，用消毒纱布绞取汁液，用开水冲服。

功能主治：用于治疗胃阴虚型急性胃炎。

8. 粳米砂仁方

原料：粳米60克，砂仁细末5克。

制作方法：将粳米加水煮粥，待熟后调入砂仁末，再煮沸1~2开后即可，早晚服用。

功能主治：用于胃虚型急性胃炎。

9. 土豆生姜方

原料：鲜土豆100克，生姜10克。

制作方法：榨汁，加鲜橘子汁30毫升调匀，将杯放热水中烫温，每日服30毫升。

功能主治：用于胃气虚的急性胃炎。

10. 玉米黄柏方

原料：玉米芯750克，黄柏6克，干姜6克。

制作方法：共研细末，每日3次，每次3克，温开水送服。

功能主治：用于热性急性胃炎。

11. 绿茶干姜方

原料：绿茶、干姜丝各3克。

制作方法：沸水冲泡，加盖浸30分钟，代茶频饮，每日数次。

功能主治：用于热性急性胃炎。

12. 扁豆方

原料：白扁豆60克，略炒研粉，藿香叶60克。

制作方法：晒干为末，混合为散。每次10克，每日4～5次，姜汤送下。

功能主治：用于治疗气滞型急性胃炎。

13. 车前粳米汤

原料：车前子30克，纱布包。

制作方法：加水500毫升，煎余300毫升，去渣，加粳米稀饭汤，分2次温服。

功能主治：用于治疗湿盛型急性胃炎。

14. 葱白方

原料：葱白适量。

制作方法：捣碎炒熟，放肚脐部位，用胶布固定暖脐。每日1～2次，连用数日。

功能主治：用于寒性的急性胃炎。

参考“谓大夫网”

（三）慢性胃炎食疗方

1. 红枣益脾糕

原料：干姜1克，红枣30克，鸡内金10克，面粉500克，白糖300克，发面适量（用酵母发面）。

制作方法：①干姜、红枣、鸡内金放入锅内，用武火烧沸后，转用文火煮20分钟，去渣留汁。②面粉、白糖、酵母放入盆内，加药汁，清水适量，揉成面团。待面团发酵后，做成糕坯。③将糕坯上笼用武火蒸15分钟至20分钟即成。每日1次，作早餐食用。

功能主治：用于治疗慢性胃炎。

2. 山楂核桃茶

原料：核桃仁150克，白糖200克，山楂50克。

制作方法：①核桃仁用水浸泡30分钟，洗净后，再加少许清水，磨成茸浆，越细越好，装入盆内，再加适量的清水稀释调匀待用（约200克）。②山楂用水冲洗干净，山楂要拍破放入锅内，加清水适量，用中火煎熬成汁，去渣留汁约1000克。③再将山楂汁倒入锅内，加白糖搅匀，待熔化后，再将核桃缓缓倒入锅内，边倒边搅匀，烧至茶微沸，出锅装碗即成。代茶饮。

功能主治：用于治疗慢性胃炎。

3. 羊肉萝卜汤

原料：羊肉100克，苹果150克，豌豆100克，萝卜300克，香菜、胡椒粉、盐、醋各少许。

制作方法：①羊肉洗净，切成六分见方的肉块，香菜洗净切成段待用。②豌豆、苹果、羊肉、姜放入锅内，加清水适量，用武火烧沸后，转用文火煮一小时，再放萝卜块煮熟，放盐，芫荽即成。用醋蘸食。

功能主治：用于治疗慢性胃炎。

4. 山楂糖

原料：山楂500克，白糖500克，熟植物油少许。

制作方法：①将山楂洗净，拍破，放入锅内，加清水适量，用武火烧沸后，转用文火煎熬20分钟，取汁，再加清水继续煎熬，这样三次取出楂汁。②将三次取得的山楂汁一起放入锅内煎熬，至山楂液稠厚时，加白糖搅匀，继续用文火熬煮至山楂糖液呈透明状时，停火，即成山楂糖。③将山楂糖倒入涤过植物油的搪瓷盘内，推平，用刀划成小块，装盆备用。每日3次，每次3块。

功能主治：用于治疗慢性胃炎。

5. 胡椒猪肚

原料：白胡椒15克，猪肚1个。

制作方法：将胡椒略打碎，放入洗净的猪肚内，并在猪肚内装入少量水，然后用线扎紧，放砂锅内小火炖至烂熟，调味后食用。每2天服1次，连服5次。

功能主治：用于治疗慢性胃炎。

6. 鲫鱼糯米粥

原料：鲫鱼2条，糯米50克。

制作方法：将鲫鱼去肠杂后与糯米同煮粥食用，早晚餐食用，可常服用。

功能主治：用于治疗慢性胃炎。

7. 木瓜米醋汤

原料：木瓜500克，生姜30克，米醋50克。

制作方法：上述食物共同放入砂锅内，加适量水煮成汤。每2天服1剂，每剂分三次服完，可常服食。

功能主治：用于治疗慢性胃炎。

8. 小茴香粥

原料：炒小茴香30克，粳米200克。

制作方法：将小茴香装于纱布袋内扎口，入锅加水先煮半小时或40分钟弃药包，再加入洗净的粳米及适量水同煮至熟。酌加精盐、味精调味即可。早晚服用。

功能主治：健脾开胃，行气止痛。适用于脘腹冷痛，慢性胃炎，纳差等症。

9. 山药羊乳羹

原料：山药50克，新鲜羊乳500毫升，白砂糖或蜂蜜适量。

制作方法：将山药在锅中炒至微黄，轧碎辗为细末；将羊乳烧沸，加入山药末和白砂糖搅匀即成。每日1次。

功能主治：益气养阴，补肾健脾。适用于慢性胃炎、呃逆反胃等的食疗调补。

10. 玉参焖鸭

原料：净鸭1只（约2000克），玉竹20克，沙参20克，各种调料适量。

制作方法：将玉竹、沙参洗净，切片，混合加水煮提取2次得玉竹、沙参浓缩汁约40毫升；鸭子由背部劈开，洗净，放盆内，加入盐、料酒、葱各少许，入笼蒸至熟烂；锅内注入原汤、鸭子、玉竹和沙参浓缩汁、精盐、料酒、白糖、葱，文火焖至鸭肉熟烂，将鸭子切成适宜的块，按原体形排于盘中，原汤用鸡油，淀粉勾成汁，浇上即成。食肉喝汤。

功能主治：滋补胃阴虚。适用于胃阴虚所致的慢性胃炎。

11. 玉竹山药鸽肉汤

原料：玉竹15克，山药20克，净白鸽1只，精盐及调料各适量。

制作方法：将鸽子肉切块，放砂锅中加玉竹、山药、精盐、调料，加水500毫升，文火炖煮60分钟，肉熟烂后饮汤食肉。随意服食。

功能主治：健脾益气，滋阴止渴。适用于慢性萎缩性胃炎的补养及气阴两虚型消渴病的辅助食疗。

12. 平菇炖肉

原料：猪精肉250克，鲜平菇250克，料酒、食盐、葱段、姜片、生油各适量。

制作方法：先将猪肉洗净，入沸水锅略氽片刻；然后把肉块放入锅中加入料酒，摆上葱节，姜片，注入清水适量，先用武火烧沸，后改用文火炖至肉熟烂，倒入平菇熟透入味即成。佐餐食用。

功能主治：本品具有改善人体新陈代谢、增强体质、防癌、抗癌之功效。适用于慢性胃炎、胃溃疡、十二指肠溃疡等病症。

13. 肉桂粳米粥

原料：肉桂末1～2克，粳米100克，砂糖适量。

制作方法：先将肉桂研成细末；再将粳米、砂糖共放入砂锅内，加水煮为稀粥，然后取肉桂末1～2克，调入粥中，改用文火，再煮沸，待粥稠停火即可。早晚餐时空腹温食。

功能主治：温中和胃。主治脾胃虚寒型慢性胃炎。

14. 沙参蛋汤

原料：北沙参30克，红皮鸡蛋2个，冰糖适量。

制作方法：将沙参切小块，鸡蛋洗净，加水适量，共煮，水沸10分钟后取蛋去壳，放汤中再煮并加冰糖，5分钟后即成。取汤温热，食蛋。每日1次，连用1个月。

功能主治：滋阴润燥，生津凉血，是萎缩性慢性胃炎病人的常用食疗佳品。

15. 花生乌贼骨面

原料：乌贼骨、生花生仁、炒花生仁各150克。

制作方法：将上3种配料共碾成细粉，搅匀装入容器中备用。每日服3次，每次1~2匙。当日见效，以7~10天为一疗程。

功能主治：消炎止痛，养胃补脾。主治胃炎、胃溃疡。

16. 麦饭石粥

原料：麦饭石100克，大米100克。

制作方法：先将麦饭石捣碎成粉粒状，加水浸泡半小时后，放火上煮沸，用纱布滤取汁，去石；再将淘洗干净的大米放入锅内，用文火煮至米烂成粥。每日2次，早晚餐服用。

功能主治：健脾和胃，清热去湿。常服此粥可治疗胃病、贫血等病。

17. 佛手露

原料：佛手柑80克。

制作方法：每次取香气浓郁的佛手放入烧瓶内，加水适量，盖上瓶塞后接好冷凝管；用酒精炉给烧瓶加热，待烧开后收取蒸馏液。每日2~3次，每次1杯，温热饮用，连服4天左右。

功能主治：理气舒肝，悦脾开胃。适用于慢性胃炎，神经性胃痛，食欲不振，消化不良等症。

18. 玫瑰露

原料：玫瑰花约40克。

制作方法：每年4~6月间，在玫瑰花蕾将开放时，选取朵大、瓣厚、色紫、鲜艳、香气浓者，分批采摘后，用小火迅速烘干；烘时将花摊成薄层，花冠向下，待其干燥后，再翻转烘干其余部分；将干玫瑰花约40克放入烧瓶内，加入适量清水，将瓶塞盖上，接上冷凝管；然后将烧瓶置于酒精炉上加热，烧开后收取蒸馏液即得玫瑰露（即玫瑰花的蒸馏液）。每日2~3次，每次80毫升左右，温热饮用，连服约6天。

功能主治：养胃宽胸，行气解郁。适用于慢性胃炎和神经性胃痛，胸闷郁结，恶心呕吐等。

19. 姜蒜醋

原料：生姜100克，大蒜100克，米醋500克。

制作方法：将生姜洗净，与大蒜一同切片，浸泡在米醋中，密封贮存1个月即可饮用。

饭后服用，每次10毫升。或在菜肴中酌量加用。

功能主治：健胃散寒。适用于慢性萎缩性胃炎，胃痛等症。

20. 香橼露

原料：陈香橼约60克。

制作方法：每年9~10月份，采摘香橼的成熟果实，切成薄片后晒干或晾干备用；把香橼片约60克放入烧瓶内，加入适量清水，盖上瓶塞后接好冷凝管；然后用酒精炉给烧瓶加热，待烧开后收取蒸馏液即得。每日1~2次，每次1杯，连用4天左右。利膈健脾开胃。

功能主治：适用于气滞胃痛，慢性胃炎和神经性胃痛，胃胀，腹胀，消化不良，呕吐呃逆等症。

21. 党参大枣茶

原料：党参15克，大枣10枚，陈皮3克。

制作方法：将上3味煎汤代茶饮。每天2次，7天为1个疗程。

功能主治：养胃，消炎。主治慢性胃炎。

22. 萝卜粳米粥

原料：鲜萝卜汁100毫升，粳米100克。

制作方法：先将萝卜洗净捣烂，取汁100毫升，同粳米一块加水500毫升，煮为稀粥。早晚温热服用。

功能主治：疏肝理气。主治因肝胃气滞引起的胃炎。

23. 鲫鱼羹

原料：活鲫鱼1条（约400克），干姜3克，桔皮3克，胡椒、葱白、生姜、生粉、细盐各适量。

制作方法：将鲫鱼去掉鳞、鳃及内脏，洗净，放入锅中，加水适量，先用武火烧沸，后改用文火煨至烂熟，滗取鱼汤备用，鱼另食用；再把干姜、桔皮和胡椒同碾成细末，生姜和葱白切成碎末，同放入鱼汤中煮沸5分钟，最后加入生粉、细盐稍煮即成。每日1~2次，每次1小碗，温热食用，连食7天。

功能主治：暖胃散寒，温中补虚。适用于脾胃虚寒性慢性胃炎、胃及十二指肠溃疡等。

24. 蚕蛹散

原料：取蚕蛹适量。

制作方法：焙干研粉。日服2次，每次5~10克。

功能主治：用治慢性胃炎、胃下垂，亦可健脾益肺。

25. 粳米姜汤

原料：取粳米100克。

制作方法：水浸后用麻纸五、六层包妥，烧灰，研细末。早晚2次饭前分服，姜水冲服。重者连用3天可愈。服药后7日内以流食为主，勿食生冷油腻之物。

功能主治：用治脾虚型慢性胃炎

26. 牛奶鹌鹑蛋饮

原料：鲜牛奶250毫升。

制作方法：煮沸，打入鹌鹑蛋1枚，搅匀，再沸即成。每日晨起空腹服用。

功能主治：用于治疗慢性胃炎。

27. 核桃姜汤

原料：取干姜适量。

制作方法：洗净切片，加水煎汤。取核桃仁适量，嚼细后用姜汤送服。用治酸心、吐酸水。

功能主治：用于治疗慢性胃炎。

28. 生姜桔皮汤

原料：取生姜、桔皮各20克，水煎取汁。

制作方法：每日3次分服。

功能主治：用治慢性胃炎、胃痛、呕吐黏液或清水。

29. 鸡蛋冰糖酒

原料：取冰糖500克，黄酒500毫升。

制作方法：文火沸后打入鸡蛋12枚，搅匀，共熬呈焦黄色时即成。每日3次饭前服，每次20毫升。

功能主治：用于治疗胃炎、胃痉挛。

30. 三味蜂蜜汤

原料：丹参25克，檀香15克，炙甘草10克。

制作方法：水煎去渣取汁，调入蜂蜜50毫升温服。每日1次。

功能主治：用治气滞型慢性胃炎。

31. 参枣饮

原料：取红枣10枚（去核），党参10克，陈皮6克，煎水代茶饮。

制作方法：每日1次，连服5~7日。

功能主治：可舒肝理气、和胃止痛。

32. 胡椒炖猪肚

原料：取白胡椒15克，压碎，生姜9克。

制作方法：切丝，共纳入洗净的猪肚内，用线扎紧，并加水少许。将猪肚放入砂锅中酌加清水，文火煨炖至熟，即可调味服食。饮汤吃肚，2~3日服1次，连服3~5次。

功能主治：用于脾虚寒、胃痛隐隐、胃下垂、大便溏薄、胃及十二指肠溃疡者。

33. 牛肉粳米粥

原料：取牛肉50克，煮熟切薄片，山药15克，洗净切片，香菇100克洗净切条，粳米100克洗净。

制作方法：加水共煨粥。可酌加葱、姜汁、食盐、味精，趁热调服。

功能主治：用治慢性胃炎。

34. 养胃散

原料：取黑豆粉、糯米粉各1000克，黑芝麻500克。

制作方法：分别炒熟，黑芝麻研末。将上述三味混匀，瓶贮备用。每日3次，每服50~100克，可酌加白糖，冲入沸水搅糊服用。

功能主治：用治脾胃虚弱慢性胃炎。

35. 姜韭牛奶饮

原料：取韭菜250克、生姜25克。

制作方法：洗净切碎绞汁。然后将姜、韭菜汁和250毫升牛奶共煮沸即成。每日2次，早晚顿服。如无牛奶，可用奶粉勾兑。

功能主治：温胃健脾，用治慢性胃炎和虚寒性胃溃疡。

36. 蛋壳散

原料：取鸡蛋壳适量。

制作方法：焙黄，研为细末。每日2次，每次1~3克。

功能主治：可养胃止酸，主治由于吞酸、吐酸而致的胃部不适。

37. 槟榔粥

原料：槟榔 10~15 克、粳米 50~100 克。

制作方法：将槟榔水煎取汁与粳米共煨粥。日服 1~2 次。不易久食。

功能主治：用治湿阴气滞类胃炎。

38. 羊肉山药粥

原料：取羊肉 300 克（斩为泥），山药 500 克。

制作方法：研碎后，与粳米 150 克共煨粥。粥成后，酌加姜汁、食盐、味精，趁热服。

功能主治：适用于脾胃虚寒性胃痛。

39. 良姜粥

原料：高良姜 15 克。

制作方法：研成末，加水 2000 毫升煎至 1500 毫升，滤渣备用，以粳米 100 克淘净后掺入煮成良姜粥，经常食之。

功能主治：适用于上腹隐痛、食后饱胀、嗳气、大便溏薄、舌质淡胖者。

40. 茱萸粳米粥

原料：茱萸根 30 克或干果 6 克。

制作方法：葱白适量，以粳米煮粥，将熟时放入茱萸和葱白。

功能主治：适宜上述脾胃虚寒型胃炎。

41. 山药八宝粥

原料：芡实、山药、党参、白术、薏米仁、白扁豆各 30 克，茯苓、莲肉及粳米适量。

制作方法：煮成八宝粥食。

功能主治：适宜于上腹隐痛、疲乏无力、口干、舌质红少苔之慢性胃炎。

42. 党参陈皮茶

原料：党参30克、大枣10枚、陈皮3克。

制作方法：煎汤代茶，经常饮用。

功能主治：适用于上腹胀痛、饱胀不适、嗳气频作、泛酸、苔薄白的脾气滞型胃炎。

43. 山楂乌梅饮

原料：炒扁豆、党参、玉竹、山楂、乌梅各30克。

制作方法：加水煎至扁豆熟透时，适当放入白糖饮用之。

功能主治：特别适用于慢性萎缩性胃炎。

44. 乌梅冰糖饮

原料：乌梅12克、冰糖适量。

制作方法：将乌梅与冰糖同煎，代茶饮。

功能主治：和胃健脾。适用于慢性胃炎。

45. 生姜饴糖茶

原料：鲜生姜10克、饴糖30克。

制作方法：将鲜生姜、饴糖置于沸水中泡闷10分钟后饮服。日服数次。

功能主治：祛寒止呕。适用于寒性慢性胃炎。

46. 桔皮粳米粥

原料：桔皮15克、粳米100克，白糖适量。

制作方法：将桔皮洗净、烘干、研为细末。用淘洗净的粳米煮粥，待粥将熟时，把研细的桔皮末放入粥内，稍煮片刻后，加入白糖服食。

功能主治：理气和中，用于气滞型胃炎。

47. 红葡萄酒方

原料：优质红葡萄酒。

用法：每次饮服15～20ml，一日二次。

功能主治：用于治疗慢性胃炎。

48. 包菜汁

原料：包菜（甘蓝）适量。

制作方法：挤汁，每日 1～2 次，每次 100ml，温水送服。

功能主治：用于治疗气滞型慢性胃炎。

49. 山药小米粥

原料：鲜山药 50 克，小米 50 克。

制作方法：共煮粥食，每日早晚各一次。

功能主治：用于治疗脾虚型慢性胃炎。

50. 花椰菜汁

原料：菜花（花椰菜）

制作方法：洗净，捣烂挤汁，煮沸，每日早晚各服一次，每次 50ml。

功能主治：用于治疗热型的慢性胃炎。

51. 橘皮末

原料：干橘皮 30 克。

制作方法：炒后研末，每服 6 克，加白糖适量，空腹，温开水送服。

功能主治：用于气滞型慢性胃炎。

52. 无花果茶

原料：无花果 30 克。

制作方法：切碎，炒至半焦，加糖，开水冲代茶饮。或将无花果焙干研末，每服 9 克，一日三次。

功能主治：用于治疗脾虚型慢性胃炎。

53. 苦瓜末

原理：苦瓜。

制作方法：晒干，研为末，开水送服，每服 9 克，一日三次。

功能主治：用于治疗热性的慢性胃炎。

54. 番茄汁

原料：番茄数个。

制作方法：捣烂挤汁，每服100ml，一日二次。

功能主治：用于消化不良性慢性胃炎。

55. 冬瓜子方

原料：冬瓜子30克。

制作方法：研碎，水煎服，每日一次。

功能主治：用于气滞型慢性胃炎。

56. 猴头菇方

原料：猴头菇60克。

制作方法：温水浸软后切片，水煎，加黄油服。

功能主治：用于治疗脾胃虚弱型慢性胃炎。

57. 蜂蜜方

原料：蜂蜜适量。

制作方法：每晚空腹服30克，温开水送服。

功能主治：用于治疗大便不好型慢性胃炎。

58. 猪肚人参方

原料：猪肚1个，人参15克，干姜6克，葱白7根，糯米150克。

制作方法：将猪肚洗净，葱折去须切段，糯米洗净，一起放入猪肚内，用线缝合。砂锅内加水，将猪肚放入锅内，先用武火烧沸，撇去汤面上的浮沫，改用文火煮至极烂熟。空腹温食。

功能主治：用于治疗胃虚寒证，胃脘冷痛，食欲不振，大便泻泄。

59. 五香槟榔

原料：槟榔200克、陈皮20克、丁香10克、白豆蔻10克、砂仁10克、食盐10克。

制作方法：将上药放入锅内，加入食盐，再加水适量，用武火烧沸，然后用文火炖煮，停火待冷，使药液涸干。将槟榔用刀剁成黄豆大小碎块即可食用。在饭后咀含槟榔少许，然后咽下，每天食15～25克。

功能主治：健脾宽胸，顺气消滞。用于气滞型慢性胃炎。

60. 生姜萝卜饼

原料：生姜10克、白萝卜250克、面粉300克、猪瘦肉100克、葱10克、食盐3克、素油50克。

制作方法：将白萝卜洗净，切成细丝，用素油煸炒至五成熟时，待用。将肉剁成泥，加生姜末，葱花，食盐调成白萝卜馅子。将粉面加清水适量，合成面团，软硬程度与饺子皮软度一样，分成若干小团。将面团擀成薄片，将白萝卜馅填入，制成夹心小饼，放入油锅内，烙熟即可。

功能主治：开胃健脾，消滞行气。用于饮食积滞型胃炎。

61. 山楂肉干

原料：山楂100克、猪瘦肉1000克、素油250克、香油20克、生姜15克、葱20克、花椒6克、料酒20克、素油1000克（实耗50克）、味精6克、白糖30克。

制作方法：将瘦猪肉剔去皮筋，洗净备用；山楂去杂质（山楂果则应拍破）；生姜切片，葱切段。将山楂50克放入锅内，加水约2000毫升，在火上烧沸后，再放入猪瘦肉，共同煮熬至六成熟，捞出猪瘦肉稍晾后，切成约长6厘米，宽1厘米的粗条。用素油，生姜，葱，料酒，花椒等调料将肉条拌匀，腌制1小时，再沥去水分。将油放在铁锅内，文火炼熟，投入肉条炸干水分，至色微黄，即用漏勺捞起，沥去油；将锅内油倒出后，留点余油，再置火上，投入余下的山楂，略炸后，再将肉干倒入锅内，反复翻炒，微火焙干，即可起锅置于盘中，淋入香油，撒上味精、白糖，拌匀即成。每日1次，每次吃30克。

功能主治：滋阴润燥，化食消积。用于胃阴亏虚，食积气滞型胃炎。

62. 羊肉萝卜汤

原料：草果2个、羊肉500克、豌豆100克、萝卜300克、生姜15克、葱15克、香菜15克、胡椒10克、食盐6克、醋15克。

制作方法：将羊肉洗净，切成2厘米见方的小块；豌豆择选干净，淘洗净；萝卜切3厘米见方的小块；香菜洗净，切段。将草果、羊肉、豌豆、生姜放入锅内，加水适量，置武火上烧沸，用文火炖煮1小时，再放萝卜块煮熟。放入胡椒粉、盐、香菜装碗即成。每日1次，每次吃羊肉50克，喝汤，羊肉用醋蘸着食用。

功能主治：暖脾胃，化积食，用于胃寒证伴有饮食积滞型慢性胃炎。

63. 消食茶膏糖

原料：红茶50克，白糖500克。

制作方法：将红茶放入炖锅内，加入适量水，煎煮20分钟，滗出茶液，再加水适量，煎煮20分钟，滤去茶渣，将两次茶液合并，倒入洗净的炒锅内煎熬，待浓稠时，加入白糖，搅拌均匀，继续煎熬至起丝状时停火。在搪瓷盘内抹上熟素油，再把茶膏糖倾入涂有素油的搪瓷盘内，摊平，晾凉，用刀划成小块，装入糖盒内。每日3次，每次1块。

功能主治：消积食，化油腻，用于消化不良型慢性胃炎。

64. 香砂糖

原料：香橼粉 10 克，砂仁粉 12 克，白糖 500 克。

制作方法：将白糖放入炖锅内，加水适量，煎熬至浓稠时，放入香橼粉、砂仁粉、搅拌均匀，继续煎熬至起丝状时停火。将香砂糖倾入涂有熟素油的搪瓷盘内，摊平，晾凉，用刀划成小块，装入糖盒内。每日 3 次，每次 1 块。

功能主治：开胃健脾，消化积食，用于脾虚消化不良型慢性胃炎。

65. 鸡蛋壳

原料：鸡蛋壳适量。

制作方法：取鸡蛋壳烤焦。研为末。早晨用米汤或用酒服。

功能主治：治疗消化不良型慢性胃炎疗效佳。

66. 山羊血

原料：山羊血 86 克。

制作方法：装砂锅置炭火浓缩为末。分 3 次服，服用时可加白糖少许。

功能主治：治疗脾虚型慢性胃炎，止痛如神。

67. 小茴香胡椒

原料：小茴香 10 克，胡椒 12 克。

制作方法：两者共为细面，酒糊为丸，每服 3 ~6 克，温酒送下。

功能主治：本方散寒理气止痛，适用于胃寒型慢性胃炎疼痛。

68. 胡椒大枣方

原料：胡椒 9 粒，大枣 3 枚，去皮杏仁 5 粒，研末。

制作方法：用热米酒服下，疗效佳。

功能主治：本方尤对虚寒型慢性胃炎胃痛有特效。

69. 胡椒热敷方

原料：取胡椒80克，研细末。

制作方法：装布装，敷痛处，在其上边再用热水袋加湿，发汗，治愈。

功能主治：本方尤其对胃寒型慢性胃炎作痛有效果。

70. 橘皮生姜方

原料：橘皮、生姜各10克，红枣肉7枚、

制作方法：水煎服，有止痛、止呕之效。

功能主治：用于气滞型慢性胃炎。

71. 花椒干姜方

原料：花椒、干姜、橘皮、甘草适量。

制作方法：分别研成末（或为丸）饭后服，每次服3克~6克，每日两次。

功能主治：治疗胃气虚寒型慢性胃炎胃痛。

72. 胡椒红枣方

原料：胡椒7粒，红枣三个，杏仁5枚。

制作方法：捣烂，热酒送下。

功能主治：常服对慢性胃炎有良效。

73. 粳米干姜方

原料：粳米100克，干姜粉3克~6克。

制作方法：煮粥，早晨起床后空腹食用。

功能主治：治疗胃气虚寒型慢性胃炎胃痛。

74. 芹菜干草方

原料：鲜芹菜根30克，甘草10克，鲜鸡蛋1个。

制作方法：芹菜、甘草煎汤，打入鸡蛋冲服。

功能主治：治疗慢性胃炎伴有反胃、呕吐有疗效。

75. 丁香姜糖

原料：白糖250克，丁香5克，生姜3克。

制作方法：入锅，文火煎熬至黏稠时，再加丁香、生姜调匀，继续煎熬成糊，置洁净玻璃瓶内密封贮存。随时服食，每次6克，每日2次。

功能主治：功能理气止痛，散寒。主治慢性胃炎。

76. 山楂糖方

原料：山楂500克，白糖500克。

制作方法：山楂拍破，入锅，加清水适量，武火烧沸后转文火煎熬20分钟，取汁，再加清水继续煎熬。如此反复3次，取出楂汁。将3次取得的山楂汁同入锅煎熬，至山楂液稠厚时，加白糖搅匀，继续文火熬至山楂糖液呈透明状，停火，即成山楂糖。山楂糖倒入涂过熟植物油少许的搪瓷盘，推平划成小块。每日3次，每次3块。

功能主治：功能理气消滞。主治慢性胃炎。

77. 牛奶蜂蜜方

原料：牛奶200毫升。

制作方法：加热后，纳入蜂蜜少许，沸后待温。每日空腹服。

功能主治：主治胃炎、胃及十二指肠溃疡。

牛奶鹌鹑蛋：牛奶200毫升煮沸，打入鹌鹑蛋1个后再沸。每日早晨空腹服，连服1周。主治慢性胃炎。

78. 牛肉粳米粥

原料：牛肉50克（煮熟后切薄片），粳米、香菇条各100克，山药片30克。

制作方法：共煮粥，熟后调入葱、姜、盐、味精等。不拘时日常服。

功能主治：主治脾虚慢性胃炎。

79. 玉米扁豆汤

原料：玉米、白扁豆各60克，木瓜15克。

制作方法：诸料加水煎汁饮服。常服。

功能主治：主治气滞型慢性胃炎。

80. 生姜韭菜牛奶羹

原料：韭菜250克、生姜末25克。

制作方法：绞出汁液，入牛奶250毫升，添水适量，置文火烧沸，趁热顿服。

功能主治：主治胃寒型慢性胃炎疼痛、胃溃疡等。

81. 白术干姜红枣汤

原料：红枣5个，白术20克，干姜5克。

制作方法：去核，加适量水，与白术、干姜同煎服。

功能主治：功能温胃止痛。主治脾胃虚寒型慢性胃炎；症见胃脘隐痛，遇热则舒，口淡不渴。

82. 白玉木瓜汁

原料：玉米、白扁豆各60克，木瓜15克。

制作方法：共加水煎汁饮服，常服。

功能主治：主治气滞型慢性胃炎。

83. 石斛玉竹粥

原料：石斛、玉竹各10克。

制作方法：加适量水煎30分钟，去渣取汁后，入大枣4个（去核）、粳米100克共煮成烂粥服食。

功能主治：功能养胃阴，清胃热。主治老年人慢性胃炎；症见上腹疼痛，伴烧灼感，进餐后可略有缓解，胃纳差，口干而苦。

84. 石斛瘦肉汤

原料：瘦猪肉100克、石斛15克。

制作方法：切细，入石斛15克和适量水，小火煎汤服食。

功能主治：功能益胃养阴。主治胃阴不足型慢性胃炎；症见上腹部隐痛，口干不欲饮、纳差。

85. 百合葡萄粥

原料：鲜百合60克，葡萄干20克，糯米100克。

制作方法：共加适量水，煎粥服食。

功能主治：功能养阴益胃。主治胃阴亏虚型慢性胃炎；症见胃脘隐痛，口干咽燥，大便秘结。

86. 竹茹饮

原料：竹茹15克。

制作方法：加适量水，煎20分钟后去渣取汁。该药汁与粳米100克同煮烂稀粥服食。

功能主治：功能清热止呕。主治慢性胃炎；症见胃热呕吐，嗳气反酸，口干渴。

87. 羊肉麦果汤

原料：羊肉500克（切片）。

制作方法：加水与草果5个同煮，至羊肉熟时，将羊皮、苹果捞起，余汤与大麦汤合熬至大麦200克熟透后，再将羊肉切小块，入汤内，调生姜9克、食盐适量后酌量分食。

功能主治：主治虚寒型慢性胃炎疼痛久不愈。

88. 羊肉萝卜汤

原料：羊肉（切2厘米见方的块）、豌豆各100克，苹果150克，姜适量。

制作方法：入锅，加清水适量，武火烧沸后转文火煮1小时，再入萝卜块300克煮熟，放盐、香菜段、胡椒粉适量即成。用醋蘸食。

功能主治：主治脾胃虚弱型慢性胃炎。

89. 羊肉椒姜汤

原料：羊肉块250克，胡椒、高良姜、荜茇、生姜、陈皮各3克（布包）。

制作方法：加水同炖。至羊肉熟烂后，去药包，调食盐少许服食。食肉饮汤。

功能主治：主治胃寒型慢性胃炎疼痛。

90. 芝麻姜糖

原料：生芝麻60克研细末，生姜60克捣碎如泥，加红糖120克混匀。

制作方法：服4～6次/日，6克/次，5～6日/剂。

功能主治：主治脾虚型慢性胃炎胃痛（注：一方无芝麻，加菜油）。

91. 佛手饮

原料：麦芽30克，白芍10克。

制作方法：先水煮20分钟，取汁与佛手10克同泡，加盖浸渍，代茶饮。

功能主治：疏肝和胃，理气止痛。主治肝胃气滞型慢性胃炎；症见脘胁胀满，气窜走痛，嗳气泛酸。

92. 佛手柑粥

原料：佛手柑15克煎汤，大米50克。

制作方法：去渣留汁，入大米、冰糖少许同煮。每组早或晚煎服1次。

功能主治：理气止痛。主治慢性胃炎。

93. 花椒炖猪肚

原料：猪肚1具纳入花椒10粒、姜片3片。

制作方法：加黄酒少许，撒上盐，隔水炖烂即可。每日早、晚空腹食。

功能主治：主治虚寒型慢性胃炎胃痛经久不愈。

94. 花椒姜糖水

原料：花椒2克，老姜6克，红糖适量。

制作方法：共加水煎服。

功能主治：主治胃寒型慢性胃炎疼痛。

95. 花椒黄豆汤（民间方）

原料：黄豆30粒，花椒60粒。

制作方法：共加适量调味品煮熟食，或煮汤食。

功能主治：主治胃痛腹痛，柿子或其它生冷食物引起的胃病腹痛。

96. 豆蔻馒头

原料：白豆蔻适量打成粉末。面粉500克、发酵粉50克、豆蔻粉拌和。

制作方法：加250克水反复揉搓成团再让面团“醒”20分钟后搓长条，摘成面坯，25克/只，然后做成馒头，旺火蒸15分钟。作点心常食。

功能主治：主治胃虚疼痛，脾胃消化力弱型的慢性胃炎。

97. 参芪苡仁粥

原料：党参20克，黄芪15克，炒薏苡仁30克，红枣4个。

制作方法：共用冷水浸泡至软，加适量水，与粳米100克以小火同煮成粥服。

功能主治：补中益气，祛湿，主治慢性胃炎。症见疲倦乏力，纳呆腹胀。

98. 炒牛肚土豆丝

原料：土豆（马铃薯）丝50克。

制作方法：以清水淘洗掉表面淀粉。油锅热后入少许葱丝、碎蒜，遂入熟牛肚丝50克、土豆丝爆炒，并点入适量牛肉汤和盐、味精，至土豆丝九成熟即可。常服。

功能主治：暖脾胃，补中气。主治慢性胃炎。

99. 狗肉盐豉粥

原料：肥狗肉300克。

制作方法：加米、盐豉等煮粥。频食一二顿。

功能主治：主治慢性胃炎之胃脘痛。

100. 姜韭牛奶羹

原料：生姜25克、韭菜250克。

制作方法：切碎捣烂，取汁入锅，加牛奶250毫升煮沸，趁热服食。每日早上或晚上煎服1次。

功能主治：散寒止痛，补益脾胃。主治慢性胃炎。

101. 姜橘椒鱼羹

原料：将生姜片30克、橘皮10克、胡椒3克。

制作方法：用纱布包扎后，塞入去鳞、鳃、内脏之鲫鱼1尾（约250克）腹中，加水适量，小火煨熟，加食盐少许调味。空腹喝汤吃鱼。

功能主治：主治胃寒气冷型腹痛，症见食欲不振，消化不良，虚弱乏力等（注：一方用胡椒、生姜加红糖）。

102. 扁豆馅包子

原料：鲜扁豆2份、鸡肉1份

制作方法：剁碎后，加盐、味精、鲜姜汁和花椒水拌匀做馅，以小麦粉起面做皮，捏成包子后置笼中，旺火蒸20分钟。常服。

功能主治：补益中气。主治慢性胃炎。

103. 扁豆粥

原料：扁豆60克、党参20克、粳米100克。

制作方法：炒半熟，加适量水，与党参、粳米同煮烂粥，调味服食。

功能主治：健脾益气。主治脾胃虚弱型慢性胃炎，症见腹胀，纳差，嗳气。

104. 枸杞藕粉汤

原料：藕粉 50 克。

制作方法：加适量水，小火煮沸后，入枸杞子 25 克煮沸后服食。每日 2 次，每次 100 ~ 150 克。

功能主治：止血养血。主治急性胃炎。

105. 砂仁焖猪肚

原料：春砂仁 10 克打碎，入猪肚 200 克。

制作方法：起油锅，投姜片少许爆炒猪肚，然后加水小火焖熟，调味去砂仁，猪肚切条服。

功能主治：健脾化湿。主治脾虚湿困型慢性胃炎。

106. 胡椒小麦粉

原料：白胡椒适量研粉。

制作方法：温开水吞服，每次 0.5 ~ 1 克。若反复作痛，则取小麦 500 克炒热，与白胡椒 30 克共研粉，每日早晨用红糖适量拌 10 克，温开水冲服。

功能主治：主治胃脘受寒疼痛，症见恶心呕吐，大便清稀等。

107. 胡椒炖猪肚

原料：白胡椒 15 克打碎，生姜 9 克切细。

制作方法：共纳入猪肚 1 个内，并留少量水。然后用线扎紧，放砂锅内以小火炖至烂熟，调味服食。2 日 1 次，连服 5 次。

功能主治：温中暖胃，补虚。主治慢性胃炎，胃寒疼痛（注：一方用肉桂代白胡椒；一方单用猪肚煮粥）。

108. 茴香粳米粥

原料：猪油25克、白萝卜、熟牛肉各50克。

制作方法：入锅烧熟，下白萝卜、熟牛肉煸炒，再加水、粳米100克烧沸煮粥，调入茴香粉10克、盐、味精，最后撒上芥菜末10克。每日服2次。

功能主治：主治脾胃虚弱型慢性胃炎。

109. 草鱼砂仁豆

原料：草鱼1尾，白豆蔻、砂仁各3克。

制作方法：同煮食。

功能主治：主治冒寒冷痛。

110. 香菇牛肉汤

原料：香菇10克泡好，瘦牛肉30克。

制作方法：用粉面裹好。汤沸后入香菇，再拨进牛肉片，同时点入适量味精、食盐、香油，煮沸即可。常服。

功能主治：益气养血。主治慢性胃炎。

111. 香菇炒面筋

原料：水发香菇100克。

制作方法：切块；面筋若干撕碎。锅中油加热至冒清烟，投香菇、面筋翻炒，待熟入盐、味精、糖。作菜食。

功能主治：主治胃炎症见气胀不适。

112. 香菜姜糖汤

原料：香菜、生姜各10克，红糖15克。

制作方法：共煎水服。

功能主治：主治胃腹冷痛型慢性胃炎（方用香菜、陈皮）。

113. 桂花心粥

原料：桂花心、茯苓各2克。

制作方法：入锅，加清水适量，武火烧沸后转文火煮 20 分钟，滤渣留汁。粳米 50 克、汤汁入锅，加适量清水，武火烧沸后转文火煮至米烂成粥。每日 1 次，作早、晚餐服。

功能主治：主治脾虚型慢性胃炎。

114. 桂姜汤

原料：桂皮 3 克、生姜片若干

制作方法：加水同煎 15 分钟，去渣取汁，加红糖若干调匀服食，每日 1 次。

功能主治：主治寒性胃痛，得热痛减。

115. 莲肉糕

原料：莲心肉适量、糯米 500 克。

制作方法：去心，煮熟压烂碎。糯米 500 克与莲肉渣泥拌匀，加水适量蒸熟，冷后压平切块，上撒白糖一层。作点心食。

功能主治：主治脾虚型慢性胃炎。

116. 酒煮荔枝肉

原料：荔枝肉 5 个。

制作方法：煮酒 20 毫升服食。

功能主治：主治气虚型慢性胃炎胃痛。

117. 梅花粥

原料：粳米 100 克。

制作方法：先煮粥，粥将成时，入白梅花 5 克同略煮即可。日夜常服。

功能主治：主治慢性胃炎肝气犯胃，胃痛连胁。

118. 猪血糯米膏

原料：糯米适量。

制作方法：蒸熟，与鲜猪血、花生米各适量及精盐、香油、花椒末、陈皮末、生姜末各少许拌匀，打压成糕，蒸熟佐餐，或炒熟作菜。

功能主治：主治脾胃虚弱，健运失职型胃脘痛、贫血、肢软、乏力自汗等。

119. 猪肚粥

原料：猪肚 150 克。

制作方法：加水煮七成熟，捞出切丝。猪肚汤、粳米 100 克、猪肚煮粥，调味服。功能健脾益气。

功能主治：主治脾气虚弱型慢性胃炎，症见食欲不振，腹胀纳差。

120. 猪肚粥

原料：公猪肚 1 具、淡豆豉 20 克、大米适量。

制作方法：煮浓汁，再入淡豆豉、大米煮粥。温后食。主治胃脘饱胀，疼痛，消渴饮水。

121. 雪梨炖冰糖

原料：雪梨 2 个。

制作方法：去核，加适量水，与冰糖 20 克共炖服。

功能主治：清热生津，缓急止痛。主治胃热型慢性胃炎，症见上腹疼痛，口渴。

122. 黄芪茯苓粥

原料：黄芪、茯苓各 20 克及山药 30 克、粳米 100 克。

制作方法：和适量水煮粥，粥将成时入生姜丝少许略者服食。功能补气扶脾，温胃止泻。

功能主治：主治脾胃气虚慢性胃炎；症见久病虚寒泄泻，胃脘疼痛。

123. 椒盐火腿

原料：火腿 250 克。

制作方法：切片，加葱末、姜末水适量，清蒸熟烂；花椒少许用锅炒焦，入盐少许再炒。火腿肉蘸椒盐佐膳。

功能主治：主治胃虚型慢性胃炎。

124. 葡萄干粥

原料：葡萄干30克，糯米100克。

制作方法：同加适量水煮烂粥服食。

功能主治：健脾和胃。主治脾胃虚弱型慢性胃炎；症见食欲不振，气短乏力，上腹隐痛。

125. 粳米粥

原料：粳米50克。

制作方法：加适量清水煮九成熟，再入葡萄干10克同炖稀烂。每日2次。

功能主治：养胃气。主治胃气虚弱型慢性胃炎。

126. 蜜饯萝卜

原料：鲜白萝卜500克。

制作方法：切丁，放沸水中煮熟后捞出沥水，晾晒半日，再入蜂蜜100毫升，放回锅，小火煮沸服。

功能主治：宽中消食。主治慢性胃炎，症见腹胀，反胃，呕吐。

127. 辣椒叶鸡蛋汤

原料：鸡蛋2个、鲜辣椒叶60克。

制作方法：去壳，入炒锅，用花生油煎黄，再加清水400毫升，入新鲜辣椒叶60克共煮汤，加调味品即成。佐餐喝汤，宜常用。

功能主治：主治胃脘寒痛，得温则缓者。

128. 鲤鱼内金姜椒汤

原料：鲤鱼1尾（约250克，去鳞、内脏），鸡内金10

克，生姜3片，胡椒1克。

制作方法：同入锅煮汤。调味后饮汤吃肉。

功能主治：主治脾胃虚寒型慢性胃炎。

129. 鲫鱼糯米粥

原料：鲫鱼1尾（500克）

制作方法：去鳃、内脏后，用纱布包好，加适量水与糯米100克、生姜少许同煮粥。早、晚餐食，可常服。

功能主治：温中益气健胃。主治脾胃虚弱型慢性胃炎，症见纳差，体倦，消瘦。

130. 橘皮粥

原料：鲜橘皮25克，粳米50克。

制作方法：鲜橘皮切块，与粳米同煮熬，粳米熟后食。每日1次，作早餐。

功能主治：主治气滞型慢性胃炎。

131. 橘皮瘦肉汤

原料：橘皮、生姜各3克，瘦肉丝100克，食盐少许。

制作方法：同煎汤，熟后酌调味。食肉饮汤。

功能主治：主治胃寒型慢性胃炎。

132. 橘蜜饮

原料：橙子1只。

制作方法：用水浸泡去酸味，然后带皮切4瓣，与蜂蜜50毫升同入锅，加清水适量，武火烧沸后转文火煮20～25分钟，捞出橙子，留汁。代茶饮。

功能主治：主治气滞型慢性胃炎。

133. 糯米百合粥

原料：百合60～90克。

制作方法：加糯米、红糖各适量同煮粥。每日1次，连服

7~10 日。

功能主治：主治慢性胃炎伴心烦不眠。

部分选自“中国食疗网”

（四）慢性胃炎的辨证食疗法

慢性胃炎是种严重影响人们健康的常见病。从中医的角度来看，胃病患者可分为肝郁气滞症、脾胃虚寒症、胃阴不足症、瘀血停滞胃脘症。

人们常说“胃靠三分药，七分养”，可见注重平时对胃的保养是十分重要的。这里介绍一些食疗方法。既有利于减轻患者的病情，还能少服食一些药物，又能满足患者品尝美味的要求，可以说是一举三得。

肝郁气滞症

1. 菜汁炖蜂蜜

原料：选鲜芹菜 120 克，鲜车前草 30 克，鲜白萝卜 100 克。

制作方法：将三者去泥沙、洗净，然后捣烂榨汁，将汁放置炖肉盅内，再加入适量上等蜂蜜，炖沸后服用。

2. 佛手汤

原料：佛手片 12 克，瘦猪肉（或去皮鸡肉）50 克。

制作方法：煮汤饮用。注意：不宜文煎。

3. 金橘猪肚汤

原料：金橘根 30 克，洗净切碎；鲜猪肚 1 个。

制作方法：洗净切碎，二者同时放砂锅内，加清水 1000 毫升煲汤，煲至 350 毫升左右，调味，饮汤食猪肚。

4. 陈皮粥

原料：陈皮适量，粳米适量。

制作方法：研末，粳米，煮粥服食。

5. 玫瑰花茶饮

原料：玫瑰花适量。

制作方法：阴干，冲泡代茶饮。

6. 橘饼疗方

原料：橘饼适量。

制作方法：晾干，时时嚼服。

7. 橘叶饮

原料：橘叶 30 克。

制作方法：煎汤饮用。

8. 青皮麦芽饮

原料：青皮 10 克、麦芽 30 克。

制作方法：煮水饮用。

9. 佛手猪肚汤

原料：鲜猪肚 1 个、鲜佛手 15 克、延胡索 10 克、生姜 3 片。

制作方法：煲汤。

10. 五指毛桃瘦肉汤

原料：五指毛桃 50 克、佛手 12 克、鲜瘦肉 100 克。

制作方法：煲汤。

（五）脾胃虚寒症

1. 白胡椒猪肚汤

原料：白胡椒 15 克，稍打碎；鲜猪肚 1 个，洗净。

制作方法：将白胡椒放进洗净的猪肚内，加清水 20 毫升，然后用线将猪肚上下口扎紧，用文火煲一小时，调味后分次服食。

2. 参米粥

原料：选用党参 25 克，洗净切碎；大米 50 克，洗净。

制作方法：在铁锅内炒至微黄，然后将二者与清水1000毫升一起放入砂锅内，煮至350毫升左右，分次食用。

3. 生姜羊肉粥

原料：选新鲜瘦羊肉250克，切成薄小块；大米100克洗净，生姜15克，去皮，切成姜丝。

制作方法：先将羊肉加清水放入砂锅内煮烂，再放入大米，以中火煮成粥，待好时放入姜丝再煮片刻，即可分次食用。

4. 生姜羊肉汤

原料：生姜、羊肉。

制作方法：调味煮汤。

5. 鲩鱼蔻砂汤

原料：鲩鱼、白豆蔻、砂仁。

制作方法：煮汤食用。

6. 蜀椒疗方

原料：蜀椒10~15粒。

制作方法：温开水吞服，每日早晨空腹服1次，连用10日。

7. 苹果生姜羊肉面

原料：苹果50克，羊肉1000克，生姜10克，大麦粉1000克，豆粉1000克，胡椒粉、食盐、味精各适量。

制作方法：将苹果、羊肉，生姜洗净，切块、共入铝锅，武火烧开，文火煨炖。将大麦粉、豆粉加水，做成面片。待羊肉煮熟后，加入面片，放入作料，可作正餐或佐餐。

8. 川椒面

原料：川椒10克（炒），白面120克。

制作方法：和匀，入盐少许，做成面条食用。

9. 辣椒生姜饮

原料：辣椒1只，生姜3片，加红糖适量。

制作方法：煎汤，腹痛时顿服，疼痛缓解后即停服。

10. 良姜粥

原料：高良姜15克研成粉，粳米100克。

制作方法：煲粥。

11. 胡椒猪肚汤

原料：鲜猪肚1个、胡椒30粒、生姜3片、红枣3个去核。

制作方法：煲汤。

12. 姜汁牛肉饭

原料：牛肉100克剁碎，生姜30克去皮，大米150克。

制作方法：共煲汤。

（六）胃阴不足症

1. 藿山石斛粉

原料：选用上等的藿山石斛研成粉末。

制作方法：以干燥的瓶子装好待用。每次以白开水冲服粉末约1.5克，早晚各服一次。

2. 沙参玉竹汤

原料：选用沙参12克，玉竹9克，淮山12克，枸杞子10克，野水鸭肉150克，切片。

制作方法：将上述五物共放于砂锅内，煮汤，分次饮用。

3. 石斛玉竹粥

原料：选用大米100克，石斛12克，玉竹9克，大枣5个（去核）。

制作方法：先将石斛、玉竹放入砂锅内煮至600毫升水后去渣，加入大枣、大米以文火煮粥食用。

4. 马铃薯蜂蜜饮

原料：鲜马铃薯取汁，蜂蜜。

制作方法：和汤饮。一日可数次。

5. 沙参麦冬雪梨饮

原料：沙参10克，麦冬10克，雪梨汁。

制作方法：每日分2次温服，连用1个月。

6. 石仙桃猪肚汤

原料：鲜石仙桃60克或干品30克、鲜猪肚1个。

制作方法：隔水炖服。

7. 红糖煲豆腐

原料：鲜豆腐500克、红糖60克。

制作方法：加适量清水，煮20分钟后食用。

8. 萝卜藕汁

原料：鲜萝卜、鲜藕汁各1杯。

制作方法：和匀饮用。

（七）瘀血停滞胃脘症

1. 三七粉

原料：生三七适量。

制作方法：选用生三七研末，每次3克，以温开水冲服，每日两次。

2. 生韭菜汁

原料：鲜韭菜500克。

制作方法：选用鲜韭菜，洗净捣碎温服，每次50毫升，每日两次。

3. 豆花鱼

原料：赤小豆500克，玫瑰花15克，鲜活鲤鱼1条（约

500～600 克）。

制作方法：先将鲤鱼剖杀去内脏，待用，然后，洗净赤小豆、玫瑰花，三物同放瓦罐内加入适量清水煮烂去掉玫瑰花，调味，分次食用。

（摘自“谓大夫网”）

（八）小儿慢性胃炎

慢性胃炎，以前我们总认为这种病只有成人才会得，可是儿科专家表示：近年在儿科门诊发现慢性胃炎的患儿并不少见，而且有逐年增多的趋势，尤其是 3 到 6 岁的学龄前儿童最多见。专家指出：治疗慢性胃炎除了在医生的指导下用药之外，进行饮食调理也具有非常重要的意义。在这里我们就为大家介绍一些相关的知识。

饮食调理小儿慢性胃炎总的原则是食物需“细、软、嫩、烂”，小儿是生长发育的个体，因此食物还要富有营养，如牛奶、炖蛋、鱼、豆制品、面条、粥、新鲜蔬菜、水果等。另外可以吃一些对胃消化功能有帮助的食品，如山药、扁豆、莲子、鸡肫、猪肚、米仁等。不宜多吃的食品有芹菜、竹笋、肥肉、各种油炸食品等。

下列几种饮食疗法适合儿童应用：

1. 白萝卜蜂蜜方

原料：白萝卜 500 克，蜂蜜 150 克。

制作方法：将萝卜切丁，放于沸水中煮熟捞出，晾晒半日，再放锅内加蜂蜜用小火煮沸，调匀，冷却后装瓶，每日服 3 汤匙。

功能主治：适合于胃部胀痛、嗳气、反酸的患儿食用。

2. 牛奶蜂蜜方

原料：牛奶 220ml，蜂蜜 30 克，鹌鹑蛋 1 只。

制作方法：将牛奶先煮沸，打入鹌鹑蛋，再煮数分钟后加入蜂蜜即成。每早服用。

功能主治：适合胃痛、口渴、纳呆、便秘的患儿用。

3. 饴糖豆浆方

原料：饴糖20克，豆浆250毫升

制作方法：饴糖冲入豆浆内，煮沸后空腹饮用。

功能主治：适合胃部隐痛、手足不温，怕冷的患儿。

4. 莲子糯米方

原料：莲子、糯米、米仁各50克，红糖15克。

制作方法：取莲子、糯米、米仁，红糖。莲子用开水泡胀，剥皮去心，放入锅后加水煮30分钟后加粳米及米仁煮沸，小火炖至烂，放红糖后食用。

功能主治：适合中上腹疼痛、消瘦、食欲不振、舌苔腻的患儿。

（九）萎缩性胃炎

萎缩性胃炎在服药的同时，配合食疗方治疗，颇有良效。

1. 姜枣猪肚汤

原料：猪肚150克，生姜15克，大枣20克。

制作方法：用猪肚，生姜，大枣放陶瓷盆内，加生姜、大枣、少许盐及水，和猪肚隔水炖熟后分2次食用。

功能主治：此汤可治疗胃阳虚所致的吐清水等。

2. 参须石斛滋胃汤

原料：人参须10～15克，石斛12～15克，玉竹12克，淮山药12克，乌梅3枚，大枣6枚。

制作方法：共水煎，分2次服用。

功能主治：主治萎缩性胃炎气阴不足所致的纳少，胃脘不舒，食欲不振等。

3. 洋参灵芝香菇散

原料：西洋参30克，灵芝、香菇各30克。

制作方法：焙干共研细末，每服2～3克，1日2次，温开水送服。

功能主治：有益气滋阴，补益脾胃的功效，并可用于食欲不振之病者。

4. 胡萝卜淮山内金汤

原料：胡萝卜250克，淮山药20～30克，鸡内金10～15克。

制作方法：洗净切块与鸡内金同煮，半小时后加红糖少许，饮汤。

功能主治：可健脾胃、助消化，用于脾胃气虚所致的纳差、消化不良等。具有防恶变之功效。

5. 党参粟米茶

原料：党参20～30克，粉碎，粟米100克，炒熟。

制作方法：加水1000ml煮，煎剩一半时可当茶饮。

功能主治：适用于脾胃虚弱、食欲不振的胃痛。可作慢性胃炎、萎缩性胃炎、胃及十二指肠溃疡及胃气虚者的辅助治疗。

6. 黄精鸡

原料：黄精100克，鸡1只。

制作方法：将鸡去毛及内脏，切块，置碗中，放上黄精，加适量水，蒸熟，分数次食用。

功能主治：能滋补肝肾，补益脾胃，用于肝肾虚者或脾胃虚者调补。

7. 糯米百合莲子粥

原料：糯米100克，百合25～50克，莲子（去心）20～25克，红糖适量。

制作方法：共煮粥食用，每日1次，连服7～15天。

功能主治：能养胃缓痛，补心安神。用于治疗脾胃虚弱之胃脘痛，心脾虚或心阴不足，心烦不眠之症。

8. 威灵仙蛋汤

原料：威灵仙30克。

制作方法：加水200ml，煎半小时去渣取汁，打生鸡蛋2个，兑入药汁，加红糖5克，共煮成蛋汤。每日服1剂，连服2剂。

功能主治：主治萎缩性胃炎。

9. 益中补血粥

原料：黄芪30克，肉桂8克，丹参15克，乳香、没药各8克，大枣4枚，薏苡仁100克。

制作方法：先将上药（除薏苡仁外）煎汁，再与薏苡仁共煮粥，每日1剂，分2次服。30天为一疗程。

功能主治：主治萎缩性胃炎。

10. 猪肚煨胡椒

原料：猪肚1只，洗净，胡椒9～15克。

制作方法：研末放入猪肚内，用线扎紧，文火煨炖，熟后加调味品，饮汤食肚。2～3日1次。

功能主治：具有温脾胃，祛寒通脉之功效。用于萎缩性胃炎所致的胃脘冷痛之症。

摘自“中国食疗网”

（十）慢性溃疡病人

饮食疗法既不苦口，又不伤肤，取材便利，简单易行，疗效显著，以下介绍几种溃疡病的饮食疗法。

1. 猪肚粳米方

原料：新鲜猪肚一只、花生米、粳米。

制作方法：新鲜猪肚一只洗净，加适量花生米及粳米，放人锅内加水同煮。煮熟后加盐调味，分几次服完。数日后可重复一次，疗程不限。

功能主治：用于治疗慢性胃溃疡。

2. 花生牛奶方

原料：花生米、牛奶200毫升、蜂蜜30毫升。

制作方法：花生米浸泡30分钟后捣烂，加牛奶200毫升，煮开待凉，加蜂蜜30毫升，每晚睡前服用，常服不限。

功能主治：用于治疗慢性胃溃疡。

3. 蜂蜜方

原料：蜂蜜100克。

制作方法：隔水蒸熟，每天2次饭前服，两个月为一疗程。饮食期间禁用酒精饮料及辛辣刺激食物。

功能主治：用于治疗热型的伴有大便干燥的慢性胃溃疡。

4. 鲜藕蜂蜜方

原料：鲜藕、蜂蜜。

制作方法：鲜藕洗净，切去一段藕节，注入蜂蜜仍盖上，用牙签固定，蒸熟后饮汤吃藕。另取藕一节，切碎后加适量水，煎肠服用。

功能主治：对溃疡病出血者有效，但宜凉服。

5. 卷心菜汁方

原料：新鲜卷心菜适量。

制作方法：洗净捣烂绞汁，每天取汁200克左右，略加温，饭前饮2勺，亦可加适量麦芽糖，每天2次，10天为一疗程。

功能主治：主要用于治疗胃阴虚型的慢性胃溃疡。

6. 蛋壳方

原料：蛋壳适量。

制作方法：炽黄，研细末过筛，饭前服3克，每日服2～3次。蛋壳含碳酸钙93%、碳酸镁10%、磷酸镁0.5%、有机物5%。

功能主治：有制酸、止痛、收敛的作用，用于慢性胃溃疡伴有嗳腐吞酸者。

7. 马兰头根方

原料：新鲜马兰头根30克。

制作方法：水煎服，每日1剂。

功能主治：用于治疗胃阴虚型的慢性胃溃疡。

8. 鲜猪肚方

原料：新鲜猪肚一只洗净，加适量花生米及粳米。

制作方法：放人锅内加水同煮。煮熟后加盐调味，分几次服完。数日后可重复一次，疗程不限。

功能主治：用于治疗胃气虚型的慢性胃溃疡。

9. 桃仁生地方

原料：桃仁（去皮尖）、生地各10克，熟猪肚片、大米各50克，料适量。

制作方法：将肚片切细；取二倍水煎取汁，加猪肚、大米煮为稀粥，待熟时调味服食，每日1剂。

功能主治：用于阴血虚型的慢性胃溃疡。

10. 佛手扁豆方

原料：佛手10克，白扁豆、苡米、山药各30克，猪肚汤及食盐适量。

制作方法：将佛手水煎取汁，去渣，纳入扁豆、苡米、山药及猪肚汤，煮为稀粥，略放食盐调味服食，每日1剂。

功能主治：用于治疗脾虚型慢性胃溃疡。

（十一）胃溃疡、十二指肠溃疡

1. 砂仁煲猪肚

原料：砂仁10克、猪肚1只、姜10克、葱15克、料酒

15 克、盐 3 克。

制作方法：将砂仁打成细粉；猪肚洗净，切成 4 厘米见方的块；姜拍破，葱切段。将猪肚、姜、葱、料酒和砂仁放入锅内，加水适量，置武火上烧沸，再倒入瓷煲内，用文火煲 50 分钟，加入盐搅匀即可。每日 1 次，每次吃猪肚 50 克，喝汤。既可佐餐食用，又可单食。

功能主治：暖胃，止痛，止呕。对寒邪犯胃之胃、十二指肠溃疡病患者尤佳。

2. 吴茱萸粥

原料：吴茱萸末 5 克、大米 150 克、葱 10 克、盐 3 克。

制作方法：将大米淘洗干净，葱切花，同放入铝锅内，加水适量。将锅置武火上烧沸，下入吴茱萸末，再用文火炖煮 40 分钟，加入盐拌匀即成。当正餐食用，每日 1 次，每次 100 克。可单食用，热服。

功能主治：暖脾胃，止疼痛。用于寒型的慢性胃、十二指肠溃疡。

3. 良姜粥

原料：良姜 15 克、大米 150 克。

制作方法：将良姜打成细粉，大米淘洗干净。把大米，良姜放入锅内，加水适量，先用武火烧沸，再用文火煮 40 分钟，下入良姜末烧沸即成。当正餐食用，每日 1 次，每次吃 100 ~ 150 克。

功能主治：暖脾胃，止疼痛。对寒邪犯胃之胃、十二指肠溃疡尤佳。

4. 姜桂炖猪肚

原料：生姜 20 克、猪肚 250 克、肉桂 3 克、料酒 15 克、葱 15 克、胡椒粉 3 克、盐 3 克。

制作方法：将生姜洗净，切片；猪肚洗净切片，肉桂洗净剁1厘米见方的块；葱切花。将猪肚、生姜、葱、料酒、胡椒放入炖锅内，加水适量，置武火上烧沸，再用文火炖50分钟，加入盐搅匀即成。每日1次，每次吃猪肚50克，喝汤。既可单食又可佐餐。

功能主治：用于治疗脾胃虚弱型慢性胃、十二指肠溃疡。

5. 糯米红枣粥

原料：糯米150克、红枣30克、白糖20克。

制作方法：将糯米洗淘干净，红枣洗净去核。将糯米，红枣放入铝锅内，加水适量，置武火上烧沸，再用文火煮熟成粥，加入白糖搅匀即成。每日1次，每次100~150克。

功能主治：补脾胃，益气血。对脾胃虚弱慢性胃、十二指肠溃疡患者尤佳。

6. 蜂蜜红茶饮

原料：蜂蜜30克、红茶6克。

制作方法：将蜂蜜炼熟，红茶用炖杯烧沸。将蜂蜜放入烧沸的红茶杯内，搅匀即成。代茶饮用。

功能主治：生津止渴，滋补脾胃，对脾胃虚弱胃、十二指肠患者尤佳。

7. 白胡椒方

原料：白胡椒15~20克。

制作方法：磨碎，放入洗净猪肚肉，放少量水，然后用线将猪肚的头尾扎紧，慢火煲数小时，调味后服用，每周2次。

功能主治：用于胃寒型慢性胃、十二指肠溃疡。

8. 鲤鱼方

原料：鲤鱼1条。

制作方法：去内脏，不除鳞，切成块状，用适量白酒浸泡，加5~10枚大枣，并加水约500毫升，加盖慢火煨几小时，然后去渣取其汁，加30~50克冰糖，餐后分2~3次服食。

功能主治：用于脾虚型慢性胃、十二指肠溃疡。

9. 墨鱼骨方

原料：墨鱼骨适量。

制作方法：研成粉末，每次服1~2克，每日3次。

功能主治：用于返酸型慢性胃、十二指肠溃疡。

10. 红枣胡椒方

原料：红枣5枚、白胡椒数粒。

制作方法：红枣去核，每个红枣内放入白胡椒2粒（略打碎），置锅内蒸食。

功能主治：用于脾虚胃寒型慢性胃、十二指肠溃疡。

11. 甲鱼猪肚方

原料：甲鱼肉200克，猪肚200克。

制作方法：切成小块，放入砂锅内，加清水适量，慢火煲熟，以食盐调味，分次服食，1天内服完。

功能主治：用于治疗脾胃虚弱型慢性胃、十二指肠溃疡。

12. 玫瑰花方

原料：玫瑰花瓣8克。

制作方法：放茶盅中，冲入沸水，加盖薰片刻，代茶饮，每日3~5次。

功能主治：用于治疗肝郁型慢性胃、十二指肠溃疡。

13. 鸡蛋田七方

原料：鸡蛋1只、田七末3克，藕汁80毫升。

制作方法：去壳，放入碗中搅烂，加入田七末，藕汁，拌匀，可加少许冰糖调味，隔水炖服。

功能主治：用于治疗血瘀型慢性胃、十二指肠溃疡。

14. 桃仁生地方

原料：桃仁、生地各10克。

制作方法：桃仁浸泡后，去皮弃尖，二药洗净后加入适量冷水，武火煮沸，改文火慢煎，30分钟后，除去药渣，将100克粳米洗净加入药汁中煮粥。粥熟加入桂花2克，红糖50克。每次食一碗，每日2次。

功能主治：用于治疗阴虚血瘀型慢性胃、十二指肠溃疡。

15. 石仙桃猪肚方

原料：取鲜石仙桃60~90克，猪肚1个。

制作方法：将石仙桃放入洗净的猪肚内，加适量清水隔水炖熟，以食盐调味，去石仙桃，吃肉饮汤，每周1次。

功能主治：用于胃阴虚型慢性胃、十二指肠溃疡。

16. 乌贼乳石方

原料：白芨、白芍各20克，乌贼骨、钟乳石各30克，当归、白芷、元胡、甘松、香附各10克，煅瓦楞子、炙甘草各15克。呕血加三七5克，伏龙肝20克（先煎取液，再煎其它药）；便血加地榆、炮姜炭各10克；胃寒加高良姜、吴茱萸各6克；有热加黄连6克；体弱加党参、白术各10克。

制作方法：水煎服，每日1剂。30天为1疗程。

功能主治：胃溃疡（消化性溃疡），胃痛连绵，反复发作，局部压痛，胃镜或钡餐检查证实有溃疡病灶。

17. 莲子桂花羹

原料：莲子60克，桂花2克，白糖适量。

制作方法：先将莲子用清水浸泡2小时，去芯，入砂锅中，加水煮1小时，至莲肉酥烂，加入桂花2克，白糖适量，再炖5分钟即成。每日晨起空腹服下，20天为一疗程。

功能主治：补心益脾，温中散寒，暖胃止痛。主治胃溃疡，症见胸脘胀满，食欲不振，恶心呕吐，上腹疼痛等。

18. 黄芪猴头汤

原料：猴头菌250克，黄芪50克，鸡肉500克，胡椒粉，生姜，葱白，料酒，食盐，味精各适量。

制作方法：将猴头菌洗净，用温水泡发好，捞出，洗净，切片，发猴头的水用纱布过滤待用；将鸡肉洗净，剁块；再把黄芪揩净，切片；然后把鸡块，黄芪，姜片，葱节，料酒，发猴头的水和少量清汤放入锅内，先用武火烧沸，后改用文火烧炖 90 分钟，下猴头菌片，再煮 45 分钟，加入精盐，味精和胡椒粉，盛入汤盆即成。常服食。

功能主治：助消化，利五脏，补中益气，养血生津。适用于消化不良，胃及十二指肠溃疡，尤其对胃癌有明显疗效。

19. 三七藕蛋羹

原料：三七粉 3 克，鲜藕 1 节，生鸡蛋 1 枚，猪油，食盐各适量。

制作方法：将藕洗净，捣烂，绞取汁液 1 小杯，加水少许，煮沸；将三七粉与鸡蛋清黄调匀，倒入藕汁中，加入猪油，食盐略煮 1～2 沸即成。温服。

功能主治：养胃，止血。适用于胃、十二指肠溃疡胃痛，胃出血等症。

20. 蜂蜜土豆汁

原料：鲜土豆 1000 克。

制作方法：切丝捣烂，以洗净纱布绞汁，取其汁放在锅中，先以文火烧开，然后用小火煎熬浓缩至稠粘时，加入蜂蜜一倍量，再煎至稠粘停火，冷后装瓶备用。每日早晚各一匙，空腹时饮，2～3 周为一疗程。

功能主治：此方有和胃，温中，健脾，益气功效，对表现为脾胃虚的胃、十二指肠溃疡及习惯性便秘者有辅助疗效。

21. 糖蜜红茶饮

原料：红茶 5 克。

制作方法：将红茶，放入保温杯中，沸水冲泡，加盖泡

10分钟，再调入适量蜂蜜与红糖，宜空腹时温热频频饮用。每日2~3剂。

功能主治：此方有温中健胃，助消化功效。适宜虚寒型的胃及十二指肠溃疡患者。

22. 包菜饴糖汁

原料：适量鲜包心菜。

制作方法：鲜包心菜用冷开水洗净后捣烂，置消毒纱布中绞汁备用。服食时取菜汁80毫升加入适量饴糖拌匀。每日早、晚2次服用。10日为一个疗程。

功能主治：本方有清热止痛，促进溃疡愈合的功效。适用于胃、十二指肠溃疡。早期疗效佳。

23. 茉莉花粳米粥

原料：茉莉花3~5克，粳米60克。

制作方法：将茉莉花用水煮开后捞出。入粳米煮粥，加白糖适量调食。酌情食用5~7日。

功能主治：有理气和中功效。适用于肝胃气滞型溃疡病患者。

24. 公英炖猪肚

原料：猪肚1个，蒲公英100克。

制作方法：蒸出汁，取汁去渣，用其汁炖猪肚烂熟，吃猪肚，饮汤。

功能主治：有健脾和胃，清热止痛功效。适用于热郁型溃疡病患者。

25. 三七藕汁炖鸡蛋

原料：三七粉3克，藕汁30毫升，鸡蛋1个，白糖少许。

制作方法：将鸡打破，倒入碗中搅拌，把鲜藕洗净，榨取藕汁；把藕汁和三七粉加白糖与鸡蛋搅匀，隔水炖熟食用。

功能主治：本方对胃溃疡出血者疗效甚佳。

26. 旱莲草红枣汤

原料：鲜旱莲草50克，红枣10枚。

制作方法：加水2碗，煎至1碗，去渣饮汤，每日2次。

功能主治：此方有补肝肾，滋阴补血和止血的功效。适应于胃、十二指肠溃疡患者的出血、失血性贫血等症。

27. 羊乳饮

原料：羊奶250克，竹沥水15克，蜂蜜20克，韭菜汁10克。

制作方法：将羊奶放入奶锅内，烧沸后，加竹沥水、蜂蜜、韭菜汁、再继续用火烧沸即成。代茶饮。

功能主治：用于治疗脾虚型慢性胃、十二指肠溃疡。

28. 枇杷饮

原料：枇杷叶10克，鲜芦根10克。

制作方法：将枇杷叶用刷子去毛，洗净，烘干。鲜芦根切成片。枇杷叶、鲜芦根放入锅内，加清水适量，用武火烧沸后，转用文火煮20～30分钟即成。代茶饮，温服。

功能主治：用于胃阴虚型慢性胃、十二指肠溃疡。

29. 桔根猪肚

原料：金桔根30克，猪肚1个。

制作方法：将金桔根和猪肚洗净切碎，加水4碗，煲成1碗半，加盐少量调味。每2天吃1次。

功能主治：补胃和胃健脾止痛，用于脾胃虚弱型慢性胃、十二指肠溃疡。

30. 佛手茶

原料：鲜佛手15克（干品6克），胡桃20克。

制作方法：用水冲泡代茶或用佛手、胡桃各20克，煎水代茶饮。两种方法均代茶饮。

功能主治：舒肝止痛、健脾，用于肝郁脾虚型胃、十二指肠溃疡。

31. 柚皮粥

原料：鲜柚皮1个，粳米60克，葱适量。

制作方法：柚皮放炭火上烧去棕黄色的表层并刮净放清水冲泡1天，切块加水煮开后放入粳米煮粥，加葱米、盐、香油调味后食用。每2天吃柚皮1个，连食4~5个。

功能主治：具有舒肝健胃止痛功效。

32. 黑玫瑰汤

原料：黑枣、玫瑰各适量。

制作方法：枣去核，装入玫瑰花，放碗中盖好，隔水煮烂即成。每日3次，每次吃枣5个。

功能主治：经常食用，具有健脾和胃，补血活血之功效。

33. 鸡蛋莲藕汁

原料：鸡蛋1个，莲藕250克。

制作方法：鸡蛋液搅匀，加藕汁30毫升，酌清加冰糖调味拌匀，隔水煮熟即成。每日1剂，连服8~10天。

功能主治：健脾和胃，活血化瘀。

34. 牛肉仙人掌

原料：鲜仙人掌30~60克，牛肉60克。

制作方法：将仙人掌洗净切碎，牛肉切片，共同炒熟，加适量调味品后食用。每天1次，连食5~10天。

功能主治：健脾和胃，活血止血。适用于溃疡出血。

35. 红糖豆腐汤

原料：取豆腐100~200克，红糖60克。

制作方法：加清水500毫升，文火煨炖约10分钟即成。

功能主治：用治胃及十二指肠溃疡。

36. 蜂蜜红花饮

原料：取红花 5 克。

制作方法：置保温杯中，冲入沸水后加盖浸泡约 10 分钟，再加入适量蜂蜜，趁热服。

功能主治：可和胃利肠，止痛祛疡。

37. 田七藕汁鸡蛋饮

原料：鸡蛋 1 枚、田七粉 3 克、藕汁 30 毫升。

制作方法：取鸡蛋，去壳搅散，加入田七粉、藕汁拌匀，入屉蒸熟取食。

功能主治：可止血、止痛、散瘀，用于治疗淤血型慢性胃、十二指肠溃疡。

38. 土豆汁饮

原料：土豆适量。

制作方法：取连皮生土豆，洗净，切碎绞汁。每晨宜空腹服用 50～100 毫升。

功能主治：可和胃调中、健脾益气，亦可治疗习惯性便秘。

39. 炖蜂蜜

原料：蜂蜜 150 克。

制作方法：置杯中（不加水），杯置热水锅中，文火炖约 10 分钟即成。每日 3 次，饭前服。

功能主治：用治胃溃疡。

40. 党参炒米茶

原料：每次取党参 10～15 克，炒米 30 克。

制作方法：加水 2000 毫升煎至 750 毫升，取汁代茶饮。隔日 1 次服，2～4 次显效。

功能主治：用治十二指肠溃疡及慢性胃炎。

41. 龟肉猪肚汤

原料：龟肉、猪肚各200克。

制作方法：切为小块，置砂锅内，文火煨炖至烂熟，加少许盐调服。日内3次分服。

功能主治：用于治疗脾虚型慢性胃、十二指肠溃疡。

42. 玫瑰花茶

原料：瑰花瓣（干品）6~10克。

制作风：每次取玫瑰花瓣，冲入沸水后加盖闷约10分钟，代茶饮。

功能主治：可健胃益肠、理气止痛。

43. 乌贼骨散

原料：取乌贼骨500克。

制作方法：焙干研细末，温开水冲服。每日3次，每服6克。

功能主治：用治胃及十二指肠溃疡、慢性胃炎、吐酸、黑便者。

44. 生姜猪肚汤

原料：生姜250克。

制作方法：洗净切碎，纳入1个猪肚内，扎紧后置砂锅中，加清水适量，文火煨炖至烂熟。调味后吃肚饮汤，2日内分服，连续吃3~4个。

功能主治：可温阳益气、健中补脾。

45. 二味瘦肉汤

原料：桔皮、生姜各3克，瘦肉100克。

制作方法：切丝，加清水适量，文火煨炖至熟。吃肉饮汤时可酌加调味品。用治胃溃疡。

糯米红枣粥：取糯米100克，红枣数枚，按常法煮粥至烂熟。

功能主治：用治胃及十二指肠溃疡、慢性胃炎。

46. 小白菜汁饮

原料：带根小白菜2棵。

制作方法：洗净，绞汁，酌加白糖调服。每日1次，每饮50毫升。

功能主治：用于胃阴虚型慢性胃、十二指肠溃疡。

47. 三七莲藕鸡蛋

原料：三七末3克，鸡蛋1个，鲜藕250克。

制作方法：先将鲜藕去皮洗净，切碎取汁备用；再将鸡蛋打入碗中搅拌；加入藕汁和三七末，拌匀后隔水炖50分钟即可。每日清晨空腹食之，8～10日为一疗程。

功能主治：健脾开胃，凉血散瘀。主治脾虚血瘀型溃疡病。

48. 大枣冬菇汤

原料：红枣15枚，干冬菇15个，生姜、花生油，料酒，食盐，味精各适量。

制作方法：先将干冬菇洗净泥沙；红枣洗净，去核；然后将清水，冬菇，红枣，食盐，味精，料酒，姜片，熟花生油少许一起放入蒸碗内盖严，上笼蒸60～90分钟，出笼即成。食枣喝汤。

功能主治：益气，开胃，适用于胃癌及胃、十二指肠溃疡等症。

49. 茉莉花佛手粥

原料：茉莉花6克，鲜佛手10克，粳米60克，白糖适量。

制作方法：将茉莉花，鲜佛手用水煮开捞出，然后同粳米加入锅中煮粥，煮至米开花粥稍稠即加白糖适量服用。佐餐服食。

功能主治：清热化湿，行气止痛。主治胃及十二指肠溃疡。

50. 参粟茶

原料：党参30克，粟米100克，冰糖少许。

制作方法：将党参烘干碾碎，粟米炒至焦黄，共放锅中加水约1000毫升慢火煮50分钟，加入冰糖熔化，取其上清液代茶饮。每日1剂。

功能主治：健胃补脾，养阴止渴，帮助消化。可用于慢性萎缩性胃炎，肥厚性胃炎，胃及十二指肠溃疡等病的辅助食疗。

51. 玫瑰花粥

原料：玫瑰花5克，粳米约60克。

制作方法：先将玫瑰花入砂锅中煮开捞出，然后下淘净的粳米的粳米煮粥，如常法。每日1剂，1~2次服下。

功能主治：调中活血，舒郁和肝。主治脾肝郁型的胃、十二指肠溃疡，症见腹痛连胁，抑郁易怒，口苦多梦等。

52. 砂仁粳米粥

原料：粳米60克，砂仁5克。

制作方法：将粳米淘净煮成粥后，调入砂仁末，再煮沸1~2开即可。可分早晚两次服用。

功能主治：行气调中，和胃强脾，可作为胃及十二指肠溃汤的辅助治疗。

53. 小羊羔肠子方

原料：小羊羔肠子适量。

制作方法：将小羊肠浸泡、洗净、翻开，用玉米粉外撒，翻转羊肠，放适量油盐，煮食。每天3次，连食1个月。

功能主治：此方系新疆土鲁番地区牧民所独用，对胃和十二指肠溃疡疗效显著。所用羊肠系取自6个月左右的绵羊或山羊的十二指肠。

54. 蚕休猪肚方

原料：蚕休 20 克，鲜猪肚 1 只。

制作方法：在猪肚内塞入已用水浸透的蚤休，扎紧猪肚两端。再加水及盐文火慢煲，最后倒出药渣，喝汤食肉。每隔 4 天用 1 剂，连用一月左右。

功能主治：该方有消肿散瘀，清热愈疡之功效，可加速溃疡面愈合，在土家族民间应用较广。

55. 韭菜蜂蜜方

原料：韭菜白 300 克，鲜蜂蜜 250 克，鲜猪油 200 克。

制作方法：将前味药烤干研粉，后两味拌匀成蜜油。每次服蜜油 9 克，加韭菜白 6 克，每日 3 次，连用 1 ~ 3 周。

功能主治：彝族民间喜用该方治疗胃炎、胃溃疡等病，具有润护胃肠，增食欲，通便秘之效。

56. 野荞麦根方

原料：野荞麦根 90 克，猪骨头适量。

制作方法：炖服，每天 1 剂，连服 7 天，此后每隔两天服 1 剂，连服 1 ~ 3 周。

功能主治：该方为一位瑶医祖传而来，其认为对于胃溃汤效果颇佳。

57. 乌贼浙贝方

原料：乌贼骨 50 克，浙贝母 200 克。

制作方法：上两味共研细末，混匀即得。每日两次，每次 4 克，连服 1 ~ 3 周。

功能主治：该方具有抗溃疡、止胃酸的作用，主要用于胃溃疡，胃酸分泌较多，返酸、呕吐等症。

58. 参苓粥

原料：由人参 3 ~ 5 克（或党参 15 ~ 20 克）、白茯苓 10 ~

20克、生姜3～5克、红薯半斤、粳米100克组成。

制作方法：先将人参、姜切为薄片，把茯苓捣碎，共浸泡半小时。以砂锅煎取两次汁，合并后分早、晚两次与红薯（切薄片）、粳米煮粥服食。

功能主治：用于治疗脾虚型胃、十二指肠溃疡。

59. 土豆生姜方

原料：鲜土豆100克，生姜10克。

制作方法：榨汁加鲜橘汁30毫升调匀，将杯放热水中烫温，每日服30毫升。

功能主治：适用于神经官能症性慢性胃、十二指肠溃疡伴胃痛、恶心、呕吐。

60. 粳米砂仁方

原料：粳米60克，砂仁细末5克。

制作方法：粳米加水煮粥，待粥好后调入砂仁末，再煮沸1～2开后即可。早晚服食。

功能主治：此方对虚寒胃、十二指肠溃疡伴胀满、呕吐有效。

61. 鲜姜红糖方

原料：鲜姜3～5片，红糖适量。

制作方法：以滚开水沏泡，趁热饮服，服后取微汗。

功能主治：适用于寒气犯胃的胃、十二指肠溃疡。

62. 大葱胡椒方

原料：大葱3～4段，生姜3～5片，白胡椒面适量。

制作方法：以开水冲泡；或于火上煮葱、姜片刻，服时可加少量食盐调味，再放胡椒面，趁热饮汤。

功能主治：适用于因感受寒凉的胃、十二指肠溃疡。

63. 桂皮山楂方

原料：桂皮6克，山楂肉10克，红糖30克。

制作方法：先用水煎山楂后再入桂皮，待山楂将熟去火，滤汁入红糖，调匀后热服。

功能主治：用于因饮食寒凉、粘滑太过所致的胃、十二指肠溃疡。

64. 粳米肉松方

原料：粳米 100 克，牛肉松 25 克（或其它肉松）。

制作方法：将粳米用常法煮粥，加入肉松调匀，趁热用食。

功能主治：适用于脾胃虚寒所致的胃、十二指肠溃疡。

65. 佛手粳米方

原料：佛手柑 20 克煎汤去渣，粳米 100 克。

制作方法：加水适量，煮粥，粥成后加冰糖并入佛手汤稍煮即可。每日服 2 次。

功能主治：此方对慢性胃炎，胃、十二指肠溃疡有较好的疗效。

66. 瘦羊肉方

原料：新鲜瘦羊肉 250 克。

制作方法：切小块先煮烂，再同粳米同煮粥。每日服 2 次。

功能主治：此方治虚寒性胃痛、中老年气虚亏损、阳气不足、恶寒怕冷、胃脘疼痛。

67. 山楂麦芽方

原料：生山楂片 15 克，炒麦芽 20 克。

制作方法：用开水沏泡，待泡开后，加白糖适量，代茶频频饮服。

功能主治：适用于脾胃虚寒胃痛。

68. 蜂蜜方

原料：蜂蜜 100 ~150 毫升。

制作方法：隔水蒸熟，于食前空腹1次服下。每日3次，连服2～3周。蜂蜜能使胃液总酸度降低，疼痛消失，大便正常。

功能主治：适用于十二指肠溃疡。

69. 红茶蜂蜜方

原料：红茶5克，蜂蜜、白糖适量。

制作方法：将红茶放入低温杯中，以沸水冲泡，加盖浸泡10分钟后再加入蜂蜜和红糖，趁热饮服。每日3剂。

功能主治：治疗十二指肠溃疡。

70. 老姜红枣方

原料：老姜250克，红枣250克，猪油250克，面粉250克。

制作方法：把老姜洗净抹干水分，和红枣一起用猪油炸酥后研为细末，与面粉调匀加水适量做成小饼，蒸熟后分两天食尽。

功能主治：有温中健脾、解痉止痛作用。用于十二指肠溃疡，常服有效。

71. 包心菜饴糖方

原料：鲜包心菜、饴糖适量。

制作方法：将包心菜用冷开水洗净后捣烂，置消毒纱布中绞汁。每日早晚饭前，取鲜包心菜汁1杯，加温后加入适量饴糖饮服。每日2次，每10天为一疗程。

功能主治：有清热止痛、促进溃疡愈合作用。适用于胃、十二指肠溃疡。早期疗效明显。

72. 乌贼贝母方

原料：乌贼骨90克，贝母30克，甘草30克。

制作方法：将三味药共研成粉即可。每日口服3次，每次4克。

功能主治：本方适用于胃溃疡伴胃痛、吐酸水、吐血等。

73. 公英方

原料：蒲公英120克（炒焦），红糖27克。

制作方法：将两味共研成粉末即成。每日3次，每次9克。

功能主治：本方适用于胃热型胃溃疡。

74. 豆蔻砂仁方

原料：肉豆蔻6克，砂仁6克，广木香3克，公丁香3克。

制作方法：将上述的药共研细末即成。每日服两次（早晚饭前服），每次服2克（加入红糖6克）。

功能主治：本方适用于遇寒必犯的胃溃疡疼痛。

75. 陈皮元胡方

原料：陈皮9克，元胡20克。

制作方法：将二药用醋炒，研成粉末即成。每日3次，每次服2克。

功能主治：本方主治胃酸过多的胃溃疡。

76. 甘草陈皮方

原料：甘草12克，陈皮20克。

制作方法：将二味研末。每日服两次，每次服2克。

功能主治：本方主治气滞型胃溃疡胃痛。

77. 花椒食盐方

原料：花椒5克，大食盐块7枚。

制作方法：水煎服。

功能主治：用于虚寒型胃溃疡胃痛。

78. 馒头米醋方

原料：馒头（去皮）1个，米醋120克。

制作方法：馒头切开，与米醋共炒黄，每次服 9 ~ 15 克，每日 2 次。

功能主治：用于治疗胃气虚弱型胃溃疡。

79. 鲜姜红糖方

原料：鲜姜 3 ~ 5 片，红糖适量。

制作方法：以滚开水沏泡，趁热饮服，服后取微汗。

功能主治：适用于寒气犯胃的胃溃疡胃痛。

80. 大葱生姜方

原料：大葱 3 ~ 4 段，生姜 3 ~ 5 片，白胡椒面适量。

制作方法：以开水冲泡；或于火上煮葱、姜片刻，服时可加少量食盐调味，再放胡椒面，趁热饮汤。

功能主治：适用于因感受寒凉的胃溃疡胃痛。

81. 粳米肉松方

原料：粳米 100 克，牛肉松 25 克（或其它肉松）。

制作方法：将粳米用常法煮粥，加入肉松调匀，趁热用食。

功能主治：适用于脾胃虚寒所致的胃溃疡胃痛。

82. 石灰鸡蛋方

原料：陈石灰 60g，鸡蛋壳 500g，良姜 60g，干姜 30g。

制作方法：共为细面，为汤为丸，每服 3 ~ 9g，每日 3 次，白开水送服。

功能主治：用于治疗寒性的慢性胃、十二指肠溃疡。石灰陈久，因露于大气中，不断吸收大气中的二氧化碳而成为碳酸钙；鸡蛋壳主要成分亦为碳酸钙，二者合用，制酸止痛之效颇佳。

83. 螵蛸石灰方

原料：海螵蛸 60g，陈石灰 120g。

制作方法：共为细面，每服3g，每日3次。

功能主治：海螵蛸咸，微温，功能除湿制酸、止血、敛疮，为治胃病、吞酸等症之良药。

（摘自“中国食疗网”）

（十二）小儿胃溃疡

1. 猪胆米醋方

原料：猪胆1个、米醋30毫升。

制作方法：将猪胆和醋，煎熬成稀膏状，每服1匙，1日2次。

功能主治：小儿食滞胃脘疼痛，证见胃院疼痛，食后尤甚，胀满不舒，嗳腐酸臭，或见呃逆呕吐，大便稀溏或秘结。

2. 肉桂生姜方

原料：肉桂3克、生姜9克、红糖适量。

制作方法：水煎服。

功能主治：小儿寒凝气滞型胃溃疡胃痛，证见胃院疼痛拒按，得温则舒，或伴形寒肢冷，小便清长。

3. 干姜大米方

原料：干姜15克、大米50～100克。

制作方法：共煮成粥，1次食用。

功能主治：小儿寒凝气滞型胃溃疡胃痛。

4. 良姜干姜方

原料：良姜15克、干姜10克、粳米100克。

制作方法：良姜、干姜先煎20分钟，去渣，下米煮粥食用。

功能主治：小儿胃寒疼痛。

（十三）胃与十二指肠溃疡

胃与十二指肠溃疡又称消化性溃疡。主要临床表现为规律性上腹疼痛，常有季节性加重，此外尚有泛酸、呃气、恶心或者呕吐等程度不一的消化系统症状。本病多数起病隐袭，反复发作，缓解复发交替进行。

中医将胃及十二指肠溃疡分为寒冷型、气滞型、郁热型、瘀血型、虚寒型、阴虚型六型、饮食治疗需依不同情况，对症施治。

1. 寒冷型：多为暴食生冷所致，胃病急发时，得热缓解，食疗方有：

（1）*生姜粳米方*

原料：生姜6克、粳米75克、大枣10枚。

制作方法：生姜切成薄片或细末，与粳米、大枣共煮成粥。

功能主治：暖胃散寒。

（2）*老姜红糖方*

原料：老姜250克、红糖250克。

制作方法：将生姜捣汁去渣，隔汤蒸10沸，将红糖熔入收膏，以4天服完，每日早、晚各1次。

功能主治：温中散寒。

2. 气滞型：多因气怒加重，胀痛攻窜不停。食疗方有：

砂仁粳米方

原料：砂仁5克、粳米75克。

制作方法：砂仁研为细末与粳米共煮成粥。桔皮、粳米适量，共煮成粥，顿服。

功能主治：行气止痛。

3. 郁热型：胃痛灼热，口苦口渴，便干尿赤。食疗方有：

马兰根方

原料：新鲜马兰根30克。

制作方法：水煎代茶饮。无花果连枝焙干研末，沸水冲泡，热温服。每次服5克，日服3次。

功能主治：清热和胃。

4. 瘀血型：大多痛处固定，甚者呕血便黑。食疗可选用：

（1）仙鹤草方

原料：仙鹤草30克、红枣10枚。

制作方法：水煎、饮汤吃枣。

功能主治：止血、补气健脾。

（2）小白菜方

原料：小白菜250克。

制作方法：洗净剁碎，以食盐少许腌拌10分钟，用纱布绞取汁液，加白糖适量，每日3次，空腹服。

功能主治：活血止痛。

5. 虚寒型：大多隐痛，喜暖喜按，劳累后易复发。食疗方有：

（1）茴香方

原料：小茴香5克、粳米75克。

制作方法：炒后煎汤去渣，入粳米煮粥。

功能主治：温胃健胃，行气镇痛。

（2）山药方

原料：干山药片60克或鲜山药100～120克。

制作方法：洗净切片，与粳米100～150克煮粥。

功能主治：具有补脾止痛之功效，补脾止痛。

（十四）秋冬温胃食疗方

秋冬之季，是胃溃疡、胃炎、胃肠神经官能症等疾病的好发时节。祖国医学认为，秋冬两季，天地间阳气日退，阴寒渐生，气候转凉，胃有宿疾的病人，受寒凉之气的影响，胃络易失温煦濡养，胃功能紊乱，气郁拘急而发生疼痛闷胀诸症。此时病人除须慎避风寒，善加保养之外，还可服用温胃食疗方加以治疗，以缓解疼痛，调节功能，保养胃气。

1. 姜枣桂圆汤

原料：干姜10克（切薄片），红枣30克，桂圆30克，红糖20克。

制作方法：加水500毫升后煎煮15分钟，早晚服用。连续吃一段时间。

功能主治：有温胃调补之功，适用于慢性胃炎、胃神经官能症者等。

2. 五辣温胃酱

原料：鲜蚕豆酱20克，醋5克，白糖10克，花椒4粒，胡椒4粒，生姜3片，大蒜1～2瓣（切碎）。

制作方法：先在炒锅内放入花生油少许，待油热后放入花椒、胡椒、姜、蒜煸炒出香味，加入酱、醋、糖，翻炒几下装盘。平时可用此佐餐食用。

功能主治：有开胃止痛之功，适合胃溃疡、慢性胃炎伴有胃痛、胃寒、肢冷者。也可间断服用，待疼痛、腹胀等缓解即可停用。

3. 玫瑰砂椒茶

原料：玫瑰花6克，砂仁6颗（研碎），胡椒6粒（研碎）。

制作方法：三药放入壶中，用开水冲泡作茶饮服。

功能主治：此方有行气健胃止痛之功，适合慢性胃炎、胃神经官能症伴有胃痛嘈杂、胸腹胀闷等症状者。

4. 马兰温胃酒

原料：鲜马兰60克，优质红葡萄酒100毫升。

制作方法：将鲜马兰洗净、捣汁、烧开，放入酒内掺和，每次服用15～20毫升，早晚各一次或佐餐饮用。

功能主治：有消炎止痛之功，适用于胃溃疡伴有胃痛绵绵、喜温喜按者。

5. 羊芪糯枣温胃粥

原料：将新鲜羊肉200克煮烂细切，加入黄芪10克，糯米100克，大枣10枚（切细），高良姜5克煮粥。

制作方法：待粥煮熟后加入适量细盐、味精、胡椒粉。此粥补养脾胃。

功能主治：常服可温阳补气健胃，适合胃溃疡、胃神经官能症、慢性胃炎伴有羸弱畏寒、四肢怯冷、胃痛时有发作者。

6. 酸辣卷心菜

原料：卷心菜500克，洗净切丝加盐腌半小时备用，泡辣椒30克切细丝，米醋30克，花椒5粒，细盐、白糖各10克。

制作方法：在炒锅内放少许菜油，先放花椒，油热后倒入卷心菜、辣椒丝，加上盐、糖、味精等翻炒装盘。

功能主治：此菜酸甜可口，是溃疡病患者食用的良菜。常食可促进溃疡面的愈合和胃黏膜的再生，并能止痛。

7. 木香乌麦饮

原料：木香6克，麦冬15克，乌梅10克。

制作方法：加水煎10～15分钟饮用。

功能主治：适合萎缩性胃炎病人，有养胃生津，行气止痛之功。

摘自“谓大夫网”

（十五）消化性溃疡的保健糕点

1. 藕粉糕

原料：藕粉、糯米粉、白糖各250克。

制作方法：将以以上原料同放盆中和匀，加水适量，揉成面团，上笼蒸15～20分钟即成。

功能主治：补虚，养胃，止血。

适应症：适用于老年消化性溃疡体虚食少、吐血、便血等。

注意要点：每次50~150克，每日1~2次，或作主食或作点心，温热服食。

2. 玫瑰枣糕

原料：玫瑰6克，红枣150克，慈菇60克，核桃仁30克，鸡蛋2个，红苕90克，猪板油120克，生猪网油160克，瓜片15克，白糖100克。

制作方法：将红枣置火上烧焦枣皮，烧至起黑壳后入冷水泡5分钟，捞起剥去黑壳，并去核。核桃仁用沸水泡后去皮，入油锅炸黄后捞出。红苕煮熟压蓉。将猪板油与枣肉分别剁成泥，核桃仁、瓜片、慈菇切细丁。

将枣泥、板油、红苕泥装入盒内，将鸡蛋打破后搅匀，再加入核桃仁、瓜片、慈菇、白糖、玫瑰和匀。将猪网油铺于碗内，网油边吊在碗外边，把拌好的泥放入碗内，抹平，网油边搭转来盖着，再用湿棉纸密封，上笼，置旺火上蒸40分钟，出笼翻扣入盘内，揭去猪网油，撒上白糖即成。

功能主治：调和肝脾，滋生阴血。

适应症：适用于老年消化性溃疡胃脘隐痛、胸胁不舒、泛酸、恶心、易怒、大便干结、头晕心悸等。

3. 清明菜糕

原料：鼠曲草嫩苗、米粉（或玉米粉）、白糖各适量。

制作方法：鼠曲草嫩苗生用或用水略煮，与面粉、白糖加水和匀，做成糕团，蒸熟即成。

功能主治：和胃调中。

适应症：适用于老年胃及十二指肠溃疡。

4. 栗子糕

原料：板栗500克，白糖250克。

制作方法：板栗水煮30分钟，待冷去皮，放碗中，上笼蒸30分钟取出，方口白糖，压成栗子泥，放入搪瓷盘内，切成4厘米长、3厘米宽的块即成。

功能主治：健脾益胃，止血。

适应症：老年消化性溃疡体虚、吐血、便血等。

摘自“中国食疗网”

（十六）消化性溃疡的保健药茶

1. 甜咸小白菜饮

原料：小白菜250克，盐少许，白糖适量。

制作方法：小白菜洗净剁碎，加盐腌10分钟，用纱布包扎绞汁，加入白糖即成。

功能主治：清热，止津，养胃。

适应症：适用于老年消化性溃疡胃痛较剧、胃中灼热、泛酸嘈杂、心烦易怒、口干口苦、便秘等。

注意要点：每日3次，空腹饮用。

2. 牛奶蜂蜜饮

原料：鲜牛奶250毫升，蜂蜜50克，白芨6克，白芍6克。

制作方法：将鲜牛奶煮沸后加入蜂蜜、白芨、白芍，调匀即成。

功能主治：补虚和中，益气养胃。

适应症：适用于老年消化性溃疡胃疼缠绵、不思饮食、大便干结、神疲乏力、面色萎黄等。

3. 糖蜜红茶饮

原料：红茶5克，蜂蜜、红糖适量。

制作方法：将红茶置于保温杯中，用沸水冲泡，加盖闷10分钟，加入红糖和蜂蜜即成。

功能主治：和中润燥，养胃止痛。

适应症：适用于老年消化性溃疡胃痛缠绵、久痛不愈、不思饮食、口干便结、神疲乏力、面色萎黄等。

4. 佛手枯草茶

原料：鲜佛手20克，鲜夏枯草20克，白糖或冰糖适量。

制作方法：鲜佛手洗净切片，夏枯草淘洗干净切节。将二物同入杯中，放入少量白糖或冰糖，冲入沸水，加盖闷15～30分钟，取汁当茶喝。

功能主治：疏肝散郁，和胃止痛。

适应症：适用于老年消化性溃疡上腹疼痛较剧、痛无定处、胃中灼热、泛酸嘈杂、心烦喜怒、口干口苦、便秘尿黄等。

5. 辣椒种子饮

原料：辣椒种子适量，生姜、红糖适量。

制作方法：将辣椒种子放入锅内，加水、生姜、红糖适量，煎沸即成。

功能主治：温中健胃，散寒除湿。

适应症：适用于老年消化性溃疡胃部冷痛、遇冷加剧、喜热喜按、呕吐清水、大便稀溏等。

（十七）消化性溃疡的保健药汤

1. 双荷汤

原料：鲜荷叶（剪去边缘和叶蒂部分）100克，鲜藕节200克，蜂蜜50克。

制作方法：荷叶剪碎，藕节切碎，共放于蒜罐中，加蜂蜜后捣烂，再倒入锅内，加水适量，煎煮1小时即成。

功能主治：收敛止血。

适应症：适用于老年消化道出血之吐血、大便潜血等。

2. 茴香狗肉汤

原料：狗肉250克，小茴香、八角、桂皮、陈皮、草果、生姜、盐适量。

制作方法：狗肉洗净，切块，与八角、小茴香、桂皮、陈皮、草果、生姜、盐一起放入锅中，加水适量。将锅置武火上烧沸，用文火煮至狗肉熟烂即成。

功能主治：温中健脾，助阳和胃。

适应症：适用于老年消化性溃疡胃痛隐隐、食后痛减、喜按、大便溏薄、面色无华、神疲乏力等。

3. 羊肚鲜汤

原料：羊肚1只，生姜15克，肉桂3克，丁香10粒，芫荽、盐、味精适量。

制作方法：羊肚洗净，加入生姜（切片）、肉桂、丁香、盐及适量水，炖至烂熟，再加入适量味精及芫荽等即成。

功能主治：补脾助阳，温胃止痛。

适应症：适用于老年消化性溃疡属脾胃虚寒者。

注意要点：吃羊肚喝汤，每天吃1～2次，两天服完，5～10天吃1次，冬季服之更佳。热证上火者忌服。

4. 猪肚汤

原料：猪肚1只，生姜250克。

制作方法：猪肚洗净，塞入生姜（切碎），结扎好后放入瓦锅，加水适量，用文火煮至熟烂为度，使姜汁渗透进猪肚内即成。

功能主治：温胃散寒，营养补虚。

适应症：适用于脾胃虚寒型老年胃及十二指肠溃疡胃脘寒痛、四肢不温等。

注意要点：①服时吃猪肚（淡吃或拌少许酱油），不吃姜，必须喝猪肚汤（如汤味太辣，可加入适量开水），每只猪肚可吃3～4天，连续吃8～12只。②热证及感染性疾病勿服。

5. 姜韭牛奶羹

原料：韭菜250克，生姜25克，牛奶250毫升或奶粉2汤匙加水适量。

制作方法：韭菜与生姜均洗净，切碎，捣烂，再用洁净之纱布包后绞取汁液，放入锅内，加入牛奶，煮沸，趁热顿服。

功能主治：温中和胃，降气止逆。

适应症：适用于胃寒型老年胃溃疡或慢性胃炎，胃脘因寒发痛、呕恶等。

6. 三七藕蛋羹

原料：鲜藕1支，三七粉5克，鸡蛋1只，盐适量。

制作方法：藕洗净切碎，用纱布绞成藕汁（约1小杯），三七粉、鸡蛋放入碗内调匀。锅内放藕汁和少许清水，煮沸后加三七粉、蛋糊、盐调匀即成。

功能主治：益胃止血。

适应症：适用于老年上消化道出血，包括胃溃疡、胃炎及十二指肠球部溃疡所引起的呕血、黑便。因肝硬化、食道下端静脉曲张破裂而引起的急性出血停止后，亦可作为康复时的保健饮料。

（十八）消化性溃疡的保健药酒

1. 青皮核桃酒

原料：青皮核桃300克，白酒500毫升。

制作方法：青皮核桃洗净，打碎，装入瓶内，加入白酒，密封曝晒20天。待酒与核桃均呈黑色，过滤，加入单糖浆135毫升即成。

功能主治：解痉止痛。

适应症：适用于老年胃及十二指肠溃疡、胃炎等痉挛性腹痛。

注意要点：每次服10毫升，一日2次，或痛时即服。

2. 佛手酒

原料：佛手30克，白酒1000毫升。

制作方法：佛手洗净，用清水润透后切片，再切成1厘米的方块，待风吹略收水气后，放入坛或瓶内，然后注入白酒，封口浸泡，隔5天，将坛搅拌或摇动1次，20天后开坛去渣取用。

功能主治：舒肝理气。

适应症：适用于肝气犯胃型老年胃溃疡，症见胃脘胀满、脘痛如撑、连及胁痛、嗳气吐酸、大便不畅，常因情志不舒而痛，嗳气或矢气后疼痛稍减。

注意要点：每日酌量饮30~50毫升。

3. 半夏人参酒

【配方】半夏30克，黄芩30克，干姜20克，人参20克，炙甘草20克，黄连6克，大枣10克，白酒700ml。

【功用】和胃降逆，开结散痞。

【制法】1. 将上述7味药材一同捣碎用布包裹，浸于酒中；2. 5日后，加入凉开水500ml调匀，去渣装瓶备用。

【用法】每次20ml，每日早晚2次，将酒温热服用。

【药材功效解析】半夏：辛温，消痞散结，和胃降逆，以除痞满呕逆之症。

干姜：辛温散寒。

黄芩、黄连：苦寒泄热，将半夏、干姜、黄芩、黄连苦辛并用，能通能降，足以开结散痞、降逆上呕。

人参、大枣：甘温益气，以补其虚。

甘草：补胃气而调诸药。

此酒主治胃气不和，寒热互结，心下痞硬，呕恶，呕恶上逆，肠鸣下利，不思饮食，倦怠乏力。

4. 地仙酒

【配方】肉苁蓉35克，炮附子35克，木鳖子50克，天南星30克，白附子30克，覆盆子30克，菟丝子30克，赤小豆30克，骨碎补30克，何首乌30克，炙川乌10克，炙甘草10克，川椒35克，地龙50克，防风30克，牛膝35克，萆薢30克，羌活30克，狗脊30克，人参20克，黄芪20克，白术10克，茯苓10克，白酒3000ml。

【功用】益气健脾，补肾温阳，壮筋骨，活经络。

【制法】1. 将上述药材洗净一同捣成碎末，用纱布包裹；2. 放入酒中浸泡60余天，过滤，去渣备用。

【用法】每次5~10ml，每日1次（晚间饮用较佳）。木鳖子有毒，饮用时宜从小剂量开始。

【药材功效解析】肉苁蓉、菟丝子、何首乌、覆盆子：补肾固精。

人参、黄芪、白术、茯苓、甘草：补脾益气。

萆薢、牛膝、狗脊、骨碎：强筋壮骨。

羌活、防风、白附子、川乌、地龙、木鳖子：祛风通络。

川椒、附子：温阳散寒。

乌药、南星：理气化痰。

赤小豆：利水湿。

此酒扶正祛邪，主治五劳七伤，肾气衰败，精神耗散，行步艰难，饮食无味，耳聋眼花，皮肤枯燥；妇人宫冷无子，下部秽恶，肠风痔漏，吐血泻血，诸风诸气。

5. 灵脾肉桂酒

【组成】仙灵脾100克，陈橘皮15克，黑豆皮30克，连皮大腹槟榔3枚，豉30克，肉桂30克，生姜3片，葱白3根（切）黄酒1000ml。

【功用】温补肾阳，健脾利湿。

【制法】1. 将上述药材捣碎，装入纱布袋内；2. 悬挂于小坛内不触坛底，煻灰火（热灰火）外煨1日后取出候冷备用。

【用法】每次10ml，每日早晚2次，将酒温热服用。

【药材功效解析】仙灵脾、肉桂：温补肾阳，虚冷纳差诸证可除，为方中主药。

陈皮、豉、槟榔、黑豆皮、生姜、葱白：理痰气，健胃疏风，推陈以致新。补肾温脾，疏利肠胃，标本相顾，则虚冷诸症自退。

黄酒：有助温补疏利之功。

此酒主治脾肾两虚，脘腹冷痛，食欲不佳，腰酸体弱。

6. 人参茯苓酒

【配方】人参30克，生地30克，茯苓30克，白术30克，白芍30克，当归30克，川芎15克，冰糖250克，红曲面30克，桂圆肉120克，白酒2000ml。

【功用】补气血，益脾胃，宽膈进食。

【制法】1. 将上述9味药材一同挫成碎粗末，装入布袋中，扎口；2. 放入干净的器皿中，用高粱白酒浸泡4～5日；3. 去渣加入冰糖250克，装瓶备用。

【用法】每日随量徐徐服下。

【药材功效解析】人参：味甘微苦性温，补元气，固脱生津，益气生津，益智安神。

白茯苓：味甘淡性平，功能渗湿利水，健脾益胃，宁心安神，补而不峻，利而不猛，既能扶正，又能祛邪。

白术：与茯苓配伍同用，能健脾胃，补虚损，久服令人轻捷。

当归、白芍、川芎：养血和血。

桂圆肉：益心脾、补气血。

冰糖：补中，益气，和胃，清热，润肺，生津。

此酒主治气血亏损，脾胃虚弱，形体消瘦，面色萎黄。

7. 山核桃酒

【配方】山核桃 3kg，白酒 5000ml。

【功用】收敛、消炎、止痛。

【制法】1. 将核桃捣碎放入干净的器皿中，加白酒浸泡，密封；2. 20 天后开启，以酒变褐为度，过滤去渣，装瓶备用。

【用法】每次服 10ml，每日 3 次。

【药材功效解析】山核桃：味甘性温，有敛肺定喘，温肾润肠的功效。

此酒行散温润，适用于急、慢性胃病患者。

8. 术苓忍冬酒

【配方】白术 60 克，白茯苓 60 克，甘菊花 60 克，忍冬叶 40 克，白酒 1500ml。

【功用】补脾和胃，益智宁心，明耳目，祛风湿。

【制法】（1）将白术、白茯苓捣成碎末，忍冬叶切细，然后将四味药装入纱布袋；（2）放入干净的器皿中，用醇酒浸泡，封口；（3）7 日后开启，去掉药袋，过滤后再添入凉开水 1000ml，装瓶备用。

【用法】每次 10 ~ 15ml，每日 1 ~ 2 次，将酒温热空腹服用。

【药材功效解析】白术、白茯苓：健脾渗湿。

甘菊花：清心明目。

忍冬叶：祛风除湿。

此酒有祛风除湿、补脾和胃、益智宁心、聪耳明目的功效；药性平和，主治脾虚湿盛。

脘腹痞，心悸、目昏，腰脚沉重，颇宜于中年人脾胃虚弱者。

9. 吴萸酒

【配方】吴茱萸50克，黄酒1000ml。

【功用】温中止痛，理气燥湿。

【制法】（1）将吴茱萸（色绿，饱满者为佳）研为碎末，放入瓶中；（2）倒入黄酒浸泡，密封；（3）3~5日后开启，过滤后即可饮用。

【用法】每次10ml，每日3次，空腹服用。阴虚火旺者忌服用此酒。

【药材功效解析】吴茱萸：性温味苦辛，有小毒；

此酒有温中止痛，理气燥湿的功效；善治呕逆吞酸，厥阴头痛，脏寒吐泻，脘腹胀痛等症。

10. 羊羔酒

【组成】嫩肥羊肉1500克，杏仁200克，木香15克，曲200克，糯米5000克。

【功用】健脾胃，益腰肾，大补元气。

【制法】（1）将糯米如常法浸蒸，肥羊肉、杏仁（去皮光）同煮烂；（2）连汁、拌米，入木香与曲同酿酒，勿犯水；（3）10日后，压去糟渣，收贮备用。

【用法】每次10~30ml，每日3次，将酒温热空腹服用。

【药材功效解析】羊肉：味甘性温，暖中补虚，补中益气，开胃健身，治虚劳寒冷，五劳七伤。

杏仁：化痰止咳、平喘润便、化滞消食。

木香：行气止痛，温中和胃，同杏仁配伍可防羊肉塞滞滋腻之性。

粳米：即大米，味甘性平，强阴壮骨，生津明目，长智。

此酒主治病后虚弱，脾胃虚寒，不思饮食，腹胀便溏，腰膝酸软。

（十九）消化性溃疡的保健药粥

1. 良姜粥

原料：高良姜15克，粳米100克。

制作方法：用水750毫升煎高良姜，煎至500毫升，去渣，入粳米，文火熬煮至米熟烂成粥。

功能主治：散寒止痛，健脾和胃。

适应症：适用于老年消化性溃疡脾胃虚寒型之胃脘隐痛或冷痛、喜温喜按、呕恶、大便溏薄等。

2. 鸡蛋壳糯米粥

原料：鸡蛋壳（连衣）3个，糯米、香油、盐、味精适量。

制作方法：蛋壳加水煎汁去渣。糯米洗净加水煮至熟烂，加入蛋壳汁、香油、盐、味精调匀即成。

功能主治：补中益气，止酸和胃。

适应症：适用于老年消化性溃疡胃脘隐痛、泛酸作呕、食后减轻、神疲乏力、大便不实等。

3. 红苕粥

原料：红苕50克，小米50克。

制作方法：红苕洗净去皮，切成小块。小米洗净放入锅内，加入红苕块，加水适量，煮至熟烂即成。

功能主治：补益脾胃。

适应症：适用于老年消化性溃疡胃痛已久，多在饭前或夜间发作，食后痛减，痛时喜按，蜷缩则舒，面色少华，神疲乏力，少气懒言等。

4. 白扁豆佛手粥

原料：白扁豆60克（鲜者加倍），佛手15克，粳米60克。

制作方法：将佛手加水煎汤，去渣后再加入扁豆、粳米煮成粥。

功能主治：健脾益胃，清利湿热。

适应症：适用于脾虚湿热所致的老年溃疡病。

5. 茉莉花粥

原料：茉莉花3～5克，粳米60克，白糖适量。

制作方法：茉莉花加水煮开后捞出，入粳米煮成粥，加白糖调食。

功能主治：适用于脾虚肝郁所致的老年溃疡病。

注意要点：酌情食用5～7天。

（二十）消化性溃疡的保健药膳

1. 三珍甜饭

原料：赤豆250克，莲子60克，糯米500克，白糖、猪油各适量，糖腌红丝、绿丝、桂花各少许。

制作方法：赤豆除去杂质，洗净，入锅加冷水适量，煮至极烂，离火，搅碎成稀泥糊，装入纱布袋内，边拧边加水，进行洗沙，直至袋内剩下渣壳，弃渣。将经过布袋过滤的赤豆水沉淀，约1小时后，慢慢倒去上面的清水，沉下的即是赤豆沙。起油锅，先放猪油3匙，用中火烧热后，倒入豆沙，翻炒3分钟，再加白糖5匙，继续翻炒。将白糖与豆沙拌匀，炒10～15分钟，至白糖熔化、豆沙发热发亮时，离火，盛出。

莲子用开水泡涨，浸1小时，剥衣去心。糯米用冷水淘干净，用冷水浸2小时，捞出滤干。准备小蒸笼一层，垫好纱布，将糯米倒入，均匀推开，加盖，旺火蒸20分钟，饭熟时加猪油、白糖各1匙，拌匀备用。用大瓷盆1只，在盆内涂上猪油少许，撒上红丝、绿丝、桂花，并把莲肉放在盆底，均匀推开。将一半糯米饭放在上面，摊成碗形，放入豆沙，把另一半糯米饭放在上面摊平。用旺火隔水蒸2小时，离火。用大瓷盘覆盖在瓷盆上，将三珍甜饭扣入盘中食用。

功能主治：健脾胃，补肺气，利水湿，固肾气。

适应症：适用于老年胃及十二指肠溃疡等病，久病体虚、下肢水肿者尤为适宜。

注意要点：作早餐或当点心吃，每次 1 小碗，不可过量。

2. 羊肉挂面

原料：挂面 100 克，羊肉 100 克，鸡蛋 1 个，蘑菇、姜末、猪油、胡椒面、盐、醋适量。

制作方法：羊肉切丝，鸡蛋用油煎熟。锅内加水烧沸，下入羊肉丝、挂面、蘑菇、姜末，将熟时加入鸡蛋，盐、醋、胡椒面即成。

功能主治：补脾温中。

适应症：适用于老年消化性溃疡胃痛隐隐、食后痛减、喜按、大便溏薄、神疲乏力、畏寒肢冷等。

3. 豆蔻馒头

原料：白豆蔻 30 克，面粉 1000 克，酵面 50 克。

制作方法：豆蔻研为细末。面粉与酵面用温水和成面团，捂盖约 2 小时，待面发酵后，加碱适量，撒入豆蔻末，揉匀，制成馒头坯，上笼用武火蒸约 15 分钟至熟。

功能主治：开胃健脾，理气消胀。

适应症：适用于老年消化性溃疡胃痛缠绵、食欲不振、胸腹胀满、大便干结等。

4. 砂仁肚条

原料：砂仁末 10 克，猪肚 1000 克，调料适量。

制作方法：猪肚洗净，入沸水氽透捞出，刮出内膜。锅内加骨头汤、葱、姜、花椒各适量，放入猪肚，沸后文火煮至猪肚热，撇去血泡浮沫，捞出猪肚晾凉切片。原汤 500 毫升烧沸后，放肚片、砂仁末及胡椒粉、猪油、味精各适量，沸后用湿淀粉勾芡，装盘即成。

功能主治：补益脾胃，理气和中。

适应症：适用于老年胃及十二指肠溃疡、慢性胃炎属脾胃虚弱者及食欲不振、脾胃气滞、食少腹胀等。

5. 金橘根煲猪肚

原料：金橘根 30 克，猪肚 100 ~150 克。

制作方法：猪肚洗净切成小块，与金橘根一起加水 4 碗煲至 1 碗半，加盐少许调味而成。

功能主治：健脾开胃，行气止痛。

适应症：适用于老年胃溃疡、十二指肠球部溃疡、慢性胃炎属脾胃气滞者，症见胀满疼痛等。

6. 良姜炖鸡块

原料：公鸡 1 只，良姜 6 克，草果 6 克，陈皮 3 克，胡椒 3 克，葱、酱、盐适量，醋少许。

制作方法：将公鸡杀后去毛除内脏，洗净切块，放入锅内，加入良姜、草果、陈皮、胡椒、葱、酱、盐、醋，加水适量。锅置武火上烧沸，再用文火炖至鸡肉熟烂即成。

功能主治：健脾益气，散寒温中。

适应症：适用于老年消化性溃疡胃痛隐隐、食后痛减、喜按、呕吐清水、大便溏薄、面白无华、神疲乏力等。

7. 六味牛肉脯

原料：胡椒 15 克，荜茇 15 克，陈皮 6 克，草果 6 克，砂仁 6 克，牛肉 2500 克，生姜 100 克，葱 50 克，盐 75 克。

制作方法：牛肉去筋膜，洗净，入沸水锅余至色变，捞出晾凉后切大块。胡椒、荜茇、陈皮、草果、砂仁、良姜研制成粉，再把生姜、葱绞汁拌和上述药粉，加盐调成糊状。将牛肉块用药糊拌匀后装入坛内封口，腌制 2 日后取出，再入烤炉中烧熟作脯即成。

功能主治：温中健脾，益气补血。

适应症：适用于老年消化性溃疡胃痛隐隐、喜温喜按、肢冷便溏、泛吐清水、神疲乏力等。

8. 粥烫卷心菜丝

原料：卷心菜50克，大米100克，盐、味精、香油适量。

制作方法：卷心菜切丝。大米洗净，放入锅内，加水适量。将锅置火上烧沸煮粥，粥成后加入卷心菜丝烫热，放入盐、味精、香油调味即成。

功能主治：清心除烦，补脾养胃。

适应症：适用于老年消化性溃疡痛时较剧、痛无定处、胃中灼热、泛酸嘈杂、心烦易怒、口苦口燥、便秘等。

（二十一）胃溃疡辨证治疗药茶方

1. 气滞痛：症见胃脘胀痛，痛连两胁，每遇情绪波动而加重，嗳气胸闷，不思饮食，舌苔薄白，脉数等。

药茶方：佛手香橼方。

原料：佛手15克，香橼15克，大枣10克。

制作方法：先将佛手、香橼切细丝，大枣撕开去核，共放保温杯中，加入沸水，加盖浸泡20分钟即可代茶饮，每天一剂。

功能主治：有疏肝解郁、理气止痛之功效。

2. 寒凝痛：症见胃痛暴作，疼痛剧烈，受寒痛增，得热痛减，呕吐清水，舌淡苔白，脉沉弦等。

药茶方：生姜葱白方。

原料：生姜30克，葱白15克，陈皮15克，大枣10克。

制作方法：红糖适量。上药共放锅中，加水适量，煎沸30分钟后去药渣，加入红糖熔化，倒保温杯中当茶饮用，每天一剂。

功能主治：有温胃散寒、理气止痛之功效。

3. 瘀血痛：症见胃脘疼痛如针刺或如刀割，痛处固定而拒按，夜间更甚，或有便血，舌质紫暗或有瘀点，脉涩等。

药茶方：丹参山楂方。

原料：紫丹参 15 克，山楂 15 克，檀香 10 克，蜂蜜 50 克。

制作方法：将丹参、山楂、檀香共放锅中。加水适量，煮沸 30 分钟后捞去药渣，加入蜂蜜熔化后倒入保温杯中当茶饮用，每天一剂。

功能主治：有活血化瘀、通络止痛之功效。

4. 伤食痛：症见胃痛胀满，疼痛拒按，脘腹胀痛，嗳腐吞酸，呕吐纳呆，进食痛增，舌质厚腻，脉弦滑等。

药茶方：麦芽山楂方。

原料：麦芽 20 克，山楂 15 克，茶叶 5 克。

制作方法：上药共放锅内，用小火拌炒，炒至药色焦黄时，盛入保温杯中，用沸水冲泡，20 分钟后即可代茶饮用，每天一剂。

功能主治：有消食化积、健胃止痛之功效。

5. 虚寒痛：症见胃脘隐痛，绵绵不休，喜暖喜按，饥时痛增，得食痛减，时泛清水，大便溏薄，舌淡苔白，脉沉细等。

药茶方：白术肉桂方。

原料：白术 15 克，肉桂 5 克，丁香 3 克，红糖 50 克。

制作方法：上药共捣粗末，放保温杯中用沸水冲泡 20 分钟后即可饮用，每天一剂。

功能主治：有温补脾胃、散寒止痛之功效。

6. 阴虚痛：症见胃脘隐隐灼痛，嘈杂不思饮食，口干唇燥，大便干结，舌红少苔，脉细数等。

药茶方：沙参麦冬方。

原料：沙参 15 克，麦冬 15 克，知母 10 克，郁金 10 克。

制作方法：上药共捣粗末，放入保温杯中，用沸水冲泡20分钟后即可当茶饮用，每天一剂。

功能主治：有养阴益胃、润燥止痛之功效。

7. 火郁痛：症见胃脘灼热疼痛，痛势急迫，疼痛拒按，泛酸，嘈杂口渴，大便干结，小便短黄，舌红苔黄，脉弦数等。

药茶方：公英石斛方。

原料：蒲公英20克，石斛15克，百合15克，冰糖50克。

制作方法：上药共放锅中，加水适量，煎沸30分钟后去药渣，加入冰糖熔化，倒入保温杯中当茶饮用，每天一剂。

功能主治：有清热泻火、养阴止痛之功效。

参考书目

第五版《中医内科学》
第十四版《西医内科学》
第五版《中医病理学》
第五版《中医方剂学》
“放心医苑网”
“新康健康网”
“中国食疗网”
“中国胃病网”
“大众医药网”
“39 健康网”
“中健网”
“就医网”
“中国偏方网”
“谓大夫网”